AF893108

चुम्बक चिकित्सा

चुम्बक चिकित्सा

चुम्बक द्वारा रोगोपचार

डॉ. हीरा लाल बंसल,
आर.एच.एम.पी., एम.आई.एच.एल., ए.आर.एस.एच.
चुम्बक चिकित्सक और होमोपैथ
अध्यक्ष: ऑल इंडिया मैगनेटोथैरेपी ऐसोसिएशन
निदेशक: इंडियन इंस्टीट्यूट ऑफ़ मैगनेटोथैरेपी

और

डॉ. रघुनाथ शरण बंसल
आर.एम.पी., ए.आर.एस.एच.
कार्यवाहक सचिव, इंडियन इंस्टीट्यूट ऑफ़ मैगनेटोथैरेपी

तीसरा संशोधित एवम् परिवर्द्धित संस्करण

हेल्थ हारमोनी
बी. जैन पब्लिशर्स (प्रा.) लि.
USA—Europe—India

चुम्बक चिकित्सा

प्रथम संस्करण: 1977
द्वितीय संशोधित संस्करण: 1982
तृतीय संशोधित एवं परिवर्द्धित संस्करण: 1988
पुनः मुद्रण: 24 वाँ 2024

प्रकाशक: कुलदीप जैन

हेल्थ हारमोनी

द्वारा

बी. जैन पब्लिशर्स प्राइवेट लिमिटेड
1921, गली नं. 10, चूना मण्डी, पहाड़गंज, नई दिल्ली–110 055, भारत
फोन : 91-11-4567 1000, **फैक्स** : 91-11-4567 1010
ई. मेल : info@bjain.com **वेबसाईट** : **www.bjain.com**

मुद्रक : बा बी प्रैस नोएडा

ISBN : 978-81-319-0015-4

हमारे गुरु एवं मार्गदर्शक

डॉ. आर.एस. ठाकुर

को

सादर समर्पित

तीसरे संस्करण की भूमिका

यह पुस्तक पहली बार १९७७ में प्रकाशित हुई थी। चिकित्सकों और सामान्य पाठकों का ध्यान इसकी ओर गया और परिणाम यह हुआ कि यह हर वर्ष एक या दो बार छपती रही। इससे प्रोत्साहित होकर हमने फिर इस पर काम किया और १९८२ में इसका दूसरा संस्करण निकाला।

दूसरे संस्करण को भी असाधारण सफलता और लोकप्रियता मिली और पहले संस्करण के दस वर्ष बाद हम इसका तीसरा संशोधित और परिवर्द्धित संस्करण प्रकाशित कर रहे हैं।

इस संस्करण में कई परिवर्तन किए गए हैं। विद्युत चुम्बक चिकित्सा का एक अलग अध्याय जोड़ा गया है। कारण यह है कि विद्युत का प्रयोग चुम्बक चिकित्सा के क्षेत्र में भी होने लगा है। बिजली से चलने वाले चुम्बक कई पुराने रोगों के इलाज में अधिक प्रभावी होते हैं।

हम दिल्ली के वयोवृद्ध और अनुभवी चुम्बक चिकित्सक डॉ. रामस्वरूप ठाकुर के बहुत आभारी हैं जिन्होंने हमें चुम्बक चिकित्सा की ओर आकृष्ट किया और इस बारे में अपने अनुभवों से अवगत कराया। उन्होंने हमें इस चिकित्सा विज्ञान का बहुमूल्य ज्ञान इसलिए दिया कि हम उनके तीस साल से भी अधिक अनुभव को मानवता के भले काम में ला सकें। वे भारत के सबसे प्रसिद्ध चुम्बक चिकित्सक हैं जिन्होंने हजारों रोगियों की निःशुल्क चिकित्सा की है।

एक युवा मित्र डॉ. एम.टी. संतवानी, होमोपैथ और चुम्बक चिकित्सक, ने हमें इलाज की इस विधि में दिलचस्पी लेने की प्रेरणा दी और बार-बार इसका अध्ययन करने का प्रोत्साहन दिया है। पश्चिमी बंगाल के चौबीस परगना जिले के नई हट्टी के डॉ. ए.के. भट्टाचार्य के प्रति भी आभार प्रदर्शन आवश्यक है जिन्होंने मैगनेट एण्ड मैगनैटिक फील्ड्स नाम की पुस्तक लिखी और उन सभी पुस्तकों के लेखकों और प्रकाशकों का भी जिनकी सूची पुस्तक के अंत में दी गई है।

हम बी.जे. पब्लिशर्स (प्रा.) लि. का भी धन्यवाद करना चाहते हैं जिन्होंने यह पुस्तक प्रकाशित की और उसका व्यापक प्रचार किया जिससे कि अधिकाधिक पाठक चुम्बकों से चिकित्सा का लाभ उठा सकें। अब तीसरा और परिवर्द्धित संस्करण आपके हाथ में है।

—हीरा लाल बंसल
—रघुनाथ शरण बंसल

चिकित्सा केन्द्र : १८, कन्वीनिएंट शापिंग सैंटर,
अर्जुन नगर, सफदरजंग एन्क्लेव,
नई दिल्ली-११००२९
फोन: ६०७४१७
निवास स्थान : ६२, डी., डी.डी.ए. फ्लैट्स,
मस्जिद मोठ (फ़ेज-२)
नई दिल्ली-११००४८

प्राक्कथन

यह बात प्रमाणित हो गई है कि आधुनिक युग के तकनीकी और औद्योगिक क्षेत्रों में चुम्बक एक अनिवार्य तत्व है। प्रश्न यह है कि क्या चिकित्सा के क्षेत्र में भी चुम्बकों की प्रमुख भूमिका है ? डॉ. हीरा लाल बंसल और रघुनाथ शरण बंसल के ग्रन्थ में यह दावा किया गया है और यह बात युक्तिसंगत लगती है।

कुछ वर्ष पहले मुझे एग्ज़िमा हुआ था जिससे हर समय पीव बहती रहती थी। किसी भी प्रकार के इलाज से कोई लाभ नहीं हुआ था और एक मित्र के कहने पर में डॉ. आर.एस. ठाकुर के पास गया, जो उन दिनों दिल्ली में एकमात्र चुम्बक चिकित्सक थे। यह पुस्तक उन्हीं को समर्पित की गई है। डॉ. ठाकुर ने मेरे रोग का इलाज कुछ ही दिनों में करके अपना चमत्कार दिखाया। उसका उल्लेख इस पुस्तक में है और उसी से प्रेरित होकर डॉ. बंसल ने चुम्बक चिकित्सा के क्षेत्र में कदम रखा। यह पुस्तक उन्हीं के कई वर्षों के अनथक परिश्रम का फल है।

कई उन्नत देशों में पौधों, पशुओं और मानवों पर चुम्बकत्व के प्रभाव के बारे में शोध कार्य किया गया है और यह बात निर्विवाद रूप से प्रमाणित हो गई है कि चुम्बक लगाने से कई मानवीय रोगों का इलाज हो जाता है।

न्युयार्क के डॉ. मैक्लीन ने कैंसर के कई रोगियों का इलाज चुम्बकों की सहायता से किया है। वे लिखते हैं कि "शक्तिशाली चुम्बकीय क्षेत्र में कैंसर नहीं रह सकता।" रूस में मांस-पेशियों की सूजन, पीडा और गुर्दे की पथरी जैसे रोगों का इलाज चुम्बकों और चुम्बकीय जल से किया जा रहा है। जापानियों ने चुम्बकीय पेटियां, मालाएं और चुम्बकीय कुर्सियों का निर्माण किया है जो कई रोगों के इलाज में काम आती हैं।

भारत में यह एक नई चिकित्सा पद्धति है जिसे देखकर लोग हैरान होते हैं लेकिन कई डॉक्टरों, विशेष रूप से होमियोपैथों ने इसे अपनाया है और बहुत से रोगियों को स्वास्थ्य लाभ कराया है। डॉ. बंसल होमियोपैथ हैं लेकिन उन्होंने भारत और विदेशों में चुम्बक चिकित्सा प्रणाली का पूरा अध्ययन किया है। उन्होंने बहुत से परीक्षण किए हैं और असंख्य रोगियों का इलाज किया है। रोगियों और डाक्टरों के लिए ही उन्होंने यह पुस्तक लिखी है। संभवत: यह इस प्रकार की पहली पुस्तक है जिसमें चुम्बकों से रोगों के इलाज पर प्रकाश डाला गया है। इसमें चुम्बक चिकित्सा के इतिहास, सिद्धान्तों आदि का विवरण है और साथ ही रोगों के इलाज के बारे में भी जानकारी है। पुस्तक में लगभग डेढ सौ रोगों के इलाज के लिए चिकित्सकों का मार्ग-दर्शन किया गया है।

इस पुस्तक को पढ़ने के बाद में फ्रांस के डॉ. एफ.वी. बूसियास के इस कथन को समझ पाया हूं कि : "यदि चुम्बकत्व में कोई सच्चाई है तो औषधियां फिजूल हैं।" पाठक देखेंगे कि चुम्बकत्व की सत्यता प्रमाणित हो चुकी है।

मैं लेखकों को इस बात के लिए बधाई देता हूं कि उन्होंने बड़े उत्साह से यह काम किया है और उनका उद्देश्य रोगों से पीड़ित मानवता की सेवा करना है।

के.सी. गुप्ता,
उप सचिव, (सेवा निवृत्त)
स्वास्थ्य तथा परिवार नियोजन मंत्रालय,
भारत सरकार, नई दिल्ली

विषय सूची

भाग १

भाग२

अध्याय - 1
विषय प्रवेश

चुम्बकों के बारे में प्राचीन ज्ञान

भौतिकी, उद्योग और वाणिज्य के क्षेत्रों में चुम्बकत्व की धारणा एक जानी - पहचानी चीज़ है। कई शताब्दियों से मानव यह जानता है कि इसका प्रभाव कुछ धातुओं के साथ - साथ जीवों पर भी पड़ता है। लेकिन मानव के रोगों को दूर करने में इसका कितना गुणकारी प्रभाव है, यह अभी सब को मालूम नहीं क्योंकि यह खोज कुछ ही समय पहले की गई।

पुराने समय में, समय - समय पर, यह कहा जाता था कि चुम्बकों में कई प्रकार के विशेष गुण हैं। उदाहरण के लिए बड़े - बड़े लोग अपना स्वास्थ्य बनाए रखने और वृद्धावस्था के प्रभाव को रोकने के लिए चुम्बक पहना करते थे। मिस्र के सम्राट टोलमी ओलेत की परम सुन्दरी पुत्री क्लोपीत्रा (६९ - ३० ईसापूर्व) के बारे में यह कहा जाता है कि वह अपना सौन्दर्य बनाए रखने के लिए अपने माथे पर चुम्बक पहना करती थी। लोग सिर दर्द से छुटकारा पाने के लिए चुम्बक को तावीज़ के रूप में पहनते थे। जन - साधारण का विश्वास था कि चुम्बक में दैवी शक्ति है। एक दार्शनिक - वैज्ञानिक ने तो यहां तक कह दिया कि "चुम्बक में भी आत्मा है, क्योंकि वह लोहे को हिला सकता है।" यद्यपि चुम्बक में जीवन नहीं है फिर भी इसके दोनों छोर किसी दूसरे चुम्बक के छोरों की मैत्री या घृणा को पहचान सकते हैं और उन्हें आकृष्ट कर सकते हैं या एक - दूसरे से दूर फेंक सकते हैं। आज भी कोई यह नहीं कह सकता कि ऐसा क्यों होता है।

कुछ रोगों में चुम्बक से बहुत लाभ होता है। इसमें शरीर से पीड़ा को निकालने की शक्ति है। यह जोड़ों को अकड़ने से और मांस - पेशियों को जकड़ने से रोक सकता है और इससे दांत का दर्द तुरन्त दूर हो जाता है। इसमें मोटापा घटाने का गुण भी है और यह छोटे कद वाले लड़के - लड़कियों का कद और उनकी मस्तिष्क की शक्ति भी बढ़ा सकता है। पर, यह आवश्यक है कि इसका प्रयोग लम्बे समय तक किया जाय। चुम्बक से रक्त - चाप भी ठीक की जा सकती है और यह ग्रन्थियों का स्राव बढ़ा कर मानव शरीर को कुछ रोगों का मुकाबला करने की शक्ति देता है।

चुम्बक चिकित्सा

इन बातों और चुम्बक के अन्य असंख्य गुणों को देखते हुए और उन गुणों से पूरा लाभ उठाने के उद्देश्य से इस पुस्तक में चुम्बक चिकित्सा की चर्चा है। यह चिकित्सा प्रणाली चुम्बकों के माध्यम से रोग दूर करने की प्रणाली है।

विज्ञान भी और कला भी

चुम्बक चिकित्सा प्रणाली एक विज्ञान भी है और कला भी। यह विज्ञान इस कारण है कि चुम्बकत्व बिजली के समान है। इसका प्रयोग एक कला है क्योंकि शरीर के भिन्न - भिन्न रोग दूर करने के लिए अलग - अलग अंगों पर अलग - अलग शक्ति के चुम्बकों का चुनाव करना पड़ता है। यह ऐसी चिकित्सा प्रणाली है जिसका क्षेत्र बहुत विशाल है। इससे शरीर के लगभग सभी ऐसे रोग दूर किए जा सकते हैं जो शरीर की क्रियाओं से सबंधित हैं।

चुम्बक चिकित्सा प्रणाली प्रकृति के नियमों पर आधारित है। यह कोई जादू या चमत्कार नहीं। इसका मतलब केवल यह है कि शरीर के जिन अंगों में विकार या रोग हो उन पर चुम्बक लगा कर उस रोग को दूर किया जाय या फिर हाथों या पैरों पर चुम्बक लगाकर व्याधि को शरीर से निकालने की कोशिश की जाती है जिससे कि वह पूर्ण रूप से स्वस्थ हो जाय।

चुम्बक चिकित्सा प्रणाली एक विशाल विषय है जिसे इस प्रकार की छोटी पुस्तक या किसी एक ही पुस्तक में सीमित करना असम्भव है। इस विषय का ज्ञान पुस्तकें पढ़ने या लिखित निर्देशों का पालन करने से प्राप्त नहीं होता, इसके लिए लम्बे समय तक कठोर परिश्रम और अनुभव आवश्यक है।

चिकित्सा के लिए चुम्बकों का प्रयोग कोई नई प्रणाली नहीं है। पुराने ग्रन्थों में भी इसका उल्लेख मिलता है। लेकिन लोग इसे भूल गए थे और कई कारणों से यह प्रणाली लुप्तप्राय हो गई थी। एक कारण तो शायद यह भी है कि आजकल लोगों का एंटीबायटिक दवाइयों में विश्वास हो गया है और वे आसानी से उपलब्ध और सीधी - सादी दवाइयों की बजाय आधुनिक कीमती दवाइयां इस्तेमाल करना चाहते हैं या फिर पेटेंट दवाइयां, कैप्सूल या टीके लगवाना चाहते हैं जिनके बारे में यह दावा किया जाता है कि उनसे तुरन्त आराम मिलता है।

उन्नत देशों में

लेकिन चुम्बकों से चिकित्सा की प्रणाली अमरीका, सोवियत संघ, जापान और कई अन्य उन्नत देशों में लोकप्रिय होने लगी है और बहुत से रोगी जिनमें पुराने रोगों के शिकार भी शामिल हैं, चुम्बकों से स्वस्थ हो रहे हैं। इसलिए यह विश्वास किया जाता है कि अगर बहुत से लोग इस चिकित्सा प्रणाली में दिलचस्पी लेने लगें तो यह फिर फैल जाएगी और इससे लोग अधिक स्वस्थ हो सकेंगे।

पुस्तक का उद्देश्य

इस पुस्तक का उद्देश्य विद्वान चिकित्सकों का ध्यान इस पद्धति की ओर दिलाना है और उन्हें यह बताना है कि चिकित्सा विज्ञान की इस नई कही जाने वाली शाखा में और अधिक खोज और अनुसंधान करने की आवश्यकता है। जन - साधारण भी रोगों के इलाज के लिए चुम्बकों के गुणों से लाभ उठा सकते हैं और स्वयं यह देख सकते हैं कि रोगों की चिकित्सा में चुम्बकत्व का कितना महत्व है, चाहे वे किसी और पद्धति से ही इलाज क्यों न करवा रहे हों या उस पद्धति से उन्हें कोई

लाभ न हो रहा हो तो चुम्बकों की सहायता से उनका रोग दूर हो सकता है।

यह बात आसानी से समझ में नहीं आती कि चुम्बक, जिनमें किसी चीज़ को आकृष्ट करने या उसे दूर फेंकने का गुण है, किस प्रकार मानव शरीर के विकारों को दूर कर सकते हैं। इस पुस्तक में यह बताने की चेष्टा की गई है कि चुम्बक किस प्रकार शरीर की प्रक्रियाओं पर प्रभाव डालते हैं, रक्त और स्नायुओं के माध्यम से रक्त संचार के विकार दूर करते हैं। इसके साथ ही स्नायु रोग हों या श्वास के, पाचन क्रिया बिगड़ गई हो या मूत्र के रोग हों, इन सभी में चुम्बकों से सहायता मिलती है।

भारत में इस चिकित्सा प्रणाली के बारे में बहुत कम पुस्तकें उपलब्ध हैं। अब तक जो साहित्य प्रकाशित हुआ है उसमें ब्यौरेबार यह नहीं समझाया गया कि भिन्न-भिन्न रोगों में किस प्रकार चुम्बकों का प्रयोग करना चाहिए। कुछ पुस्तकों में तो केवल कुछ रोगों का वर्णन है जिनका इलाज भारत में या विदेश में कुछ डाक्टरों ने चुम्बकों की सहायता से किया। अभी तक चुम्बक चिकित्सा प्रणाली का पूरा विकास नहीं हुआ, इसलिए रोगों में चुम्बकों के प्रयोग की कोई समान प्रक्रिया नहीं बनी। आज तक जो साहित्य मिलता है उसमें यह बताया गया है कि शरीर के रोगग्रस्त अंगों पर चुम्बकों का प्रयोग किया गया। परिणाम यह हुआ कि कुछ लोगों ने माला के समान या कलाइयों पर घड़ियों के समान चुम्बक पहनने शुरू कर दिए। कुछ लोग मेखला के समान उसे अपनी कमर पर बांध लेते हैं और कुछ शरीर के अन्य रोगग्रस्त अंगों पर। और फिर इन पुस्तकों में यह नहीं बताया गया कि चुम्बकों का प्रयोग कितने समय तक करना चाहिए। परिणाम यह हुआ है कि रोगियों ने कुछ मिनटों तक, कुछ ने घण्टों तक, कुछ ने महीनों तक और कुछ ने वर्षों तक लगातार चुम्बकों का प्रयोग किया है। इससे यह पता चलता है कि आज तक चुम्बकों के माध्यम से इलाज के लिए किसी प्रक्रिया या तकनीक का विकास नहीं हो पाया है जिसका प्रयोग सभी लोग करते हों।

मानक तरीके का सुझाव

चुम्बक किस प्रकार लगाए जाएं इसका निर्णय तो प्रत्येक रोगी की दशा और उसके रोग को ध्यान में रख कर किया जाएगा। लेकिन प्रारंभ में उन सिद्धान्तों का थोड़ा बहुत ज्ञान होना आवश्यक है जिनके अनुसार चुम्बकों का प्रयोग किया जाता है। इसलिए इस पुस्तक में इस बात की चेष्टा की गई है कि यह बताया जाय कि वैज्ञानिक आधार पर चुम्बकों से चिकित्सा करने में किस मानक प्रक्रिया का प्रयोग किया जाय। चुम्बक लगाने के तरीके और तकनीकों का वर्णन नियमित रूप से किया गया है जिसे पढ़ कर पाठक आसानी से रोगों के इलाज में चुम्बकों का प्रयोग कर सकते हैं। जो व्यक्ति शौक से चुम्बक चिकित्सा प्रणाली सीखना चाहें और अपने खाली समय में चुम्बकों से रोगियों का इलाज करना चाहते हों वे इस पुस्तक से यह कला सीख सकते हैं।

ज्ञान और अनुभव में तो सदा वृद्धि होती रहती है और अनुसंधान तथा विकास की गुंजाइश भी सदा रहती है। इसलिए इस पुस्तक में चुम्बक के प्रयोग के जिन तरीकों का वर्णन किया गया है उनके अतिरिक्त और तरीकों का भी विकास किया जा सकता है। इसलिए कोई व्यक्ति यह दावा नहीं कर सकता कि उसने सब कुछ जान लिया है। लेकिन इस पुस्तक में जिन तरीकों का वर्णन है वे

काफी प्रभावी पाये गये हैं और हम उन्हीं के इस्तेमाल की सिफारिश करेंगे।

सच तो यह है कि चुम्बक चिकित्सा प्रणाली से बहुत से ऐसे रोगों का इलाज संभव हुआ है जिनके बारे में यह कहा जाता था कि वे असाध्य हैं। अध्याय १४ में चुम्बकों की सहायता से चिकित्सा करने वाले कई डाक्टरों के अनुभव बताए गए हैं जिनसे पता चलता है कि किस प्रकार उन्होंने असाध्य रोगों का इलाज किया है। कई रोग तो ऐसे थे जिनका आधुनिक चिकित्सा प्रणाली में आपरेशन के सिवा कोई इलाज नहीं है। लेकिन चुम्बक लगाने से वे रोग दूर हो गए। कई मामलों में तो और कोई दवाई देनी ही नहीं चाहिए। लेकिन यह सच है जिन रोगों के लिए आपरेशन ही एक रास्ता माना जाता है उनका इलाज चुम्बकों से करने में समय लगता है।

होमियोपैथी में चुम्बकों का प्रयोग

होमियोपैथी के संस्थापक डा० सैमुअल हैनमन ने भी चुम्बकों का प्रयोग सही माना है और इसकी सिफारिश की है। उन्होंने चुम्बकों से तैयार की गई तीन प्रकार की दवाएं होम्योपैथी में शुरू की। डा० हैनमन ने चुम्बक के बारे में जो कुछ कहा है और उसके लक्षणों का जो वर्णन किया है वह इस पुस्तक के एक अलग अध्याय में दिया गया है। उन्होंने तीन प्रकार की दवाओं की चर्चा की है जो चुम्बकों से तैयार की जाती हैं। चिकित्सा विज्ञान की किसी और शाखा में अब तक नियमित रूप से चुम्बकों के प्रयोग को सही नहीं माना गया।

ऐसा लगता है कि चुम्बक चिकित्सा प्रणाली और एक्यूपंक्चर तथा एक्यूप्रैशर प्रणालियों के बीच गहरा संबंध है।एक्यूपंक्चर के बिन्दुओं को चुम्बक बिन्दु भी माना जा सकता है। ये वे बिन्दु हैं जहां चुम्बक लगाए जा सकते हैं। इस पुस्तक के अंत में एक अलग अध्याय में उन बिन्दुओं की चर्चा की गई है।

प्राकृतिक चिकित्सा

उसी प्रकार प्राकृतिक चिकित्सा प्रणाली में बहुत से रोगों के इलाज में प्रकृति की शक्तियों का प्रयोग किया जाता है जिनमें एक शक्ति बिजली की है। इस प्रणाली के कुछ पहलू चुम्बक चिकित्सा प्रणाली से मिलते-जुलते हैं। चुम्बक चिकित्सा प्रणाली में चुम्बकत्व की शक्ति का प्रयोग किया जाता है जो सारे विश्व में व्याप्त है। पुस्तक के अंत में एक अलग अध्याय में भी इन दोनों प्रणालियों के सादृश्य की चर्चा है।

आशा है कि इस नए दृष्टिकोण से चिकित्सक और अन्य लोग सोचने पर विवश हो जायेंगे और इस क्षेत्र में नये वैज्ञानिक अनुसंधान को प्रोत्साहन मिलेगा। हो सकता है कि उसके परिणामस्वरूप इन एक - जैसी चिकित्सा पद्धतियों का प्रयोग संभव हो सकता है,जिससे कि बहुत से असाध्य रोगों का इलाज करके रोगियों को राहत पहुंचाई जा सके।

पुस्तक के अलग - अलग अध्याय इस प्रकार रखे गए हैं कि पाठक चुम्बकों के गुणों का पता चलने से लेकर रोगों के इलाज में उनके प्रयोग तक सभी विषयों को क्रमवार समझ सके। चुम्बकों के प्रयोग की सामान्य विधियां बताने के साथ - साथ यह भी बताया गया है कि लगभग १५० सामान्य रोगों के इलाज में उनका प्रयोग किस प्रकार किया जाय। इससे चुम्बक चिकित्सा

अधिक सरल और व्यावहारिक हो जाती है। अलग - अलग अध्यायों में उन रोगियों की चर्चा है जिनके रोग भारत और विदेशों में चुम्बकों की सहायता से दूर किए गए।

यह तो सभी जानते हैं कि सभी आविष्कारों, नए तरीकों और नई योजनाओं की शुरूआत कई लोगों के अनुभवों पर आधारित होती है। कई बार तो कई पीढ़ियों का अनुभव हो जाने पर ही इन तरीकों का प्रयोग संभव होता है। चुम्बक चिकित्सा का विकास भी लम्बी अवधि में हुआ है जिसमें बहुत से डाक्टरों, अनुसंधानकर्ताओं और वैज्ञानिकों ने अपना योगदान किया है। इसीलिए इस पुस्तक में लेखकों के अनुभवों के अतिरिक्त कई देशों के दार्शनिकों, डाक्टरों और वैज्ञानिकों के विचारों और अनुभवों का लेखा - जोखा है।

हम आशा करते हैं कि जो लोग रोगों से राहत दिलाने के लिए चुम्बकों का प्रयोग करें, वे अपने अनुभव लेखकों तक पहुंचा देंगे और इस बारे में भी सुझाव देंगे कि पुस्तक को किस प्रकार सुधारा जा सकता है।

अध्याय - 2
चुम्बकत्व की खोज

प्राचीन आर्य लोग चुम्बक और उसके गुणों से भली - भाँति परिचित थे। उनका विश्वास था कि लोहे को आकृष्ट करने की शक्ति के साथ - चुम्बक में कई रहस्यपूर्ण और रोगों को दूर करने की शक्ति है। वेदों में कई स्थानों पर विशेष प्रकार की बालू और पत्थरों के प्रयोग से कुछ रोगों के इलाज का उल्लेख है।

वेदों के मंत्र और उनका अनुवाद :-

अथर्ववेद में कई रोगों के इलाज की चर्चा है। यही वेद आयुवेदिक चिकित्सा प्रणाली का आधार है। इसका प्रमाण है अथर्ववेद के कुछ मंत्र जो नीचे दिए गए हैं:

अथर्ववेद के भाग १, खण्ड १, सूक्त १७ के मंत्र ३ और ४ में उल्लेख है कि शरीर से रक्त बहने का इलाज किस प्रकार बालू से बनी वस्तु की सहायता से किया जाता है। इन मंत्रों में कहा गया है:

शतस्य धमनीनां सहस्रस्य हिराणाम्।
अस्बुरिन्मध्यमा इमाः साकमन्ता अरसंत ॥ ३ ॥
परि वः सिफसावतौ धनूर्वुहत्यक्रमीत्।
सतयडलेयता सु क्रम् ॥ ४ ॥

अथर्ववेद के भाग ३, खण्ड ७, सूक्त ३५ के मंत्र २ और ३ में इस बात का उल्लेख है कि पत्थरों की सहायता से किस प्रकार स्त्रियों के रोगों का निदान संभव है:

इमा यास्ते शत हिराः सहस्रंधमनीरुत।
तासां ते सवीसामहमश्मना विलमप्यधाम ॥ २ ॥
परं योनरवरं ते कृणोमि मा त्वा प्रजाभि भून्मोत सूनुः।
अस्व त्वाप्रजस क्रणोभ्यश्मान ते अपिधान कृणोमि ॥ ३ ॥

सूक्त १७ के मंत्रों में सिक्तावति शब्द का प्रयोग हुआ है और सूक्त ३५ के मंत्रों में अश्मान् शब्द का। इनके अर्थ इस प्रकार हैं:

सिक्त का अर्थ है बालू।
सिक्तावती का अर्थ है बालू से भरा।
अश्मान् का अर्थ है पत्थर, चकमक पत्थर (और अन्य वस्तुएं)।

अश्मान् का अर्थ है पत्थर के साथ।

संस्कृत-अंगरेज़ी शब्द कोष के अनुसार—

सिक्त का अर्थ है बालू, कंकर, पत्थर।

अश्मान का अर्थ है पत्थर, चट्टान, कीमती पत्थर, पत्थर से बना कोई औजार।

इस प्रकार यह स्पष्ट हो जाता है कि सूक्त १७ में इस बात की चर्चा है कि बालू से घिरी या बनी किसी वस्तु से रक्त को बहने से रोका जा सकता है और सूक्त ३५ के मंत्रों में इस बात का उल्लेख है कि किसी प्रकार के पत्थर की सहायता से स्त्री रोगों का इलाज संभव है।

पूर्व के एक बहुत बड़े विद्वान, जर्मनी के प्रोफेसर फ्रेड्रिक मैक्समुलर, जिन्होंने चारों वेदों और संस्कृत तथा हिन्दी के कई धार्मिक ग्रन्थों का अनुवाद किया है, इस प्रकार इन मंत्रों का अनुवाद करते हैं :

सूक्त १७ के मंत्र ३ और ४

एक सौ रक्तवाहिनियों और हज़ार नसों में से
बीच की स्तंमित हो गई हैं
और साथ ही उनके सिरों से रक्त बहना बंद हो गया है
उनके आप - पास बालू का एक बड़ा बांध सा बन गया है
और रक्त का प्रवाह रुक गया है।

सूक्त ३५ के मंत्र २ और ३

तुम्हारी शत आन्त्रों
और सहस्रों स्राव बिन्दुओं को
मैंने एक पत्थर की सहायता से
बंद कर दिया है
गर्भाशय के ऊपरी भाग को अब मैंने
नीचे कर दिया है और अब तुम जन्म नहीं दे पाओगी
मैंने तुम्हें बांझ बना दिया है
और यह सब एक पत्थर की सहायता से हुआ है।

अथर्ववेद के उपरोक्त मंत्रों में जिस इलाज का उल्लेख है वह बालू या पत्थरों से नहीं किया गया बल्कि कुछ विशेष प्रकार की बालू और पत्थरों से किया गया है जिनमें रोगों को दूर करने के विशेष गुण थे। धातुओं से बने चुम्बक लोहे के मिश्रण से बने धातुओं से बनाए जाते हैं। और पकी मिट्टी से बने चुम्बक रेत, मिट्टी, बेरियम और लोहे के आक्साइड को मिला कर बनते हैं। इस प्रकार वेदों में सिक्तावती (अर्थात् बालू वाले) और अश्म (अर्थात् चकमक पत्थर) और आयुर्वेद के साहित्य में लोहकांत शब्दों की जो चर्चा आती है वह इस बात का प्रमाण है कि भारत में प्राचीन काल से ही चकमक पत्थर और उसके गुणों का पता था और उनका प्रयोग चिकित्सा के लिए किया जाता था।

आधुनिक युग में चुम्बक की खोज

अपेक्षाकृत आधुनिक युग में चुम्बक की खोज ईसा से कई सौ वर्ष पहले की गई बताते हैं।

लेकिन इस खोज का क्या आधार था इस बारे में भिन्न - भिन्न मत हैं। एक विचार यह है कि चट्टान के किसी टुकड़े में, जिसे लोड स्टोन कहा जाता था, आकर्षण की शक्ति का पता लगभग ढाई हजार वर्ष पहले मैगनेज़ नाम के एक गड़रिए ने लगाया। माउंट ईडा पर घूमते हुए उसने देखा कि उसकी लाठी की श्याम (उसके सिरे पर लगा लोहे का छल्ला) पत्थर से चिपक गई है और उसके जूते के नीचे लगे कील भी पत्थर से चिपक रहे हैं और उसके लिए चलना कठिन हो रहा है। इसी कारण उस लड़के के नाम पर ही ऐसे पत्थर का नाम मैगनेट रखा गया। एक और विचार यह है कि बहुत समय पहले एशिया माइनर के क्षेत्र मैगनीशिया में गहरे रंग का कच्चा लोहा मिलता था जिसमें मुख्य रूप से लोहा और आक्सीजन होते थे। इस लोहे में आकर्षण की शक्ति थी और इसका नाम उस प्रदेश के नाम पर मैगनेटाइट पड़ गया।

८०० वर्ष ईसा पूर्व यूनान के लोग चकमक पत्थर के बारे में जानते थे। अरस्तु (३८४-३२२ ईसा पूर्व), अफलातून (४२९-३४७ ईसा पूर्व) और होमर (लगभग ८५० ईसा पूर्व) के ग्रन्थों में इसका उल्लेख मिलता है। अफलातून ने "समोथ्रेशियन अंगूठियों" का वर्णन किया है जो लोहारों के एक घुमन्तु कबीले डैक्टाइल के समारोहों में इस्तेमाल की जाती थीं। ये लोहे की बनी अंगूठियां होती थीं जो प्राकृतिक चुम्बकों के साथ लगा दी जाती थीं और उनमें भी चुम्बकत्व आ जाता था।

बाद में चीन के नाविकों को इस बात का पता चला कि प्रकृति में पाया जाने वाला चुम्बक दिशा निर्देश का काम भी कर सकता है और उन्होंने उसका प्रयोग दूसरी शताब्दी में दिशासूचक यंत्र बनाने के लिए किया जिसकी सहायता से वे समुद्र में अपना रास्ता खोज सकते थे। वे लोग इसे मैगनेटाइट या दिशानिर्देशक पत्थर कहा करते थे।

स्विटज़रलैण्ड के प्रसिद्ध कीमियागर, डाक्टर और रहस्यवादी, फिलिपस औरियोलस पैरासेल्सस (१४९३-१५४१) ने चुम्बकत्व के इतिहास में बड़ा नाम पाया है। उन्होंने इसकी व्याख्या करते हुए लिखा है: "चुम्बक में आकर्षण की जो शक्ति है उसे हम समझ नहीं सकते लेकिन वह लोहे और अन्य वस्तुओं को अपनी ओर आकृष्ट करता है।" उन्होंने चुम्बक की विशेष शक्तियों, खासतौर पर रोग दूर करने की शक्ति, का वर्णन किया है। उन्होंने कहा है कि चुम्बक विशेष रूप से सूजन और त्वचा के छिलने, अंतड़ियों और गर्भाशय के रोगों और उसके साथ ही शरीर की बाहरी और अन्दरूनी व्याधियों को दूर करने में सहायक होता है। उन्होंने कई शताब्दी पहले चुम्बक के गुणों के बारे में जो कुछ लिखा वह आज भी उतना ही सच है।

इंग्लैण्ड के डा० विलियम गिलबर्ट (१५४०-१६०३) अपने समय के प्रसिद्ध डाक्टर थे। वे डाक्टरों के कालेज के अध्यक्ष और महारानी एलिजाबेथ प्रथम के भी डाक्टर थे। वे पहले अंगरेज थे जिन्होंने विद्युत और चुम्बकत्व का वैज्ञानिक अध्ययन किया। उन्होंने लम्बी यात्राएं कीं और दिशासूची यंत्र की चुम्बकीय सुई का अध्ययन किया और यह देखा कि वह किस प्रकार दिशा-सूचक का काम करती है। उन्होंने यह लिखा कि पृथ्वी ही एक बहुत बड़े चुम्बक के समान है। अपनी धारणाओं को प्रमाणित करने के लिए उन्होंने कई प्रयोग किए। उन्होंने लोहे की एक छड़ जिसका एक सिरा उत्तर और दूसरा दक्षिण की ओर था, भूमि में गाद दी और उस पर हथोड़े लगाए। पृथ्वी के प्रभाव से उसमें चुम्बकत्व आ गया। सन् १६०० में उन्होंने "दी मैगनेट" नाम की एक रूपान्तरकारी पुस्तक लिखी जो बहुत लोकप्रिय हुई। इटली के महान् गणितज्ञ, दार्शनिक और वैज्ञानिक गेलीलियो (१५६४-१६४२) ने इसके बारे में एक बार कहा था कि मुझे इस पुस्तक के

लेखक से ईर्ष्या होती है। गिलबर्ट ने यह भी प्रमाणित कर दिया कि जब लोहा गर्म होकर लाल हो जाय तो चुम्बक उसे आकृष्ट नहीं कर सकता और कागज़ तथा कपड़े जैसे पदार्थ चुम्बक और लोहे के बीच आकर्षण पर कोई प्रभाव नहीं डालते। आज चुम्बकत्व विज्ञान में जिन शब्दों का प्रयोग होता है उनमें से अधिकतर सबसे पहले डा० गिलबर्ट ने ही इस्तेमाल किए थे।

इसके बाद अन्य कई वैज्ञानिकों ने चुम्बक पर और अधिक प्रयोग किए और संसार को अपने अनुभवों से अवगत कराया। एक अंगरेज वैज्ञानिक माइकेल फैराडे (१७९१-१८६७) ने कई महत्वपूर्ण खोजें कीं। उनकी पहली उपलब्धि यह थी कि उन्होंने इस बात का प्रमाण दिया कि बिजली की करेंट के आस - पास चुम्बकत्व होता है। उन्होंने विद्युत - चुम्बकत्व, शक्ति की चुम्बकीय पंक्तियों, चुम्बक के घूमने से उत्पन्न शक्ति जैसे विषयों के अनुसंधान से चुम्बकत्व के विज्ञान को समृद्ध बनाया। उन्होंने अपने प्रयोगों और शोध का पूरा रिकार्ड रखा और अपने जीवन में १६००० से अधिक प्रयोग किए। उन्हें जीव-चुम्बकत्व और चुम्बकत्व - रसायन शास्त्र का संस्थापक माना जाता है। उनका शोध महान् वैज्ञानिकों ए०एम० अम्पेयर (१७७५-१८३६) एच०सी ओरस्टैड (१७७७-१८५१) डी०एफ० अरागो (७८८-१८५३) और जे०बी० ब्योत (१७७४-१८६२) के अनुसंधानों पर आधारित था। फैरेडे ने यह प्रमाणित कर दिया कि किसी न किसी अर्थ में प्रत्येक पदार्थ में चुम्बकत्व होता है और यह भी कि चुम्बकत्व का क्षेत्र या तो पदार्थ को अपनी ओर आकृष्ट करता है या उसे अपने से दूर फेंकता है।

चुम्बकत्व - रसायन शास्त्र पर भारत का पहला ग्रन्थ

भारत में चुम्बकत्व - रसायनशास्त्र के सिद्धान्तों और उसके प्रयोग के बारे में अंगरेज़ी में लिखा गया सबसे पहल ग्रन्थ १९३५ में डा० शान्तिस्वरूप भटनागर और डा० के०एन० माथुर ने लिखा था। उन्होंने मुख्य रूप से आक्सीजन-करण का अध्ययन किया था जिसका संक्षिप्त वर्णन उनके चुम्बकतव - रसायनशास्त्र नामक ग्रन्थ में है जो १९३५ में लंदन में मैकमिलन ने प्रकाशित किया।

डा० भटनागर, एम०एस-सी० (पंजाब), डी०एस-सी० (लंदन) ने कोलायड तल रसायनशास्त्र, फोटो रसायनशास्त्र और चुम्बकत्व रसायनशास्त्र के विज्ञान में बहुत काम किया है। उन्हें इस काम पर एक लाख रुपये का पुरस्कार मिला जो उन्होंने एक विश्वविद्यालय को दे दिया। १९४१ में उन्हें सर की उपाधि दी गई और १९५४ में पदूम विभूषण से सम्मानित किया गया। वे वैज्ञानिक तथा औद्योगिक अनुसंधान के निर्देशक और प्राकृतिक संसाधन तथा वैज्ञानिक अनुसंधान मंत्रालय के सचिव थे। उनका निधन एक जनवरी, १९५५ को हुआ।

जीव - चुम्बकत्व और चुम्बक चिकित्सा प्रणाली के अन्य पहलुओं में और कई प्रयोग आजकल भारत के अतिरिक्त अमरीका, रूस और जापान जैसे देशों में बड़े पैमाने पर किए जा रहे हैं। विदेशों में इस क्षेत्र में बहुत प्रगति हो चुकी है। विदेशों में चुम्बकों के माध्यम से इलाज के जो परिणाम हुए हैं उनका वर्णन इस पुस्तक में अन्यत्र किया गया है। भारत में भी इस विषय में ढील नहीं दिखायी गयी और समुचित प्रगति हुई है जिसका वर्णन किसी और अध्याय में किया गया है। इस प्रकार रोगों की चिकित्सा में चुम्बक के प्रयोग के बारे में प्राचीन मानव को जो ज्ञान था उसका

पुनरुद्धार पिछली दो शताब्दियों में हुआ है और उसका आगे विकास किया जा रहा है। आशा है कि रोगों की चिकित्सा में चुम्बकों की भूमिका और अधिक बढ़ेगी।

विभिन्न भाषाओं में चुम्बक

प्रारंभ में जो कच्चा लोहा मिला था और जिसमें आकर्षण की शक्ति के कारण प्राकृतिक चुम्बक के गुण थे उसे "मैगनेटाइट" कहा जाता था। उसे "लोड स्टोन" की संज्ञा भी दी जाती थी। इस शब्द की व्युत्पत्ति "लोड" शब्द से हुई है जिसका अर्थ प्राचीन अंगरेजी भाषा में रास्ता या यात्रा भी था। इस प्रकार दिशा सूचक के अर्थ में चुम्बक का प्रयोग हुआ।

यूनान के लोग इसे "मैगनेटिस" या "मैगनेस्टोस" (अर्थात् पत्थर) कहते थे और फ्रांसीसी इसे "एमा" (अर्थात् चुम्बक और प्यार) कहते हैं।

हिन्दी में इसे चुम्बक (चुम्बन करने वाला पत्थर) कहा जाता है। उर्दू और फारसी में इसे मकनातीस कहते हैं। चीन के लोग इसे "चू शी" (प्यार का पत्थर) कहते हैं।

टोकियो (जापान) की एक बड़ी कंपनी, जो रोगों के इलाज के लिए बहुत सी चुम्बकीय वस्तुएं बनाती है, उसने अपना नाम "दि एमान्त ट्रेडिंग कंपनी, लि०" रखा है।

कुछ रत्न विशेषज्ञों का यह विचार है कि एक छोटा - सा चुम्बक उन रत्नों में से है जिसे पहनने की सलाह कई उद्देश्यों, स्वास्थ्य बनाए रखने, मानसिक शान्ति या समृद्धि के लिए दी जाती है। इस कारण उन्होंने इसे "रत्न" की संज्ञा भी दी है।

अध्याय - 3
ब्रह्माण्ड में चुम्बकत्व

पृथ्वी एक प्राकृतिक चुम्बक

चुम्बकत्व वह मूलाधार है जो इस असीम ब्रह्माण्ड की आधारशिला है। चुम्बकत्व के कारण ही आकाश के विभिन्न ग्रह एक - दूसरे से जुड़े रहते हैं। पृथ्वी हो या सूर्य, चन्द्रमा हो या दूसरे ग्रह, उन सभी से एक चुम्बकीय शक्ति निकलती है जिसका हमारे जीवन पर गहरा प्रभाव पड़ता है।

पृथ्वी एक बहुत बड़ा प्राकृतिक चुम्बक है और पृथ्वी का चुम्बकत्व एक बड़ा रोचक विषय है। पृथ्वी का चुम्बकत्व अपने इतिहास के अंतिम चरण तक नहीं पहुंचा है और इसके बारे में मानव को अभी पूरा ज्ञान नहीं है। इसी कारण यह आगे अनुसंधार का विषय है। अब तक जो अनुसंधान हुए हैं और यह पता लगाने की कोशिश की गई है कि पृथ्वी में कितना चुम्बकत्व है, उसके परिणामों का संक्षिप्त लेखा-जोखा नीचे दिया गया है:

बहुत से चुम्बकीय पदार्थों पर पृथ्वी का गहरा प्रभाव पड़ता है। इसका प्रमाण आज तक किए गए बहुत से प्रयोग हैं।

उदाहरण के लिए, अगर लुहार अपनी निहाई को उत्तर - दक्षिण दिशा में रख दे (अर्थात् उसका एक छोर उत्तर की ओर हो और दूसरा दक्षिण की ओर) तो उसमें चुम्बकत्व आ जाता है।

लोहे या इस्पात का सीधा खड़ा लट्ठा शीघ्र ही चुम्बकत्व के गुण दिखाने लगता है।

अगर लोहे की कोई छड़ इस प्रकार रख दी जाय कि उसका एक छोर उत्तर की ओर हो और दूसरा दक्षिण की ओर तो उत्तर की ओर रखे छोर में ध्रुवता का समावेश हो जाता है।

यदि किसी चुम्बक की धुरी इस प्रकार रखी जाय कि वह सीधा या धरातल पर घूम सके तो वह किसी विशेष दशा में ठहर सकता है।

ये सब बातें इस कारण होती हैं कि पृथ्वी में चुम्बकत्व लाने की शक्ति है। यह इस बात का प्रमाण है कि पृथ्वी स्वयं एक बहुत बड़ा चुम्बक है जिसके आस - पास चुम्बकत्व क्षेत्र है।

उत्तरी पूर्वार्द्ध में निचला छोर उत्तरी ध्रुव बन जाता है और ऊपर का दक्षिणी ध्रुव। दक्षिणार्द्ध में स्थिति इसके बिल्कुल विपरीत होती है। पृथ्वी के चुम्बकत्व की स्थिति को भलीभांति समझने के लिए, यह जानना जरूरी है कि पृथ्वी की सतह पर चुम्बक की शक्ति की गहनता और दिशा कैसी है। इस कारण इस विषय का विस्तृत अध्ययन करना आवश्यक हो जाता है। यहां पर पृथ्वी के चुम्बकत्व के बारे में केवल सामान्य और संगत जानकारी दी गई है।

पृथ्वी के चुम्बकत्व का स्वरूप

पृथ्वी का चुम्बकत्व सभी जीवों, वे मानव हों या पशु या कि पौधे, उनमें व्याप्त होता है। एक प्राकृतिक चुम्बक के नाते पृथ्वी के भी दो ध्रुव हैं: एक उत्तरी और दूसरा दक्षिणी, जैसेकि आम चुम्बकों में होते हैं। पृथ्वी का उत्तरी ध्रुव उत्तर अमरीका के बिल्कुल उत्तर में कहीं है और दक्षिणी ध्रुव दक्षिणी विक्टोरिया के ठीक दक्षिण में। उत्तर और दक्षिण ध्रुव के बिन्दु स्थायी नहीं रहते बल्कि उनमें धीरे - धीरे परिवर्तन होता रहता है।

पृथ्वी के आस-पास भी शक्ति की रेखाओं के रूप में चुम्बकत्व की रेखाएं हैं जैसाकि सामान्य चुम्बकके आस - पास चुम्बकत्व का क्षेत्र होता है। पृथ्वी की चुम्बकत्व की शक्ति की रेखाएं दक्षिण से उत्तर की ओर जाती हैं। पृथ्वी के आस - पास चुम्बकत्व का जो प्रभाव है वह उस पर छाया हुआ तो है ही लेकिन वह भू-गर्भ में भी एक हज़ार मील तक फैला हुआ है। यह पता चला है कि स्पूतनिक-३ और अन्य उपग्रहों से आकाश में यह पाया गया कि पृथ्वी का चुम्बकत्व क्षेत्र एक लाख ५६०० किलोमीटर या ६६००० मील तक फैला हुआ है। यह इस बात सेपता चलता है कि सूर्य से आए चुम्बकत्व के कण पृथ्वी के चुम्बकत्व क्षेत्र में आकर स्थिर हो जाते हैं।

जब भी हम छड़ के रूप में बने चुम्बक को रखते हैं तो उसका एक छोर उत्तर की ओर होता है और दूसरा दक्षिण की ओर। इससे यह प्रमाणित होता है कि पृथ्वी के दो निश्चित क्षेत्र हैं जो इस चुम्बक के प्रतिकूल ध्रुवों को आकृष्ट करते हैं। इसका कारण यह है कि पृथ्वी एक विशाल चुम्बक है जिसका दक्षिणी चुम्बकीय ध्रुव उत्तरी ध्रुव के पास है और उत्तरी चुम्बकीय ध्रुव दक्षिणी ध्रुव के पास इसका कारण है कि पृथ्वी के ध्रुवों के बीच परस्पर - विरोधी शक्तियां एक - दूसरे पर प्रभाव डालती हैं और चुम्बक की शक्ति के कारण वह पृथ्वी की चुम्बकीय धुरी के समानान्तर आ जाता है। इससे यह निष्कर्ष निकलता है कि उत्तरी ध्रुव और दक्षिणी चुम्बकीय ध्रुव एक - दूसरे के पास हैं और उत्तरी चुम्बकीय ध्रुव पृथ्वी के दक्षिणी ध्रुव के समीप है। यही कारण है कि पृथ्वी के ध्रुव चुम्बकीय ध्रुवों के अनुरूप नहीं होते।

चुम्बकीय छड़ पर ध्रुवों का निशान बनाने के लिए यह आवश्यक है कि उसका जो छोर पृथ्वी के उत्तरी ध्रुव की ओर हो उसे उत्तरी ध्रुव कहा जाय और जो दक्षिणी ध्रुव की ओर हो उसे दक्षिणी ध्रुव।

पृथ्वी के विभिन्न स्थानों पर चुम्बकीय शक्ति की रेखाएं जिस प्रकार पाई जाती हैं उससे पता चलता है कि पृथ्वी ऐसे गोले के समान है जिसमें चुम्बकत्व का प्रवेश करा दिया गया है। डा० विलियम गिलबर्ट (१५४०-१६०३) ने सन् १६०० में कुछ प्रयोग किए जिनसे पता चला कि पृथ्वी के चुम्बकत्व क्षेत्र का स्वरूप क्या है। वे इस निष्कर्ष पर पहुंचे थे कि पृथ्वी स्वयं में एक बहुत बड़ा प्राकृतिक चुम्बक है।

पृथ्वी की चुम्बकत्व शक्ति पृथ्वी पर सभी वस्तुओं में और हवा में भी फैली हुई है। प्रसिद्ध जर्मन खगोलशास्त्री, गोस, ने इस शक्ति को मापा है और यह कहा है कि इस शक्ति की भार उठाने की शक्ति ४२ क्वेंटीलियन और ३१० क्वाट्रेलियन टन है। उसे सारी पृथ्वी पर फैला दिया जाय तो इसका मतलब यह है कि प्रत्येक घन गज क्षेत्र में साठ पौंड भार को आकृष्ट करने की शक्ति है। प्रोफेसर मेयर ने यह प्रमाणित किया है कि यह चुम्बकीय प्रभाव अज्ञात दूरी तक

आकाश में फैला हुआ है और चुम्बकत्व की रेखाएं सूर्य की किरणों के समान निकलती हैं।

पृथ्वी के चुम्बकत्व स्रोत

पृथ्वी के चुम्बकत्व के स्रोतों के बारे में कई सिद्धान्तों का प्रतिपादन किया गया है। एक विचार तो यह है कि पृथ्वी एक स्थायी रूप से बना चुम्बकीय गोला है जिसके दो छोरों पर दो ध्रुव हैं। लेकिन कुछ और विद्वानों का मत है कि उन ध्रुवों में हर वर्ष परिवर्तन होता रहता है अत: पृथ्वी पर चुम्बकीय तूफान आते हैं इनके पीछे सूर्य का प्रभाव है जो पृथ्वी पर चुम्बकीय प्रभाव डालता है। एक और विचार यह है कि शायद पृथ्वी में स्थायी रूप से चुम्बकत्व इस कारण है कि वह सदा अपनी धुरी पर घूमती रहती है। कुछ अन्य विद्वानों का मत है कि पृथ्वी का चुम्बकीय क्षेत्र निम्न कारणों से हो सकता है:

(१) भूमि के गर्त में कोई स्थायी चुम्बक, चुम्बक से प्रभावित पिण्ड या बिजली के करेंट।

(२) कोई चुम्बकीय क्षेत्र, जिसका स्रोत पृथ्वी से बहुत दूर है।

(३) पृथ्वी के चारों ओर वायु की परतों में कणों के पिण्डों के परस्पर टकराने से उत्पन्न हुई बिजली।

पृथ्वी के चुम्बकत्व का स्रोत चाहे जो भी हो, ऊपर जो कुछ कहा गया है उससे यह प्रमाणित हो जाता है कि पृथ्वी एक विशाल प्राकृति चुम्बक है।

मानवों पर पृथ्वी का चुम्बकीय प्रभाव

मानव का शरीर अपने-आप में एक चुम्बक के समान है। चुम्बक विज्ञान की भाषा में कहा जाय तो यह कहेंगे कि हमारे शरीरों के चुम्बकीय पक्ष होते हैं। खड़े व्यक्ति को लिया जाय तो सिर और धड़ को "उत्तरी ध्रुव" और पैरों को "दक्षिणी ध्रुव" माना जाएगा। यदि पड़े शरीर को लिया जाय तो दाहिना हाथ और बांह या दाहिने अंगों को उत्तरी ध्रुव और बाईं ओर के अंगों को दक्षिणी ध्रुव माना जाएगा। उसी प्रकार शरीर के अगले भाग के अंगों जैसे माथा, चेहरा, छाती और पेट को उत्तरी ध्रुव और पिछले भाग को, जिसमें रीढ़ और नितम्ब आ जाते हैं, दक्षिणी ध्रुव माना जाएगा। प्रकृति के नियमों और शक्तियों के अनुसार चलते हुए प्राकृतिक दिशामें कोई काम किया जाय तो उससे शान्ति मिलती है और कोई कष्ट नहीं होता। इस प्रकार यदि हम सोते समय उसी करवट लेटें जिस ओर लटकती हुई छड़ झुकती है तो हम तनाव, अनिद्रा और बेचैनी से छुटकारा पा सकते हैं। जब हम अपने शरीर के उत्तरी भाग को पृथ्वी के उत्तरी ध्रुव की ओर और दक्षिणी भाग को दक्षिणी ध्रुव की ओर रखते हैं तो हम संतुलन की स्थिति में होते हैं। यही कारण है कि लेटते समय सिर उत्तर की ओर होना चाहिए और पैर दक्षिण की ओर। यह उस समय अवश्य करना चाहिए जब आप भूमि पर सोते हों। इससे नींद अच्छी आती है और स्वास्थ्य में सुधार होता है। यह इस कारण है कि उस दशा में शरीर पृथ्वी के चुम्बक की दिशा में होता है और उस चुम्बक की किरणें शरीर पर अच्छा प्रभाव डालती हैं।

प्राचीन विश्वास के अनुसार जब कोई व्यक्ति मृत्यु-शैया पर पड़ा हो और उसके प्राण न निकल रहे हों तो उसे भूमि पर इस प्रकार लिटा दिया जाता है कि उसका सिर उत्तर की ओर और

• • •

पैर दक्षिण की ओर हों। विश्वास है कि इससे वह पृथ्वी की चुम्बकीय दिशा के अनुरूप लेटा होता है और उसकी आत्मा शरीर को अधिक कष्ट दिए बिना उससे निकल जाती है।

हिन्दुओं में यह प्रथा है कि जब कोई व्यक्ति मरणासन्न हो तो उसे चारपाई से उतार कर भूमि पर लिटा दिया जाता है। इस प्रथा के पीछे भी यही विश्वास है कि मानव शरीर पर चुम्बक की किरणों का शान्तकारी प्रभाव पड़ता है।

चुम्बकत्व और बिजली एक ही प्राकृतिक शक्ति की दो शाखाएं हैं। उनमें चोली-दामन का साथ है और उन्हें एक - दूसरे से अलग नहीं किया जा सकता। पृथ्वी न केवल एक बहुत बड़ा चुम्बक है बल्कि विद्युत का विशाल भण्डार भी है। जब बिजली का करेंट छोड़ा जाता है तो वह पृथ्वी में समा जाता है। मानव शरीर भी पृथ्वी का एक छोटा - सा रूप है और उसमें पदार्थ, चुम्बकत्व और बिजली एक - दूसरे का रूप लेते रहते हैं। यही कारण है कि ओस पर चलने से या कटी घास वाली भूमि पर सोने से स्वास्थ्य में सुधार होता है। योगियों का विश्वास है कि किसी रहस्यपूर्ण ढंग से उनके शरीर में शक्ति का संचार होता है और वह ऊर्जा से भरपूर, एक नया शरीर बन जाता है।

अन्तरिक्ष के अन्य ग्रहों में चुम्बकत्व

अब तक हमने पृथ्वी के चुम्बकत्व पर विचार किया है। यदि हम इससे कुछ आगे जायें तो यह पायेंगे कि न केवल पृथ्वी बल्कि सारे ब्राह्माण्ड में चुम्बकत्व फैला हुआ है। भूमि पर सूर्य और चन्द्रमा से निकलने वाली, अपनी ओर आकृष्ट करने वाली शक्तियों का पृथ्वी पर बड़ा गहरा प्रभाव पड़ता है। इस कारण उनकी चर्चा ब्यौरेवार की गई है:

सूर्य

सूर्य एक बहुत बड़ा प्राकृतिक चुम्बक है और उसकी आकर्षण शक्ति महान् है। वह अन्य सभी ग्रहों को आकृष्ट करता है जो उसके चुम्बकत्व के प्रभाव से उसके इर्द - गिर्द घूमते हैं।

सूर्य के साथ पृथ्वी का विशेष सम्बन्ध है। यह अपनी धुरी पर भी घूमती है और सूर्य के इर्द - गिर्द भी। धुरी पर घूमने के कारण दिन और रात बनते हैं और सूर्य के आस - पास घूमने के कारण वर्ष। जब पृथ्वी सूर्य के आस - पास घूमती है तो उस पर सूर्य की किरणें पड़ने के कारण महान् परिवर्तन होते हैं। इन्हीं परिवर्तनों का परिणाम है ऋतुएं जिनका मानवों पर प्रभाव पड़ता है।

सूर्य अग्नि का प्रतिनिधि है और पानी पर चांद का प्रभाव है। सभी प्रकार के विकास के लिए गर्मी, प्रकाश और पानी की आवश्यकता होती है। ये आवश्यकताएं पूरी करते हैं— सूर्य और चन्द्रमा। ये इस प्रकार न केवल भूमि पर अनाज और शाकभाजी के उत्पादन में सहायक होते हैं बल्कि पृथ्वी के सभी जीव - जन्तु सूर्य और चन्द्रमा के प्रभाव के कारण ही जीवित रहते हैं।

चन्द्रमा

चन्द्रमा भी एक बहुत बड़ा प्राकृतिक चुम्बक है। इसके शुक्ल और कृष्ण पक्ष का हमारे जीवन पर गहरा प्रभाव पड़ता है। हमारी दैनिक गतिविधियों में चन्द्रमा का गहरा प्रभाव है। प्राचीन भारत में पंचांग चन्द्रमा के अनुसार बनाए। स्त्रियों के मासिक धर्म की गणना चन्द्रमा की

कलाओं के अनुसार की जाती है। हिन्दुओं और मुसलमानों में बहुत-से तीज-त्यौहार चन्द्रमा के दीखने के अनुसार मनाए जाते हैं।

चन्द्रमा की आकर्षण शक्ति के कारण समुद्र में ज्वार भाटे भी आते हैं। मानव शरीर पर भी चन्द्रमा का प्रभाव इस कारण पड़ता है कि उसमें ७० प्रतिशत अंश द्रवों का है। यह बात प्रमाणित हो गई है कि पूर्णिमा के समय शरीर के द्रवों का प्रवाह अधिक अच्छी तरह होता है। यह भी प्रमाणित हो गया है कि पूर्णिमा पर ही पागलों को भीषण दौरे पड़ते हैं। अंगरेजी भाषा में पागल के लिए जिस शब्द **ल्यूनैटिक** का प्रयोग होता है वह भी **ल्यूना** से बना है जिसका अर्थ है चन्द्रमा।

प्रथमा और पूर्णिमा के दिन व्रत रखने की परिपाटी अत्यंत वैज्ञानिक मानी गई है क्योंकि इससे शरीर के द्रवों को कम करने और उसमें उचित संतुलन बनाए रखने में सहायता मिलती है।

बहुत-सी बीमारियों और औषधियों पर भी चन्द्रमा के चुम्बकीय आकर्षण का प्रभाव पड़ता है। कई रोग पूर्णिमा के आस - पास अधिक भीषण रूप धारण कर लेते हैं और कई औषधियां पूर्णिमा के दिन दी जायें तो अधिक प्रभाव दिखाती हैं।

दमे के रोगियों को एक आयुर्वेदिक औषधि शरद् पूर्णिमा की रात को खिलायी जाती है जो हर वर्ष अक्तूबर के महीने में पड़ती है। दवाई उस खीर के साथ प्रात: खिलायी जाती है जो पूर्णिमा की रात को खुले में रखी जाती है जिससे कि रातभर उस पर चन्द्रमा की किरणें पड़ती रहें। वह दवाई इस प्रकार उस रात में खाने से अधिक गुणकारी प्रभाव दिखाती है, क्योंकि उस रात चन्द्रमा की किरणों ने खीर पर अपना चुम्बकीय प्रभाव डाला होता है। इससे पता चलता है कि हमारे स्वास्थ्य और जीवन पर चन्द्रमा की चुम्बकीय शक्ति की कितनी बड़ी भूमिका है।

उसी प्रकाहर हमारे जीवन पर अन्य ग्रहों का चुम्बकीय प्रभाव पड़ता है और सूर्य और चन्द्रमा के अतिरिक्त विभिन्न ग्रहों के प्रभाव के आधार पर भी ज्योतिष का गणित और भविष्यवाणी टिकी है।

इस प्रकार हम देखते हैं कि अन्तरिक्ष के सभी ग्रहों में चुम्बकीय शक्तियां हैं और उनसे उनके प्रभाव प्रवाहित होते हैं। वे एक - दूसरे पर और मानवों सहित प्रत्येक व्यवस्था पर प्रभाव डालते हैं। यह प्रभाव इस बात पर निर्भर करता है कि उनका आकार क्या है, वे कितनी दूरी पर हैं और उनके घूमने की गति क्या है।

पृथ्वी के चुम्बकीय क्षेत्र की शक्ति लगभग ०.५ **ओर्स्टैड** है जबकि सूर्य के चुम्बकत्व क्षेत्र की शक्ति उससे पचास से सौ गुना तक अधिक है।

इस प्रकार यह स्पष्ट हो जाता है कि पृथ्वी, सूर्य, चन्द्रमा और अन्य सभी ग्रहों का हमारे जीवन पर बहुत बड़ा चुम्बकीय प्रभाव पड़ता है।

अध्याय - 4
जीवों पर चुम्बकत्व का प्रभाव

जीवों पर सामान्य प्रभाव

अब हम यह देखेंगे कि चुम्बकत्व का जीवों— अर्थात् पौधों, पशुओं और मानवों पर क्या प्रभाव पड़ता है।

प्रचीन काल से ही जीवन पर चुम्बकत्व क्षेत्र की रहस्यमय शक्ति से मानव बड़ा प्रभावित था। लेकिन जीवों पर उसके प्रभावों का सच्चा अध्ययन इस शताब्दी के पहले २५ वर्ष में ही शुरू हुआ। पिछले लगभग ५० वर्ष से विभिन्न देशों में इस बारे में अनुसंधान और शोध कार्य हुआ कि चुम्बकत्व का जीवों पर क्या प्रभाव पड़ता है। इसी काल में जीवन पर चुम्बकत्व के प्रभाव के बारे में कई समाचार समय - समय पर प्रकाशित हुए हैं और अध्ययन किए गए हैं। लेकिन फिर भी अभी तक मानवों पर चुम्बकत्व के प्रभाव के बारे में पूरा ज्ञान नहीं है। मानवों की बीमारियों के इलाज में चुम्बक की क्या भूमिका है उसके बारे में अभी तक बहुत कम जानकारी उपलब्ध है।

यह बात देखी गई है कि पृथ्वी कहे जाने वाले विशाल प्राकृतिक चुम्बक के चुम्बकत्व का स्वरूप वैसा ही है जैसा कि छोटे चुम्बकों का होता है। वे चाहे बिजली से बनाए गए हों या स्थायी चुम्बक हों। यदि कोई अन्तर है तो केवल यह कि उनकी चुम्बकीय शक्तियां भिन्न - भिन्न होती हैं। चुम्बक के क्षेत्र का प्रभाव नियमित और लगातार होता है। बड़े प्राकृतिक चुम्बक हों या छोटे, उनसे लगातार आने वाली ऊर्जा के रास्ते में रुकावट नहीं डाली जा सकती और हम अपनी इच्छा अनुसार उसे नहीं रोक सकते। जब तक कोई वस्तु उस चुम्बक के प्रभाव क्षेत्र में रहती है तब तक वह उस पर प्रभाव डालता रहता है।

चुम्बक अपने प्रभाव क्षेत्र की सीमाओं में एक चुम्बकत्व क्षेत्र बना देता है जिसका प्रभाव सभी पौधों, पशुओं और मानवों के जीवन पर पड़ता है। जहां तक पृथ्वी के चुम्बकत्व का सम्बन्ध है, उससे धरती पर जीवन के सम्बर्द्धन और बने रहने में सहायता मिलती है। यदि चुम्बकों की सहायता रोग निदान में ली जाय और इस चिकित्सा व्यवस्था का पूर्णरूपेण विकास कर लिया जाय तो सभी जीवों का जीवन काल बढ़ जाने की बहुत संभावना है। प्रत्येक रोग की दशा में चुम्बक की शक्ति या चुम्बकत्व के परिमाण का प्रश्न बड़ा महत्वपूर्ण है, इसलिए किसी भी प्रयोग में इस समस्या पर विचार करना पड़ता है कि चुम्बक की कितनी ऊर्जा का प्रयोग किया जाय। जहां तक पौधों का सम्बन्ध है, इस समस्या का हल तो यह है कि बीजों को कुछ समय तक चुम्बकत्व के क्षेत्र में रखा जाय। किसी विशेष शक्ति के चुम्बक के क्षेत्र में अलग - अलग समय तक बीजों को

रखने के बाद और चुम्बकों की शक्ति को बढ़ाने या घटाने के बाद यह पता चल सकता है कि बीजों पर चुम्बकों का प्रभाव कितना पड़ता है। इसके बाद यह निर्णय किया जा सकता है कि अधिक और अच्छे पौधों के उत्पादन के लिए कितना चुम्बकत्व आवश्यक है। उसी प्रकार मानवों और पशुओं पर भी प्रयोग किए जा सकते हैं और यह पता चलाया जा सकता है कि चुम्बकत्व की कितनी मात्रा का प्रयोग करने से सबसे अच्छे परिणाम प्राप्त किए जा सकते हैं।

अमरीका के इलिनायस विश्वविद्यालय के औषधि निर्माण के कालेज में भौतिकशास्त्र की प्रोफेसर डा० मैडेलीन एफ. बारनोथी ने जीव - चुम्बकत्व पर दो खण्डों में एक अत्यधिक तकनीकी ग्रन्थ तैयार किया है। उसका नाम है **बायोलोजिकल इंपैक्ट्स आफ़ मैगनेटिक फ़ील्ड्स**। इसमें अमरीका और इंग्लैण्ड, फ्रांस, रूस और स्वीडन जैसे कई अन्य देशों के वैज्ञानिकों के लेख हैं। जीव - चुम्बकत्व की परिभाषा इस ग्रन्थ में इस प्रकार की गई है—स्थिर चुम्बकत्व क्षेत्र द्वारा प्रेरित प्रक्रियाओं और प्रभावों का विज्ञान। इस ग्रन्थ में चुम्बकत्व पर किए गए हजारों प्रयोगों के बारे में जानकारी है। ये प्रयोग चूहों के अतिरिक्त कीटाणुओं, पक्षियों, मक्खियों, मछलियों, काई, कबूतरों और खरगोशों के अतिरिक्त पौधों और ऊतकों पर भी किए गए।

ऊपर जिन प्रयोगों की चर्चा की गई है वे बहुत-से वैज्ञानिकों ने भिन्न - भिन्न प्रकार से किए। बहुत से प्रयोगों में चूहों को ऐसे चुम्बकत्व क्षेत्र में रखा गया जिसकी शक्ति एक लाख बीस हजार **ओ०ई०** थी। उन्हें दस मिनट से एक घण्टे तक इस प्रभाव क्षेत्र में रखा गया। इसके परिणामस्वरूप उन पर कोई दुष्प्रभाव नहीं पड़ा, बल्कि उनका वजन बढ़ गया और वे काफी समय तक स्वस्थ बने रहे। **न्योरोस्पोरा क्रासिया कोनीडिया** को एक लाख चालीस हजार **ओ०ई०** शक्ति के चुम्बक क्षेत्र में रखा गया, लेकिन दो घण्टे के बाद भी उसमें कोई हानिकारक परिवर्तन नहीं हुए।

इन अध्ययनों का इस बात के लिए बड़ा महत्व है कि अगर मानवों पर चुम्बकत्व का प्रभाव डाला जाय तो क्या होगा? एक स्तनपाई जीव एक लाख बीस हजार **ओ०ई०** शक्ति के चुम्बक क्षेत्र में काफी समय तक रहने के बाद भी जीवित रहा। उससे यह विश्वास होता है कि मानवों पर इसका बुरा प्रभाव नहीं पड़ता। यह भी कहा गया है कि जो व्यक्ति १५ मिनट तक बीस हजार **ओ०ई०** शक्ति के चुम्बक क्षेत्र में रहे उन पर कोई बुरा प्रभाव नहीं पड़ा।

महत्वपूर्ण निष्कर्ष

प्रयोगों से कई महत्वपूर्ण निष्कर्ष निकाले गए हैं जिनमें से कुछ निम्नलिखित हैं:

(क) पौधों में लोहा, मैंगनीज और कोबाल्ट जैसे पोषक तत्व कम मात्रा में विद्यमान हैं और उन पर चुम्बकत्व का प्रभाव पड़ता है। पौधों के विकास को नियमित करने में इनका अत्यधिक महत्व है।

(ख) चुम्बकत्व अपने क्षेत्र में पूरी तरह फैल जाता है और इस कारण शरीर की प्रत्येक कोशिका पर उसका प्रभाव पड़ता है।

(ग) चुम्बकत्व क्षेत्र का प्रभाव मस्तिष्क के मध्य भाग पर पड़ता है जो शरीर की क्रियाओं को नियमित करता है।

(घ) मस्तिष्क के अगले और पिछले भाग की रचना ऐसी है कि चाहे स्नायुओं से उनका सम्बन्ध न रहे, उन पर स्थिर चुम्बकत्व क्षेत्र का प्रभाव अधिक अच्छी तरह पड़ता है।

(ङ) चुम्बक चिकित्सा से प्रजनन को नियमित करने वाली व्यवस्था स्थिर रहती है।

(च) चुम्बकत्व क्षेत्र का प्रभाव घावों पर भी पड़ता है। विशेषज्ञों ने इस बात की पुष्टि की है कि उससे शरीर के तन्तुओं में आयी सूजन घट जाती है। सूक्ष्मदर्शी यंत्र से पता चला है कि चुम्बकत्व के प्रभाव से यह सूजन निश्चित रूप से खत्म हो जाती है।

लेखिका ने यह आशा व्यक्त की है कि धीरे - धीरे चुम्बकत्व क्षेत्र रोगों के निदान और उनकी चिकित्सा में अधिकाधिक प्रयुक्त होने लगेगा।

न्यूयार्क के डा० हावर्ड डी. स्टैंगल का विश्वास है कि चुम्बकत्व एक सच्चा विज्ञान है और उन्होंने कहा है कि इसमें सभी देशों को दिलचस्पी लेनी चाहिए। सच तो यह है कि भारत समेत बहुत से देशों में इस सम्बन्ध में कई प्रयोग किए गए। ये प्रयोग विभिन्न दृष्टिकोणों से विभिन्न दशाओं में किए गए हैं और उनके नाना प्रकार के निषकर्ष निकले हैं। लेकिन एक बात देखी गई है कि चुम्बकत्व के क्षेत्र का प्रभाव जीवों पर निश्चित रूप से पड़ता है। विभिन्न देशों में किए गए परीक्षणों के कुछ महत्वपूर्ण परिणाम नीचे दिए जा रहे हैं:

अमरीका में

(१) पश्चिमी बर्जीनिया विश्वविद्यालय, इलियानोस विश्वविद्यालय और जीव - चुम्बकीय अनुसंधान संस्थान ने व्यापक अनुसंधान के बाद यह निष्कर्ष निकाला है कि जीवाणुओं पर चुम्बकीय क्षेत्र का प्रभाव पड़ता है। यह प्रभाव इस कारण पड़ता है कि जीवाणु स्थिर नहीं रहते।

(२) उत्तर - पश्चिम विश्वविद्यालय के जीवकी विज्ञान विभाग ने यह देखा है कि इस बात में कोई सन्देह नहीं है कि जीवों पर चुम्बकीय क्षेत्रों का असाधारण रूप से प्रभाव पड़ता है।

(३) एवको कारपोरेशन, विलिंगटन, मैसाच्यूसैट्स के चिकित्सा विज्ञान विभाग ने इस बात की पुष्टि की है कि अनुकूल परिस्थितियों में स्थिर चुम्बकीय क्षेत्रों का प्रभाव उन माडलों पर पड़ता है जो जीवित ऊतकों के प्रतिनिधि हैं।

(४) विकलांग शल्य क्रिया के एक प्रसिद्ध प्रोफेसर, जो न्यूयार्क के राज्य विश्वविद्यालय में पढ़ाते हैं, कहते हैं कि इस बात में कोई सन्देह नहीं कि शरीर की स्नायु व्यवस्था और चुम्बकीय क्षेत्रों के बीच गहरा सम्बन्ध है।

(५) ओहाइयो में सिनसिनाटी जैविकी और प्रायोगिक चिकित्सा विभाग का कहना है कि विभिन्न प्रकार के ऊतकों के अध्ययन से पता चला है कि फेफड़ों के ऊतकों पर चुम्बकीय क्षेत्र का प्रभाव पड़ता है उनका सम्बन्ध जीवन के अन्य कई पहलुओं पर है। इससे यह निष्कर्ष निकाला जा सकता है कि ऊतकों के विकास पर यह प्रभाव निश्चित रूप से पड़ता है। चुम्बकीय क्षेत्र जितना अधिक शक्तिशाली होगा उतना ही अधिक प्रभाव पड़ेगा।

(६) डा०हैन्सन ने अपनी एक रिपोर्ट में कहा है कि चुम्बकीय क्षेत्र का प्रभाव लगातार पड़े तो पीड़ा कम हो जाती है।

(७) वाशिंगटन के राष्ट्रीय वैमानिकी और अंतरिक्ष प्रशासन के जार्ज एन.कोथम का कहना है: "चुम्बकत्व का अध्ययन किया जाय तो उससे जीव विज्ञान के प्रति एक नए दृष्टिकोण का विकास हो सकता है क्योंकि सारा शरीर विद्युत शक्ति से व्याप्त है। स्नायुओं, अंगों और ऊतकों में विद्युत का संचार देखने को मिला है इसलिए हो सकता है कि यदि शरीर पर चुम्बकीय ऊर्जा का प्रभाव डाला जाये तो शरीर में व्याप्त विद्युत पर उसका अच्छा प्रभाव पड़ेगा। इस बात की पुष्टि हो गई है कि जब हृदय नियमित रूप से धड़कता है तो उसके पीछे भी विद्युत का संचार ही है और वह विद्युत हृदय के आस - पास एक छोटा - सा चुम्बकीय क्षेत्र उत्पन्न कर देती है।"

(८) कुछ और परीक्षण भी किए गए जिनसे पता चलता है कि चुम्बकीय क्षेत्र का प्रभाव आयु पर भी पड़ता है।

रूस में किए गए परिक्षणों के परिणाम

(१) रूस के राज्य आज़रबाइजान की शरीर विज्ञान की संस्था और विज्ञान अकादमी ने इस बात का अध्ययन किया है कि रक्त पर और ई०एस०आर० पर चुम्बकीय क्षेत्र का क्या प्रभाव पड़ता है। विस्तृत अध्ययन के बाद जो निष्कर्ष निकाले गए उनसे पता चलता है कि यदि शरीर पर बराबर चुम्बकीय क्षेत्र का प्रभाव पड़े तो रक्त में कुछ परिवर्तन आ जाते हैं।

(२) इस जानकारी से डाक्टरों को रक्त संचार के रोगों के निदान में सहायता मिल सकती है।

(३) रूस की विज्ञान अकादमी की स्नायु क्रिया और स्नायु रचना संस्था ने कई प्रकार की मछलियों और खरगोशों पर विभिन्न परीक्षण किए और उनके निम्नलिखित परिणाम निकले :

(क) चुम्बकीय क्षेत्र हल्का - सा प्रेरक तत्व है जहां चुम्बकीय क्षेत्र का प्रभाव डाला जाता है वहां ४० से ७० प्रतिशत मामलों में इसकी प्रतिक्रया होती है।

(ख) चुम्बकीय क्षेत्र से शरीर की क्रियाओं को बाधित करने में सहायता मिलती है।

(ग) कई बार चुम्बकीय क्षेत्र का प्रभाव हटा लेने के बाद भी उसकी प्रतिक्रिया बनी रहती है।

(घ) चुम्बकीय क्षेत्र का प्रभाव मस्तिष्क के अगले और मध्य भाग पर भी पड़ता है।

जहां तक चुम्बकीय क्षेत्र के प्रेरक तत्व होने का सम्बन्ध है, यह कहा जा सकता है कि औषधि विज्ञान की क्रियाओं के सम्बन्ध में ऑट - शुल्ज़ नियम के अनुसार "छोटे प्रेरक तत्व जीवन की क्रियाओं को प्रोत्साहित करते हैं, मध्यम शक्ति के तत्व उसमें बाधा डालते हैं और बहुत शक्तिशाली प्रेरक तत्व उसे रोक या नष्ट भी कर सकते हैं।"

रूस में पशुओं पर बहुत से परीक्षण किए गए हैं जिनसे पता चलता है कि कीड़ों, मकोड़ों और चूहों पर चुम्बकों का बहुत प्रभाव पड़ता है। मानव जीवन की अवधि बढ़ाने के तरीके खोजने के लिए बनाई गई राष्ट्रीय समिति के उपाध्यक्ष डा० एल०बी० कोमारोव ने, जो प्रजनन संस्था में जीव शास्त्री हैं, ऐसे परीक्षण किए हैं जिनसे घरों में पाई जाने वाली मक्खियों के जीवन की अवधि दुगुनी हो गई है। उन्होंने मक्खियों को ऐसी चीनी खिलाई जिस पर चुम्बकीय क्षेत्र का प्रभाव डाला

गया था। उन्होंने मानवों पर भी कई परीक्षण किए हैं जिनमें उनके शरीर में ऐसे रासायनिक परिवर्तन आ गए कि वे सौ वर्ष से भी अधिक तक जीए। उन्हें आशा है कि चुम्बकों और चुम्बकत्व के प्रयोग से मानव की आयु ४०० वर्ष तक बढ़ाई जा सकती है।

रूस के वैज्ञानिकों ने कुछ और परीक्षण किए जिनका उद्देश्य यह था कि चुम्बकीय क्षेत्रों की सहायता से चूहों का जीवनकाल ड्योढ़ा कर दिया जाय। इन परीक्षणों में चूहों को हारमोन दिए गए और उन्हें कम शक्ति के चुम्बकीय क्षेत्रों में रखा गया। जिन चूहों पर परीक्षण किए जा रहे थे उनमें से एक चुनिया ने चार वर्ष की आयु में बच्चे को जन्म दिया, जबकि आम चूहे का जीवनकाल तीन वर्ष से अधिक नहीं होता।

जापान में किए गए परीक्षणों के परिणाम

जापान में कई कंपनियों द्वारा बनाए जाने वाले विभिन्न चुम्बकों से कई परीक्षण किए गए। कन्धों के अकड़ जाने और ऊंचे ब्लड प्रेशर के रोगियों को चुम्बकीय पेटियां पहनाई गईं जिन्हें मैसर्स एमान्ते ट्रेडिंग कंपनी बनाती है जो टोकियो में है। इन परीक्षणों से निम्नलिखित निष्कर्ष निकाले गए:

राय

(१) ऐसी पेटी पहनने से एक विद्युत शक्ति का संचार होता है।
(२) इस शक्ति का प्रभाव उन सभी रक्तवाहिनियों पर पड़ता है जो उस पेटी के नीचे होती हैं।
(३) यह विद्युत शक्ति अधिक नहीं होती और इस कारण इसका प्रभाव अधिक समय तक रहता है।
(४) यद्यपि शरीर पर प्रभाव पड़ता है, लेकिन यह प्रभाव बड़ा जटिल है और यह पता नहीं कि इसकी प्रक्रिया क्या है।

पर्यवेक्षण

विश्वास किया जाता है कि निम्नलिखित चार तत्व इस बात पर प्रभाव डालते हैं कि चुम्बकत्व किस प्रकार शरीर को प्रभावित करता है:

(१) चुम्बकीय क्षेत्र की शक्ति
(२) चुम्बकीय क्षेत्र के प्रभाव का समय
(३) शरीर का वह क्षेत्र जिस पर चुम्बकीय शक्ति का प्रभाव पड़ा हो।
(४) रक्त के संचार की गति।

निष्कर्ष

(१) शरीर पर चुम्बकत्व का निश्चित प्रभाव पड़ता है।

(२) कुछ रोगों के इलाज में चुम्बकत्व से बहुत लाभ हुआ; और
(३) चुम्बकत्व का प्रभाव निम्न लिखित बातों के कारण है:

(क) शरीर की वह क्रिया जो चुम्बकीय क्षेत्र के प्रभाव में आती है।
(ख) चुम्बकीय क्षेत्र के एक भाग में विद्युत की किसी शक्ति का संचार, और
(ग) वे परिवर्तन जो चुम्बकीय क्षेत्र में उत्पन्न होते हैं।

जिकेई मेडिकल कालेज,जापान के डा० शीरो सायतो को चुम्बकत्व से चूहों के कैंसर के फोड़ों का इलाज करने में सफलता मिली है। उनका विश्वास है कि मानवों में भी इस रोग का इलाज चुम्बकत्व से किया जा सकता है।

ऊपर दी गई जानकारी और प्रकाशित साहित्य से यह पता चलता है कि चुम्बकत्व से यह आशा जागती है कि हम शरीर की क्रियाओं को भलीभांति समझ सकते हैं और रोगों का निदान तथा चिकित्सा कर सकते हैं। जीव - चुम्बकत्व से मानवों और पशुओं के रोगों के इलाज की एक नई प्रणाली का विकास करना संभव है।

ऊपर जो जानकारी दी गई है वह सामान्यतया जीवों पर लागू होती है। अब हम पौधों, पशुओं और मानव के जीवन पर चुम्बकत्व के प्रभाव का अलग - अलग अध्ययन करेंगे।

ब्रिटेन में किए गए परीक्षण

अब तक यह पता था कि चुम्बक में लोहे की धातु को आकर्षित करने की शक्ति है। लेकिन हाल ही में ब्रिटेन में एक नई खोज की गई है जिससे दूसरे क्षेत्रों में भी चुम्बक की शक्ति का प्रयोग संभव हो गया है। अब तक डाक्टरों को रक्त के विभिन्न तत्वों, विशेषकर आर०बी०सी०(जिसमें होमोग्लोबिन और लोहे के तत्व होते हैं) को अलग करने के लिए एक जटिल रासायनिक तरीके का इस्तेमाल करना पड़ता था। ब्रिटेन में इस काम के लिए चुम्बकों का प्रयोग किया गया। इससे न केवल यह प्रक्रिया सरल हो गई और काम जल्दी होने लगा, बल्कि यह भी प्रमाणित हो गया कि जब चुम्बक की शक्ति का प्रभाव डाला जाता है तो वह रसायन के रूप में रक्त में उपलब्ध लोहे पर भी पड़ता है। संक्षेप में, यह प्रक्रिया इस प्रकार है:

रक्त के लाल तत्वों(आर०बी०सी०) को अलग करने के लिए एक ऐसे यंत्र का प्रयोग किया जाता है कि जिसमें चुम्बक लगे होते हैं। यह यंत्र आर०बी०सी० को रक्त से अलग कर देता है। इन तत्वों में चुम्बकीय गुण होते हैं जिनके कारण ये अलग हो जाते हैं। इनके नाम हैं— फैरी होमोग्लोबिन जो आर०बी०सी के होमोग्लोबिन में एक - से दो प्रतिशत तक पाया जाता है। फैरी होमोग्लोबिन चुम्बकों की सहायता से ज्यादा आसानी से अलग हो सकता है। आर०बी०सी० रक्त में ४५ से ५० प्रतिशत तक होते हैं। होमोग्लोबिन के कण ही श्वास की प्रक्रिया में सहायक होते हैं और प्रत्येक आर०बी०सी० में २८ प्रतिशत अंश होमोग्लोबिन का होता है। आर०बी०सी० के चुम्बकत्व से प्रभावित होने की क्षमता ३.८८ १० होने का अनुमान है। यह उस स्थिति में होता है जब होमोग्लोबिन से आक्सीजन पूरी तरह निकाल दी जाय।

चुम्बकों की सहायता से रक्त के तत्वों को अलग करने की प्रक्रिया में आर०बी०सी०, जिनमें

४ प्रतिशत लोहा होता है, स्टील वूल फिल्टर से चिपक जाते हैं। इसमें १७.५ किलोगोस शक्ति का चुम्बकीय क्षेत्र तैयार किया गया और यह अनुमान लगाया गया कि तारों के पास कितनी शक्ति का चुम्बकत्व क्षेत्र बना है। यह यंत्र बड़ा सादा है। इसमें बिजली से चलने वाला एक चुम्बक और स्टेनलैस स्टील की तारों से बना फिल्टर है जिसे बड़ी आसानी से कीटाणुरहित बनाया जा सकता है। यह यंत्र सस्ता भी है। इसे लगातार काम में लाया जा सकता है। अब तक इस काम के लिए जो यंत्र इस्तेमाल किए जाते थे उनसे लगातार काम नहीं हो सकता था। रक्त के तत्वों को अलग - अलग करने में जिस चुम्बकीय यंत्र का प्रयोग होता है उसमें चुम्बकीय क्षेत्र में स्टील वूल का एक छोटा - सा गुच्छा होता है जिसकी पतली तारों के कारण बड़ा शक्तिशाली चुम्बकीय क्षेत्र बन जाता है। रक्त के लाल तत्व तारों से चिपक जाते हैं और बाकी का रक्त उसमें से निकल जाता है। जब बिजली से चलने वाले इस चुम्बक का स्विच आफ कर दिया जाय तो चुम्बकीय प्रभाव समाप्त हो जाता है और रक्त के लाल तत्वों को अलग निकाला जा सकता है।

आजकल रक्त के तत्वों को अलग - अलग करने की प्रक्रिया में रक्त को एक परखनली में रख कर तेजी से घुमाया जाता है। लेकिन जहां केवल रक्त के लाल या सफेद तत्वों को अलग करना हो वहां यह तरीका काम नहीं देता।

पौधों पर चुम्बकत्व का प्रभाव

१८६२ में लुई पास्चर ने इस बात का पता लगाया था कि पौधों के विकास पर पृथ्वी के चुम्बकत्व क्षेत्र का सकारात्मक प्रभाव पड़ता है। उसी के कारण पौधे जल्दी से फलते - फूलते हैं।

बर्लिन की पौधा विज्ञान संस्था के निर्देशक डा० नोक का कहना है:

"पौधों में व्याप्त बिजली को नापा गया तो यह पता चला कि बिजली की तरंगों के न केवल इस बात पर प्रभाव पड़ते हैं कि पौधे पानी और पोषक तत्वों को ककैसे अपने में समो लेते हैं बल्कि यह भी पता चलता है कि उनकी कोशिकाएं कैसे बंट जाती हैं और उनकी जीवन प्रक्रिया क्या है।"

इससे दस वर्ष पहले आस्ट्रिया के रसायनशास्त्री बैरेन वॅान राइकेन बैक ने चुम्बकों से परीक्षण करने के बाद ऐसी ही राय प्रकट की थी।

कुछ पौधा विशेषज्ञों ने यह प्रमाणित कर दिया है कि छड़ के रूप में बने चुम्बक के दक्षिणी ध्रुव के प्रभाव से हरे टमाटर बहुत शीघ्र लाल हो जाते हैं। उनके पास ही जिन अन्य टमाटरों पर इस चुम्बक का प्रभाव नहीं डाला जाता वे अधिक दिनों तक हरे ही रहते हैं। जीव-विज्ञानी बीजों, पौधों और पेड़ों पर प्राकृतिक और बनावटी चुम्बकों के प्रभाव का अध्ययन करने में लगे हैं।

१९६० में कुछ रूसी वैज्ञानिकों ने यह देखा कि बीज बोते समय उनके सिरे दक्षिण की ओर हों तो वे दूसरे बीजों की अपेक्षा जल्दी अंकुरित होते हैं। इस बात की पुष्टि करने के लिए गेहूं, मक्का और मटर के बीज उत्तर या दक्षिण की ओर करके बीजे गए। जिन बीजों का मुंह दक्षिणी ध्रुव की ओर था उनके पौधे जल्दी बड़े हुए और इससे उपरोक्त धारणा की पुष्टि हो गई। इस प्रकार सदियों पहले किए गए दावों की पुष्टि हुई है। इसी प्रकार पौधों के विकास पर चुम्बकत्व क्षेत्रों का भी वैसा ही प्रभाव पड़ता दिखाई दिया है।

कई देशों में किए गए अन्य परीक्षणों से भी आशाजनक परिणाम निकले हैं। उदाहरण के

लिए, पौधों का विकास अधिक जल्दी होता है। अगर चुम्बकों का प्रयोग किया जाय तो उन्हें फिर जीवित किया जा सकता है और पाले से बचाया जा सकता है। इस प्रकार बागबानी और कृषि के क्षेत्र में बहुत-सी नई धारणाओं ने जन्म लिया है।

यह भी देखा गया है कि कम शक्ति के चुम्बकत्व क्षेत्र बीजों पर कोई हानिकारक प्रभाव नहीं डालते। इसके विपरीत वे बीजों को अधिक तेजी से अंकुरित होने और बढ़ने में सहायता देते हैं और अंततोगत्वा उन पौधों से पैदावार बढ़ती है। लेकिन पौधों पर अधिक देर तक चुम्बकों का प्रभाव नहीं डालना चाहिए क्योंकि उससे हानि होने की आशंका रहती है।

कई बार यह देखा गया है कि जिन पौधों पर चुम्बकत्व का प्रभाव हो, वे भूमि के ऊपर तो उतने नहीं बढ़ते लेकिन भूमि के नीचे उनकी जड़ें दूर - दूर तक फैल जाती हैं।

जापान के डाक्टर फ़्यूजीयामा ने देखा है कि अधिक शक्ति की बिजली के तार जिन खेतों पर से गुजरते हैं उनमें बोए पौधे आप - पास की फसल की तुलना में अधिक बढ़ते हैं और अधिक हरे - भरे होते हैं।

अक्तूबर, १९७० के **सोवियत भूमि** के अंक में चुम्बकत्व वाले पानी की संभावनाओं के बारे में एक लेख प्रकाशित हुआ था। उससे यह प्रमाणित हो गया है कि जिन पौधों को चुम्बकत्व वाला पानी दिया गया, उनका विकास अन्य पौधों की अपेक्षा बीस से चालीस प्रतिशत तक अधिक तेजी से हुआ।

दिल्ली के डा० आर०एस० थेकर ने भी अपने अनुभव से यह पाया है कि चुम्बकत्व वाले पानी के प्रयोग से फूलदार पौधे अधिक तेजी से बढ़ते हैं। जब भी वे देखते हैं कि फूलों के कुछ पौधे सूख रहे हैं तो वे उनमें चुम्बकत्व वाला पानी डाल देते हैं। यह देखा गया है कि एक ही बार ऐसा पानी देने में पौधे सूखने से बच जाते हैं।

पशु जीवन पर चुम्बकत्व का प्रभाव

उत्तर अमरीका के डा० हैरेल्ड एस० अलेगजैंडर ने यह पाया है, अगर चूहों का इलाज चुम्बकों से किया जाय तो उनमें कैंसर का रोग नहीं होता और उनके जीवन की अवधि ४५ प्रतिशत तक बढ़ जाती है। केवल छः सप्ताह तक उन्हें चुम्बकत्व के प्रभाव में रखने से उनके जीवन की अवधि बढ़ाई जा सकती है। डा० अलेग्जैंडर का यह भी विचार है कि चुम्बकत्व क्षेत्र का प्रभाव जीवों के ऊतकों को नया जीवन देने में भी सहायक होता है।

पश्चिमी बंगाल के नई हट्टी केन्द्र के डा० भट्टाचार्य ने चूहों और खरगोशों में कैंसर के ऊतक लगा दिए। बाद में उन पर चुम्बकों का प्रभाव डाला गया तो कैंसर का बढ़ना रुक गया। बार-बार उन्हीं चूहों में कैंसर के ऊतक लगाए गए लेकिन हर बार चुम्बक चिकित्सा से कैंसर का बढ़ना रुका। इस प्रकार यह प्रमाणित हो गया है कि कैंसर और अन्य रोगों के नियंत्रण के लिए चुम्बकत्व के क्षेत्रों का बड़ा महत्व है। इसके अतिरिक्त डा० भट्टाचार्य इस निष्कर्ष पर पहुंचे कि चुम्बकों से इन जीवों का जीवन-काल बढ़ गया।

अंडों पर भी परीक्षण किए गए हैं। ताजे अंडों पर छोटे चुम्बकों का प्रभाव ३० मिनट से पांच घण्टे तक डाला गया और यह देखा गया कि जिन अण्डों को तीस मिनट तक चुम्बकीय क्षेत्र में

रखा गया उनसे एक या दो दिन पहले चूजे निकल आए। लेकिन जो अण्डे अधिक देर तक चुम्बक के प्रभाव में रहे उनसे छोटे आकार के चूजे निकले। इसका मतलब यह है कि अधिक समय तक चुम्बकों का प्रभाव डालने का उल्टा असर होता है। कुछ अन्य परीक्षणों में मुर्गियों के दड़बों में चुम्बक रख दिए गए। यह देखा गया कि मुर्गियां दौड़ कर चुम्बकों के पास आती थीं क्योंकि उन्हें वहां आराम मिलता था। लेकिन पांच - सात मिनट से वे अधिक समय तक वहां नहीं रुकती थीं। जब चुम्बंकों से मिलते - जुलते पदार्थ वहां रखे गए तो उन्होंने उसकी ओर कोई ध्यान नहीं दिया।

दक्षिणी ध्रुव वाले चुम्बक के क्षेत्र में जिन चुहियों को रखा गया उन्हें बच्चा जनने में कम कष्ट होता था और उत्तरी ध्रुव वाले चुम्बक के क्षेत्र में रखी चुहियों को अधिक कष्ट होता था।

चूहा सवा साल की आयु के बाद ही वृद्धावस्था के लक्षण दिखाने लगता है और कुछ ही महीने बाद मर जाता है। यदि किसी बूढ़े चूहे को सवेरे और शाम प्रति दिन तीन से चार हजार गोस शक्ति के चुम्बकीय क्षेत्र में दिन में दो बार रखा जाय तो वृद्धावस्था के लक्षण दूर हो जाते हैं और वह छ: या आठ महीने का लगने लगता है।

तीन हजार गौस शक्ति का घोड़े के नाल के आकार में बना चुम्बक चूहों में कैंसर को रोकने के लिए इस्तेमाल किया गया। उसका जीवन बढ़ाने के लिए ढाई हजार गोस शक्ति के चुम्बक के किसी भी ध्रुव से काम लिया जा सकता है।

एक कुत्ते के मस्तिष्क में फोड़ा था और उसकी पिछली टांगें काम नहीं कर रही थीं। एक छोटे चुम्बक का उत्तरी ध्रुव सवेरे और शाम पांच मिनट के लिए कुत्ते के सिर से बांधा जाने लगा। एक सप्ताह में ही उसका वह फोड़ा ठीक हो गया और वह चलने और दौड़ने लगा। जापान के टी०आई०के०इ०आई० मेडिकल कालेज के डायरेक्टर ने चुम्बक चिकित्सा से चूहों के कैंसर के फोड़े का इलाज किया। उनका विश्वास है कि जिन मनुष्यों को कैंसर होता है उन्हें भी चुम्बक चिकित्सा से लाभ हो सकता है।

मानव के जीवन पर चुम्बकत्व का प्रभाव

न्यूयार्क के एक स्त्री रोग विशेषज्ञ डा० ई०के० मैकलीन ने इलेक्ट्रो मैगनैटिक एक्टीवेटर नामक यंत्र से कैंसर के रोगियों का इलाज शुरू किया जिसमें उन्हें उल्लेखनीय सफलता मिली है। अभी तक उन्होंने केवल ऐसे रोगियों का इलाज किया है जिनके बचने की आशा नहीं थी।

डा० मैकलीन ने यह दावा किया है कि किसी शक्तिशाली चुम्बकत्व क्षेत्र में कैंसर नहीं रह सकता। अगर कैंसर जैसी घातक बीमारी का इलाज चुम्बक है तो और कोई भी ऐसी बीमारी नहीं हो सकती जिसका इलाज इस चिकित्सा पद्धति से न हो सकता हो।

डा० मैकलीन ने चुम्बकत्व की सहायता से जिन रोगियों का इलाज किया उनके बालों का रंग भी बदल गया। कुछ रोगियों के सफेद बाल इलाज के बाद काले हो गए। डा० मैकलीन के अपने बाल गहरे भूरे रंग के हैं। वे लम्बे कद के हृष्ट - पुष्ट व्यक्ति हैं और ६४ वर्ष के होते हुए भी ४५ वर्ष के लगते हैं। इसका कारण शायद यह है कि वे कई वर्ष से अपने ऊपर ३६०० गोस के चुम्बकत्व का प्रयोग करते रहे हैं।

डा० मैकलीन को किसी भी कारण होने वाली पीड़ा का इलाज चुम्बकों से करने में सफलता मिली है।

भारत और कई अन्य देशों में चुम्बकों की सहायता से लगभग सभी रोगों का इलाज करने में सफलता मिली है। जिन रोगियों का इलाज हुआ है उनके बारे में जानकारी इस पुस्तक के किसी और अध्याय में दी गई है।

केवल चुम्बक ही नहीं, चुम्बकत्व वाले पानी से भी रोगों के उपचार में लाभ हुआ है। रूस के लैनिनग्राद क्लीनिक में कई ऐसे रोगियों का इलाज चुम्बकत्व वाले पानी से किया गया जिनके गुर्दे या मूत्राशय में पथरी थी। इस पानी के पीने से पथरी के निकलने में सहायता मिली। चुम्बकत्व वाले पानी का पाचन क्रिया, स्नायुओं और मूत्राशय पर विशेष रूप से प्रभाव पड़ता है।

डा० भट्टाचार्य ने अपनी पुस्तक **मैगनेट एण्ड मैगनैटिक फील्ड्स** में चुम्बकों के आश्चर्यजनक प्रभावों का उल्लेख किया है। उन्होंने एक बड़ी रोचक बात लिखी है— एक बार वे उस कारखाने में गए जिसमें नाना प्रकार के चुम्बक बनते थे। कारखाने के एक वरिष्ठ कर्मचारी ने उन्हें बताया कि उनके जितने भी विवाहित साथी हैं उन सब के घरों में कारखाने में काम शुरू करने के बाद केवल लड़के ही पैदा हुए हैं। डा० भट्टाचार्य ने लिखा है कि विशेषज्ञों को इस बात की खोज - बीन करनी चाहिए। हो सकता है कि जिन लोगों के बेटे न हों उन्हें चुम्बकों से सहायता मिले।

मानवों पर चुम्बकों के प्रभावों के कुछ उदाहरण ही हमने ऊपर बताए हैं। इनसे यह प्रमाण मिलता है कि चुम्बक चिकित्सा अन्य चिकित्सा प्रणालियों जितनी ही अच्छी है बल्कि हो सकता है कि कुछ मामलों में उनसे भी अधिक अच्छी हो। इसलिए इस क्षेत्र में व्यापक अनुसंधान होना चाहिए और इस चिकित्सा व्यवस्था का विकास उन रोगों के इलाज के लिए भी करना चाहिए जिन्हें असाध्य रोग कहा जाता है और जो शरीर की विभिन्न क्रियाओं में विकार के कारण उत्पन्न होते हैं।

अध्याय - 5
मानवीय चुम्बकत्व

प्राचीन दर्शन

ब्रह्माण्ड में अनगिनत तारामण्डल, ग्रह बल्कि सर्वव्यापी चेतना है जिसमें चुम्बकत्व के कारण ही संतुलन है। मानव ब्रह्माण्ड की इस विशाल व्यवस्था में एक कण मात्र है लेकिन उसमें वे सभी तत्व हैं जो ब्रह्माण्ड में पाए जाते हैं। इसी कारण उसमें उन सभी तत्वों के गुणों का भी समावेश हुआ है। अपने आप में मानव ब्रह्याण्ड का एक सूक्ष्म रूप कहा जाता है। विकास की लम्बी प्रक्रिया में, जब एक कोषिका के माध्यम से इन पांच तत्वों अथवा पंचभूतों का विकास हुआ और पहले पौधे और पशु बने और फिर मानव का उदय हुआ, प्रकृति और ब्रह्माण्ड की शक्तियों की स्पष्ट भूमिका दिखायी देती है। इससे हम इस निष्कर्ष पर पहुंच सकते हैं कि मानव के शरीर की सरंचना में भी संतुलन उसी चुम्बत्व के कारण है जो पृथ्वी, अन्य ग्रहों और सारे ब्रहमाण्ड को संतुलन की अवस्था में रखता है।

मानव जीवन के तीन तत्व कहे जा सकते हैं— शरीर, मन और आत्मा। मानव के मन और उसकी आध्यात्मिक प्रवृत्तियों से किसी चुम्बकीय शक्ति का आभास मिलता है, जो उसकी अंतर्रात्मा की सूक्ष्मता और शुद्धता के अनुसार कम या अधिक होती है। भारत में प्राचीन काल के साधु-सन्तों और योगियों ने अपने व्यवहार से इस बात का प्रमाण दिया है। सृष्टि के आरंभ से लेकर योगी मन की शुद्धता और ज्ञान की प्राप्ति के लिए ध्यान मग्न होने में लगे रहे हैं। सभी जानते हैं कि वे किसी व्यक्ति को छूकर उसे आशीर्वाद दे देते थे तो उसका चमत्कारी प्रभाव होता था। लगातार योग साधना और मन की शुद्धि के माध्यम से अच्छे विचारों और शुद्ध आचरण के कारण उनके शरीर के प्रत्येक कण में छिपी हुई चुम्बकीय शक्तियां होती थी और जब वे किसी रोगी को छू - भर देते थे या आशीर्वाद देते थे तो वह भला चंगा हो जाता था। महात्माओं के हाथ से मिली चुटकीभर विभूति से चमत्कारी उपचारों की बहुत सी कहानियां हमारे धार्मिक ग्रन्थों में मिलती हैं। ऐसे मामलों में 'चुम्बकीय' विभूति शरीर का रोग दूर करती है और स्वास्थ्य लाभ कराती है। ऐसे योगियों को उच्च शक्ति वाले मानवीय चुम्बक ही कहा जा सकता है, जो लोगों के रोगों को अपनी ओर खींच लेते हैं।

महान व्यक्तियों की चुम्बकीय शक्तियां

स्वामी रामकृष्ण परमहंस और उनके शिष्य स्वामी विवेकानंद के उदाहरणों से पता चलता है

कि परमहंस में कैसी चुम्बकीय शक्तियां थीं। उन्होंने विवेकानंद को छुआ - भर था कि एक शक्तिशाली चुम्बकीय किरण उनमें प्रवेश कर गई और वह चिल्ला उठा कि मैं इस शक्ति को सहन नहीं कर सकता और मुझे सब कुछ घूमता हुआ दिखायी दे रहा है।

उसी प्रकार भगवान राम के भाई लक्ष्मण ने सीता के आस - पास जो रेखा खींची थी वह चुम्बकीय क्षेत्र ही तो था क्योंकि रावण जैसा पराक्रमी उस क्षेत्र में पैर नहीं रख पाया।

एक और उदाहरण गुरु नानक का है। कहते हैं कि एक बार वे अपने कुछ शिष्यों के साथ पहाड़ी के नीचे बैठे थे। इतने में किसी शरारती व्यक्ति ने एक बड़ी चट्टान उनकी ओर लुढ़का दी जिससे कि वे उसके नीचे कुचल कर मर जायें। गुरु महाराज ने तुरन्त अपना हाथ उस चट्टान की ओर बढ़ा दिया और उनके हाथ से निकलती चुम्बकीय शक्ति एक खम्बे के समान चट्टान को रोक कर खड़ी हो गई। उनके शिष्य यह देख कर हैरान रह गए कि चट्टान पहाड़ की ढलान पर बीच में ही रुक गई। यह एक ऐसी घटना है जिस पर सहज में विश्वास नहीं होता।

एक और उदाहरण आर्य समाज के संस्थापक महर्षि दयानंद हैं। एक बार स्वामी दयानंद अपने किसी धार्मिक प्रयोजन से किसी ऊंची पहाड़ी पर चल रहे थे कि जोर का तूफान आ गया। महर्षि रुक गये, अपने पैर जमा कर खड़े हो गए और अपनी बाईं भुजा उठा कर गरजे: "तूफान, मैं कहता हूं तू रुक जा"। और तूफान तुरन्त रुक गया। इस उदाहरण से पता चलता है कि स्वामीजी में कितनी अधिक चुम्बकीय शक्ति थी।

अब हम बाइबल के कुछ उदाहरण लेते हैं:

(१) एक बार यशुमसीह के पास एक कोढ़ी आया और कहने लगा कि महाराज मुझे अच्छा कर दीजिए। मसीह ने हाथ बढ़ा कर उसे छुआ और उस व्यक्ति का कोढ़ तुरन्त दूर हो गया।

(२) एक बार कोई राजा यशुमसीह के पास आया और बोला:"मेरी पुत्री मर चुकी है, लेकिन अगर तुम आकर अपना हाथ उसके शरीर पर रख दो तो वह जी उठेगी"। यशु उठे और उसके पीछे - पीछे चल दिए। जब उन्होंने लोगों को विलाप करते सुना तो उनसे बोले: "रास्ता दो क्योंकि वह कन्या मरी नहीं बल्कि सोई हुई है।" वे लोग उन पर हंसने लगे। लेकिन जब उन्होंने उन्हें अंदर जाने का रास्ता दिया तो यशु ने जाकर उस कन्या का हाथ थाम लिया और वह उठ कर खड़ी हो गई।

(३) एक बार दो अंधे यशु मसीह के पीछे - पीछे चलते गए और उनकी करुण पुकार: "हम पर दया करो" उनके कानों में गूंजती रही। उन्होंने उनकी आंखों को छुआ और बोले: "यदि तुम्हें ऐसा विश्वास है तो यही सही"। और उन दोनों की आंखें ठीक हो गईं।

विभिन्न धार्मिक ग्रन्थ इस प्रकार के उदाहरणों से भरे पड़े हैं जिनसे पता चलता है कि महान् व्यक्तियों ने कैसी चमत्कारी चुम्बकीय शक्तियों का परिचय दिया है।

हिन्दुओं में प्रथा है कि वे संतों, गुरुओं और वृद्धों के पांव छूते हैं। वे लोग पैर छूने वालों के सिर पर हाथ रख कर उन्हें आशीर्वाद देते हैं। इस प्रथा के पीछे एक वैज्ञानिक कारण है, छूने से सिद्ध पुरुषों और वृद्धों की गुणकारी चुम्बकीय शक्ति युवाओं के शरीर में प्रवेश कर जाती है और उन्हें शक्ति तथा शुद्धता प्रदान करती है।

व्यक्ति का चुम्बकत्व

यह देखा गया है कि कुछ स्त्री - पुरुषों का अधिक ओजस्वी और चुम्बकीय व्यक्तित्व होता है और लोग अनायास उनकी ओर खिंच आते हैं। यह भी मुख्य रूप से इसी कारण है कि उनमें चुम्बकत्व अधिक होता है। कई बार ऐसा चुम्बकीय आकर्षण जन्म से ही होता है या दैवी वरदान से और कभी - कभी किसी प्रकार की साधना के माध्यम से उन्हें यह शक्ति प्राप्त हो जाती है। इस प्रकार प्राकृतिक कारणों से किसी व्यक्ति को आन्तरिक या बाहरी चुम्बकत्व प्राप्त हो जाता है। जब प्रकृति ने उन्हें ऐसा आकर्षण दिया हो तो उसके लक्षण होते हैं शुद्ध त्वचा और ओजस्वी शरीर। उनके मन और विचार में कोई अस्पष्टता नहीं होती और स्वस्थ संस्कारों के कारण उनका जीवन उदात्त बन जाता है,मानो उनमें उच्च मानवीय मूल्यों का समावेश हो जाता है। ऐसे व्यक्तियों में जो दैवी चुम्बकत्व होता है उसका एक कारण उनकी बौद्धिक कलात्मक और आध्यात्मिक प्रवृत्तियां भी हैं। इसमें सन्देह नहीं कि यदि कोई व्यक्ति अधिक बौद्धिक और आध्यात्मिक शक्ति के लिए किसी प्रकार की साधना करता है तो उसके जन्मजात गुण अधिक निखर जाते हैं और उसका व्यक्तिगत आकर्षण बढ़ जाता है।

बहुधा देखा गया है कि कुछ व्यक्तियों को आप या तो देखते ही अनायास रूप से पसन्द करने लगते हैं और या उनके प्रति घृणा होती है। इस प्रकार का रवैया बड़ा आश्चर्यजनक है क्योंकि ऐसा प्यार या घृणा अकारण ही होता दिखाई देता है। मानवीय चुम्बकत्व की ऐसी घटनाओं का कारण केवल यह होता है कि वे दो व्यक्ति एक ही प्रकार के - सकारात्मक या नकारात्मक - व्यक्तित्व वाले हैं।

प्राचीन काल से ही मानव में व्यक्तिगत चुम्बकतव के इस पहलू को समझाने की कोशिश की है और इसके बारे में कुछ वैज्ञानिक परीक्षण किए गए हैं। प्रारंभ में मानव का अनुभव कुछ रहस्यमय चमत्कारी शक्तियों तक ही सीमित रहा और इस कारण यह विज्ञान या कला कुछ ही ऐसे लोगों तक सीमित रही जिनमें आध्यात्मिक प्रवृतियां थीं और जो इन महान् किरणों से उत्पन्न आकर्षण की कल्पना कर सकते थे। इनमें से कुछ योरोपीय महानुभाव जो हाल के युग में हुए हैं उनके नाम हैं पैरासेल्सस, मैसमर, गैसनर, हाल, फ़्रायड आदि।

मैसमर और उनका सिद्धान्त

व्यक्तिगत चुम्बकत्व को प्राप्त करने और उसका विकास तथा उपयोग करने की कला को डा० मैसमर ने उसके शिखर तक पहुंचा दिया। उन्होंने जिस कला का विकास किया वह उन्हीं के नाम से— मैसमरिज्म— अमर हो गई। मैसमरिज़्म और सम्मोहन से उन्नत चिकित्सा शास्त्र को मनोविज्ञान के क्षेत्र में बड़ी सहायता मिली। मानवीय चुम्बकत्व और उससे संबंधित दैवी कलाओं का संक्षिप्त इतिहास नीचे दिया जा रहा है:

मानवीय चुम्बकत्व की कला के संवर्द्धन में सबसे पहले डा० फ्रान्ज़ एंटन मैसमर का नाम आता है। उनका जन्म स्विटजरलैण्ड में हुआ था। उन्होंने विआना में डाक्टरी पढ़ी और इस विचार को जन्म दिया कि मानव पर ब्रह्मामण्ड के किसी अन्य भाग से आने वाली शक्तियों का प्रभाव पड़ता है। डाक्टर की उपाधि के लिए उन्होंने जो शोध निबंध लिखा उसका शीर्षक था "मानवीय

शरीर पर ग्रहों का प्रभाव"। इसके पीछे यह विचार था कि ग्रहों का प्रभाव मानवों पर पड़ता है।

डा० मैसमर पर स्विटजरलैण्ड के प्रसिद्ध कीमियागर, डा० और संत, फिलिप्स ओरीलियस पेरासिलसैस (१४९३ - १५४१) के विचारों का बहुत प्रभाव पड़ा। पेरालैसिस नई - नई बातों की खोज में योरोप, ऐशिया और अफ्रीका तक में घूम आए। उन्होंने कई नए विचारों को जन्म दिया। उन्होंने कहा कि जड़ी - बूटियों से रोगों का इलाज करने की बजाय लेहे, पारे और गंधक से इलाज किया जाय तो उससे अधिक लाभ होगा। इससे सोलहवीं शताब्दी के डाक्टर अत्यधिक प्रभावित हुए और उनके विचारों में एक क्रान्ति - सी आ गई। पेरासेलिसस का विचार था कि खनिज पदार्थों में रोग दूर करने की शक्ति उनके चुम्बकत्व के कारण होती है जो उन्हें ग्रहों से प्राप्त होता है। इस प्रकार उन्होंने यह कहा कि चुम्बक में चिकित्सा की शक्ति है और उसका प्रयोग औषधि के रूप में यह कहा कि चुम्बक में चिकित्सा की शक्ति है और उसका प्रयोग औषधि के रूप में किया जा सकता है। उनका विश्वास था कि रोग - ग्रस्त अंग पर चुम्बक लगाने से कई रोगों का उपचार हो सकता है। मैसमर पर खगोल शास्त्र के जैसुइट सम्प्रदाय के प्रोफेसर और आस्ट्रिया की महारानी के दरबारी खगोलशास्त्री फादर हाल का बहुत प्रभाव पड़ा। हाल स्नायु रोग से पीड़ित व्यक्तियों का इलाज करने के लिए चुम्बकों का प्रयोग करते थे। मैसमर ने हाल के काम को निकट से देखा और इस बात से बड़े प्रभावित हुए कि उनके रोगियों पर चुम्बकों का अच्छा असर होता है। इस बात से प्रेरित होकर मैसमर ने चुम्बकों का अध्ययन प्रारंभ करने का फैसला किया और अपने रोगियों पर चुम्बकों का प्रयोग करने लगे। उन्हें उनके आश्चर्यजनक प्रभाव देखने का सौभाग्य प्राप्त हुआ।

एक बार मैसमर ने २९ वर्ष की एक महिला फ्रांसे आस्टरलीन का इलाज चुम्बकों से किया। उसे समय - समय पर दौरे पड़ते थे, जब सिर में जोर का दर्द होता था जिसके बाद वह बहकने लगती थी, अत्यधिक क्रोध के कारण उसे उल्टियां आने लगती थी। उसे किसी भी दवाई से फायदा नहीं हुआ। मैसमर ने उसके शरीर पर तीन चुम्बक लगाए— दो उसकी टांगों पर और एक उसके पेट पर। ज्यों ही चुम्बक उसके शरीर से लगे, वह पीड़ा से कराहने लगी और उसके शरीर में ऐंठन होने लगी। यह दशा कई मिनट तक रही और उसके बाद उसने मैसमर को बताया कि उसे ऐसा लगा है मानो कुछ तरंगें उसके शरीर में प्रवेश कर गई हैं। बड़े आश्चर्य से उसने कहा कि उसकी पीड़ा चली गई है जबकि पहले उसे ऐसे दौरे पड़ते थे तो कई घण्टों तक पीड़ा रहती थी। अगले दिन उसे फिर दौड़ा पड़ा और मैसमर ने फिर चुम्बकों की सहायता से इलाज किया। इस बार वह अधिक देर तक स्वस्थ रही। कुछ बार और इलाज करने के बाद फिर उसे कभी दौरा नहीं पड़ा। इससे मैसमर को बड़ा प्रोत्साहन मिला और उसने दूसरे रोगियों पर चुम्बकों का इस्तेमाल शुरू कर दिया।

मैसमर की भेंट डा० जे०जे. गैसनर से हुई जो अपने रोगियों की आंखों में आंखें डाल कर देखता रहता था और अपने हाथों से कई तरह के इशारे करता था। मैसमर अगर चुम्बकों से इलाज करते थे तो गैसनर अपनी उंगलियों से रोगियों को छूता था। मैसमर इस बारे में सोचने लगे कि ऐसा क्यों होता है। फिर वे इस निष्कर्ष पर पहुंचे कि चुम्बकों से जो प्रभाव होता है वही छूने से भी हो सकता होगा। उन्होंने चुम्बक लगाने छोड़ दिए और गैसनर की प्रक्रिया अपना ली। इससे भी उन्हें बड़ी सफलता मिली। उनके रोगियों की संख्या इतनी बढ़ गई कि उनके लिए उन सब को

संभाल पाना मुश्किल हो गया। चिकित्सा की इस पद्धति का नाम मैसमरिज़्म पड़ गया। उस जमाने के डाक्टरों को जो पुराने तरीके से इलाज करते थे, मैसमरिज़्म का सिद्धान्त पसन्द नहीं आया। लेकिन मानसिक और शारीरिक रोगों से पीड़ित व्यक्तियों की भीड़ डा० मैसमर के पास जमा होने लगी।

होमियोपैथी के आविष्कारक डा० सैमुअल हेनीमन (१९७५-१८४३) मैसमर के समकालीन थे। उन्होंने सावधानीपूर्वक परीक्षण करने के बाद इस बात की पुष्टि की कि प्राकृतिक चुम्बकों में कोई ओजस्वी शक्ति है। उन्होंने यह कहा कि चुम्बक के दो अलग - अलग ध्रुवों का प्रयोग किया जाना चाहिए। उन्होंने इस बात की भी पुष्टि कर दी कि मैसमरिजम एक प्रभावी प्रक्रिया है। उनका कहना था कि इस आकर्षण की शक्ति ईश्वरीय देन है क्योंकि कोई शुद्ध हृदय वाला और दृढ़ संकल्प वाला व्यक्ति इसके माध्यम से किसी रोगी को छू कर भी, बल्कि कई बार बिना छुए अपने शरीर की स्वस्थ शक्ति का प्रवेश रोगी के शरीर में कर सकता है। यह बिल्कुल वैसे ही है जैसे कि किसी शक्तिशाली चुम्बक का प्रभाव लोहे की छड़ पर पड़ता है।

चुम्बकत्व, मनोविश्लेषण और मनोरोग चिकित्सा

कई अन्य लोगों ने डा० मैसमर के तरीकों का अनुसरण किया या उसकी तकनीकों में अपने विचारों का समावेश किया। इनमें से महत्वपूर्ण हैं : पाइनेल, शार्का, श्रवे ब्रेवर और फ्रायड। सिगमन फ्रायड (१८५६-१९३९) ने विआना में नियमित रूप से डाक्टरी पढ़ी थी। लेकिन वे डाक्टरी छोड़ कर अपना सारा समय स्नायुरोगों की चिकित्सा में बिताने लगे। वे पहले व्यक्ति थे जिन्होंने इस बात पर बल दिया कि मानव अपने विचारों, इच्छाओं और उत्कण्ठाओं का दमन कर लेता है, जो उसकी अर्द्ध - चेतना में बनी रहती हैं। उन्होंने यह प्रमाणित किया कि अगर मन में छिपे इस प्रकार के अंतर्विरोध और ग्रन्थियां बाहर आ जायें तो उस व्यक्ति के रोग का इलाज हो सकता है। उनका कहना था कि मानव की अर्द्ध - चेतना में दबी हुई इच्छाएं स्वप्नों में प्रकट होती हैं और उसके सपनों का अध्ययन करने से ही मनो रोगों के बारे में ठीक जानकारी मिलती है। उन्होंने एक पुस्तक लिखी "**दि इंटरप्रटेशन आफ ड्रीम्स**" (सपनों का अर्थ क्या है) जो सन् १९०० में प्रकाशित हुई। इसमें उन्होंने सपनों के रहस्य की खोज की है। इस पुस्तक में दिए गए निष्कर्षों और सिद्धान्तों के कारण डा० फ्रायड ने विश्वभर में नाम कमाया।

ऊपर जिन दार्शनिकों के काम की चर्चा की गई है उससे पता चलता है कि किस प्रकार मैसमरिज़्म और मनोविश्लेषण की खोज से चिकित्सा विज्ञान पर गहरा प्रभाव पड़ा।

डाक्टरों ने मैसमरिज़्म को कभी स्वीकार नहीं किया। शायद इसका कारण यह था कि अगर वे इसे स्वीकार कर लेंगे तो उनकी प्रैक्टिस जाती रहेगी। उन्हें इसकी रहस्यमयी प्रक्रियाओं पर कभी विश्वास नहीं हुआ। लेकिन अब डाक्टर इस बात को स्वीकार करने लगे हैं कि अचेतन मन में छिपी हुई इच्छाओं का व्यक्ति के स्वास्थ्य पर कितना गहरा प्रभाव पड़ता है। हम देखते हैं कि डाक्टर रोगों के निदान और इलाज के लिए मनो - विश्लेषण का सहारा ले रहे हैं और मनो - रोग चिकित्सा चिकित्सा शास्त्र का एक सम्मत अंग बन गई है। विश्व के सभी अस्पतालों में आजकल मनो रोग चिकित्सा के विभाग हैं। इसके साथ ही साथ ऐसे डाक्टरों की संख्या दिनों - दिन बढ़

रही है जो रोग निदान और चिकित्सा में चुम्बकत्व की भूमिका को स्वीकार करने लगे हैं। चुम्बक चिकित्सा का उदय संसार के कई उन्नत देशों, जैसे अमरीका, रूस, जापान, डेनमार्क, नार्वे, स्विटजरलैण्ड और ब्रिटेन में हो रहा हैं। भारत में भी बहुत से डाक्टर चुम्बकों के प्रयोग से रोगियों की सेवा कर रहे हैं जैसे कि आगे के अध्यायों में बताया गया है।

अध्याय - 6
मानव शरीर - चुम्बकीय गुणों वाला स्वचालित यंत्र

मस्तिष्क और हृदय सबसे महत्वपूर्ण अंग

मानव का शरीर बड़े जटिल और स्वचालित यंत्र के समान है। इसके भीतरी अंग बिजली की मशीन की तरह चलते हैं। शरीर की सारी क्रियाओं पर नियंत्रण रखने वाला अंग मस्तिष्क है। स्नायु व्यवस्था और शरीर की अन्य प्रक्रियाओं पर मस्तिष्क के विभिन्न केन्द्र नियामक का कार्य करते हैं। रक्त संचार में हृदय की भूमिका बिजली के जैनरेटर के समान है जो रक्त संचार रूपी माध्यम से सारे शरीर को शक्ति पहुंचाता है। इस प्रकार मानव शरीर रूपी यंत्र के सबसे महत्वपूर्ण अंग हैं मस्तिष्क और हृदय। इसलिए हम इन दो अंगों की क्रियाओं का विशेष रूप से अध्ययन करेंगे।

मानव का मस्तिष्क और उसकी क्रियाएं

मानव मस्तिष्क एक सुसंगठित उपकरण के समान है। यह मेधा का केन्द्र है और देखने, सुनने, बोलने और अंगों को चलाने की क्रियाओं का नियामक है। स्नायुओं के माध्यम से शरीर की सभी मांस - पेशियों पर मस्तिष्क का नियंत्रण रहता है। चेहरा हो या जोड़, गर्दन हो या वागस (एक मुख्य स्नायु) जो हृदय, फेफड़ों, अंतड़ियों, गुर्दों, जिगर और तिल्ली तक जाता है। इन सभी पर नियंत्रण रखने वाला तो मस्तिष्क ही है। मस्तिष्क ही है जो व्यक्ति के अनुभवों को आत्मसात करता है और उन्हें उसके लिए सार्थक बनाता है। मस्तिष्क ही व्यक्ति के विचारों, भावनाओं और क्रियाओं को नियमित करता है, वे चाहे चेतन मन की हों या कि अचेतन मन की। शरीर के जिस अंग को मन की संज्ञा दी जाती है उसी में हमारी खुशियों, सुखों, हंसी, मुस्कराहट का निवास है, बिल्कुल वैसे ही जैसे कि हमारे दु:ख, क्लेश, निराशाओं, डर और आंतक का।

मस्तिष्क में लगभग दस अरब स्नायु सैल होते हैं जिन्हें न्यूरोन कहा जाता है। प्रत्येक न्यूरोन सफेद रंग के सूक्ष्म धागे के समान है और प्रत्येक ऐसा धागा दूसरे से जुड़ा हुआ है। प्रत्येक अनुभूति और ज्ञान का प्रत्येक टुकड़ा इन्हीं छोटे-छोटे स्नायुओं के माध्यम से मस्तिष्क तक पहुंचता है और जब पहुंचता है तो बिजली जैसी कुछ तरंगें उत्पन्न होती हैं जो मस्तिष्क का संदेश अंगों तक पहुंचाती हैं। ये सभी क्रियाएं बिजली के समान हैं।

मस्तिष्क में न केवल बिजली का संचार है बल्कि उसमें उसकी तरंगें उत्पन्न होती हैं। ये

तरंगें लगभग प्रति दस सेकिंड बाद उठती हैं। लेकिन उनका परास और आकार समय - समय पर भिन्न होता है। यह भिन्नता हर व्यक्ति में अलग - अलग होती है। सच तो यह है कि प्रत्येक व्यक्ति में इस प्रकार की तरंगों की अपनी एक व्यवस्था होती है। इन्हीं तरंगों के कारण प्रत्येक व्यक्ति के हाथ की लिखाई अलग होती है।

जो शक्ति इस यंत्र को चलता रखती है वह बिजली के समान है। व्यक्ति सोया हो या जागता, अपने होश में हो या पागल, वयस्क के आकार के मस्तिष्क में लगभग बीस वाट बिजली की ऊर्जा उत्पन्न होती है। उस ऊर्जा का स्रोत है स्नायुओं की कोशिकाएं जिनमें से प्रत्येक एक छोटे - से डायनमो के समान है। ग्लूकोज़ और हाइड्रोजन जैसे तत्वों के ईंधन से कोशिका अपने आप में बिजली उत्पन्न करती है। सामान्यतया जितनी अधिक प्रेरणा होगी (किसी खतरे की आशंका या भावावेश के कारण) उतनी ही अधिक बिजली बनेगी। अगर आस-पास की सभी कोशिकाएं सक्रिय हो जायें तो पीड़ा की अनुभूति होती है या कोई नया विचार जन्म लेता है या किसी विशेष प्रकार की धारणा जन्म लेती है।

स्नायु व्यवस्था के माध्यम से बाहर की अनुभूतियां मन तक पहुंचती हैं। यह व्यवस्था बड़ी रहस्यपूर्ण है। यदि हम इसमें देख पायें तो ऐसा लगेगा कि मानो आप किसी बहुत बड़े नगर में भीड़ - भाड़ से भरी सड़क पर खड़े हैं जहां अनगिनत लोग आ - जा रहे हैं।

बिजली से इलाज करने की व्यवस्था में कई बार पल भर के लिए सौ से दो सौ वोल्ट तक की ए०सी० बिजली रोगी के सिर में लगाई जाती है। इससे मनो - रोग विशेषज्ञों को कुछ प्रकार के मानसिक रोगों, विशेषकर गहरे विषाद की चिकित्सा में सहायता मिली है। जब किसी रोगी के मस्तिष्क का परीक्षण करना हो तो ई०ई०जी० नामक यंत्र के माध्यम से किया जाता है। उससे मस्तिष्क में बिजली की तरंगों को मापा जाता है जो उसके विभिन्न भागों में व्याप्त रहती हैं। रोगी के सिर पर इलेक्ट्रोड लगा दिए जाते हैं जिनसे मस्तिष्क की विद्युत तरंगों को मापना संभव है। मस्तिष्क की क्रियाओं - आराम, नींद, सोचने - समझने— के अनुसार बिजली की तरंगों का स्वरूप बदलता रहता है। मस्तिष्क में यदि रसौली हो, उसकी कोई नस फट जाये या मिरगी के दौरे पड़ते हों तो ये तरंगें भिन्न हो जाती हैं। इस प्रकार ई०ईजी० से न केवल यह पता चलता है कि मस्तिष्क के स्नायु सैल किस प्रकार काम कर रहे हैं बल्कि यह जानना भी संभव है कि उसमें कौन-सा रोग व्याप्त है।

व्यस्कों में मस्तिष्क का भार लगभग १३०० ग्राम होता है।

आयुर्वेद की मान्यता है कि मस्तिष्क में निम्नलिखित गुण हैं:

(१) इसमें आत्मा का निवास है।
(२) यह चेतना का केन्द्र है।
(३) यहां पंचेन्द्रियां निवास करती हैं।
(४) यह बुद्धि और मेधा का भण्डार है।
(५) यहां चित्त का निवास है।
(६) यह स्मृति का भण्डार है।
(७) यह जीवन का केन्द्र है।
(८) यह निद्रा का नियामक है।

(९) यह रजस का केन्द्र है।

(१०) यह स्नायु का केन्द्र है।

मानव का हृदय और उसकी क्रियाएं

अब हम मानव के हृदय का अध्ययन करेंगे। हृदय हजारों मांस-पेशियों को मिला कर बनता है। उन्हीं मांस - पेशियों को हम उसके अभिन्न तत्व कह सकते हैं। इसमें दो प्रकार की कोशिकाओं या सैलों की व्यवस्था है—एक प्रकार की अलेन्द (हृदय का वह भाग जो रक्त को शरीर के अंगों तक पहुंचाता है) में पाई जाती हैं और दूसरी निलय (वह भाग जहां शरीर के सभी अंगों से होकर आने वाला रक्त जमा होता है) में पाई जाती हैं। अलिन्द और निलय भी दो - दो भागों में बंटे हुए हैं। हृदय की सरंचना का ब्यौरा बाद के किसी अध्याय में मिलेगा। यहां पर हम उसके यांत्रिकी और विद्युत सम्बन्धी पक्ष की बात करेंगे। हृदय की क्रियाओं का रिकार्ड ई०सी०जी० नामक मशीन के माध्यम से तैयार किया जा सकता है। इसमें हृदय के प्रत्येक कक्ष की क्रिया नापी जाती है। जब हृदय सिकुड़ता या फैलता है तो उसमें दो प्रकार की विद्युत प्रक्रियाएं होती हैं—पहली प्रक्रिया में हृदय की मांस-पेशियों की सतह पर विद्युत सकारात्मक से नकारात्मक हो जाती है और दूसरी में, जो पहली के तुरन्त बाद होती है, और उस समय हृदय सिकुड़ नहीं रहा होता, सकारात्मक बिजली पाई जाती है। नकारात्मक होने की क्रिया तेजी से होती है और सकारात्मक होने की धीरे - धीरे।

हृदय की मांस - पेशियों की क्रिया का सम्बन्ध बिजली की क्रिया से है। उसी क्रिया के कारण ई०सी०जी० लेना संभव होता है। अगर हृदय की मांस - पेशी सिकुड़ें नहीं तो ई०सी०जी० पर कुछ नहीं आएगा।

हृदय के प्रत्येक तत्व की विद्युत संबंधी क्रिया को एक "वैक्टर" के माध्यम से नापा जा सकता है। यह वह शक्ति है जिसे आयाम, दिशा और अनुभूति के माप दण्डों पर परखा जाता है। इन सभी "वैक्टरों" का कुछ जोड़ हृदय की विद्युत क्रिया के जोड़े के बराबर होता है।

हृदय विद्युत की ऊर्जा को जन्म देता है और सांस लेने का हृदय की धड़कनों के साथ गहरा सम्बन्ध है। यदि सांस लेने पर नियंत्रण रखा जा सके तो हृदय की गति को भी नियमित किया जा सकता है। हृदय तो हर समय धड़कता रहता है और यदि व्यक्ति श्वास पर नियंत्रण कर ले तो उसकी आयु बहुत बढ़ाई जा सकती है। हृदय में उत्पन्न होने वाली बिजली की प्रक्रिया के कारण ही शरीर धीरे - धीरे बूढ़ा होता है और अगर उसे नियंत्रित कर लिया जाय तो वृद्धावस्था को रोका जा सकता है। योग साधना से इस कला का ज्ञान प्राप्त होता है। यह तो सभी जानते हैं कि भारत में योगी साधना के लिए हिमालय चले जाते हैं और वहां पर तपस्या करते हैं। कई बार वे समाधि लगाकर बैठ जाते हैं जिसकी कोई अवधि निश्चित नहीं होती। उस समय वे पूर्णरूपेण निष्क्रिय होते हैं और उनके हृदय में नई शक्ति का संचार होता है। कुछ समय बाद उनकी समाधि टूटती है और वे इसी प्रकार की योग साधना से वृद्धावस्था पर विजय पाने में सफल होते हैं।

हृदय की क्रियाओं को समझने के लिए हम उन असंख्य स्थितियों की और इशारा करेंगे जिनमें हृदय अपने आप को पाता है। उसका संकेत अश्मोन ने किया है जिन्होंने ई०सी०जी० की

दृष्टि से ४५ अलग - अलग स्थितियों की चर्चा की है। लेकिन चिकित्सा विज्ञान की दृष्टि से हृदय की निम्नलिखित छः स्थितियों का उल्लेख करना काफी होगा:

(१) पड़ी स्थिति।
(२) आधी पड़ी स्थिति।
(३) बीच की स्थिति।
(४) आधी खड़ी स्थिति।
(५) खड़ी स्थिति।
(६) अनिश्चित स्थिति।

हृदय से ही रक्त का संचार होता है और रक्त संचार की व्यवस्था भी बड़ी जटिल है। हृदय बड़ी शक्तिशाली मांस-पेशियों का पुंज है जो शरीर के बीचोंबीच होता है। लेकिन अन्य यंत्रों के समान इसमें भी खराबी आ जाती है। हृदय या उसके किसी अंग में विकार आ जाने के कई कारण हो सकते हैं। जब हृदय के किसी अंग में विकार आ जाये तो शरीर के किसी अंग को रक्त नहीं पहुंच पाता और वह खराब हो जाता है। यह विकार या खराबी हृदय में ही आ सकती है या उससे जुड़े किसी और अंग में जैसे मस्तिष्क, फेफड़ों, गुर्दों, हाथ - पैर या त्वचा में।

शरीर कई रसायन पदार्थों से मिल कर बनता है जिनमें कार्बन, नाइट्रोजन, आक्सीजन और फास्फोरस आदि हैं। इन्हें मिला कर एक सम्पूर्ण बिजली की बैटरी बन जाती है। जो भोजन हम करते हैं उससे यह बैटरी चार्ज होती रहती है। इस कारण शरीर में भी बिजली के गुणों का समावेश हो जाता है।

आमाशय में भी विद्युत का संचार है और उसका परिमाण इस बात पर निर्भर करता है कि पेट खाली है या भरा हुआ।

यह देखा गया है कि जब रक्त में शर्करा की मात्रा कम हो जाती है तो मस्तिष्क में विद्युत की मात्रा में कमी हो जाती है। सामान्यतया ये तरंगें प्रति सैकिंड आठ या दस साइकिल होती हैं लेकिन जब रक्त में शर्करा की मात्रा कम हो जाये तो घट कर पांच या छः प्रति सैकिंड रह जाती हैं।

मानव शरीर में विद्युत के संचार के कारण उसमें अपनी आवश्यकतानुसार विद्युत का उत्पादन करने की क्षमता होती है इसलिए मानव शरीर को बिजली की बैटरी समझा जा सकता है। इसमें प्रति सैकिंड आठ करोड़ साइकिल की गति से विद्युत - चुम्बकीय तरंगें उत्पन्न करने की शक्ति है। यह मात्रा इतनी अधिक है कि आप इसे आंख से देख भी नहीं पायेंगे। प्रत्येक मानव शरीर से तरंगें निकली रहती हैं जिन्हें या तो बिजली की तरंगें कहा जा सकता है और या चुम्बकत्व की। एक उदाहरण इस बात को स्पष्ट करने के लिए काफी है। प्रत्येक मानव किसी एरियल के ऊपर हाथ रख कर शक्तिशाली रेडियों संकेत प्राप्त करने के लिए एरियल का काम कर सकता है। यह भी देखा गया है कि किसी ट्रांजिस्टर रेडियो पर हाथ रख दिया जाय और उसे इस प्रकार रखा जाय कि उसका एक छोर उत्तर की ओर हो और दूसरा दक्षिण की ओर तो उसकी आवाज़ अधिक स्पष्ट हो जाती है।

बैटरी को जिस प्रकार रासायनिक पदार्थों की आवश्यकता होती है उसी प्रकार मानव शरीर को बैटरी के रूप में काम करने के लिए भोजन और पानी की ज़रूरत है। किसी रहस्यपूर्ण प्रक्रिया के माध्यम से ये रसायन पदार्थ विद्युत की तरंगों को जन्म देते हैं जो उस बैटरी को नया जीवन देती हैं।

अपवित्रता के सामने आध्यात्मिक शक्तियां नहीं टिक सकतीं इसलिए बुरी इच्छाएं, गलत ढंग के विचारों और जीवन के दोषपूर्ण तरीकों से हम पुनरुद्धार के साधनों को समाप्त कर देते हैं और अपने को भी हानि पहुंचाते हैं। अगर शरीर की ऊर्जा में दोष के कारण उसके सैल या कोशिकाएं टूटने लगें तो सामान्यतया रोग का प्रकोप होता है और कई बार मृत्यु भी हो जाती है। जब दोषपूर्ण ऊर्जा का प्रयोग होता है तो व्यक्ति बुरी बातें सोचने लगता है।

सामान्यतया यह विश्वास किया जाता है कि बिजली ही जीवन का स्रोत है। इस बारे में असंख्य परीक्षण किए गए हैं और यह देखा गया है कि भ्रूण की प्रारंभिक अवस्था में भी विद्युत का संचार होता है। इस कारण यह प्रमाणित हो गया है कि प्रत्येक मानव के शरीर में विद्युत का कोई न कोई तत्व रहता है और जन्म से लेकर मृत्यु तक चुम्बकत्व का संचार भी मानव शरीर में रहता है।

मानव शरीर में चुम्बकत्व क्षेत्र

आज वैज्ञानिकों और चिकित्सा विशेषज्ञों ने यह प्रमाणित कर दिया है कि मानव शरीर चुम्बकत्व क्षेत्र का स्रोत है। शरीर के विभिन्न अंगों–जैसे हृदय, मस्तिष्क, स्नायु, मांस-पेशियों में उत्पन्न होने वाले चुम्बकत्व क्षेत्र को मापने का प्रयत्न किया गया है। इसके अतिरिक्त कुछ रोगों में चुम्बकत्व क्षेत्रों की बारंबारता को नापने की चेष्टा भी की गई है। यह पाया गया है कि शरीर के जो अंग कुछ मांस - पेशियों और स्नायुओं से मिल कर बने हैं उनमें चुम्बकत्व क्षेत्रों में उतार - चढ़ाव आता रहता है।

आश्चर्य की बात यह है कि हृदय में जो चुम्बकत्व क्षेत्र उत्पन्न होता है उसकी शक्ति दस गॉस तक है। उसी प्रकार जब कुछ मांस - पेशियां अकड़ा ली जायें तो उनमें उत्पन्न होने वाले चुम्बकीय क्षेत्र की शक्ति दस गॉस तक पहुंच जाती है। यह देखा गया है कि स्नायुओं में उत्पन्न चुम्बकत्व क्षेत्र सबसे अधिक शक्तिशाली मस्तिष्क में उस समय होता है जब व्यक्ति सोया हुआ हो। उसका परास ३x१० गॉस तक होता है। मिरगी जैसे कुछ रोगों में उससे भी अधिक शक्ति का चुम्बकत्व क्षेत्र बन जाता है।

कहा जाता है कि मानव शरीर में चुम्बकत्व क्षेत्र इस कारण बनते हैं कि या तो उसमें सोडियम, पोटाशियम और क्लोरीन जैसे नमक हैं, जो स्नायुओं या मांस - पेशियों की क्रिया से उत्पन्न होते हैं और या उनके सिकुड़ने से। इस कारण हृदय और मस्तिष्क में उत्पन्न होने वाले चुम्बकत्व क्षेत्रों को नापने की प्रक्रिया शुरू हुई है। शरीर के चुम्बत्व का एक और स्रोत संभवतया यह है कि उसमें चुम्बकीय सामग्री पाई जाती है।

विभिन्न अंग जो चुम्बकत्व क्षेत्र उत्पन्न करते हैं, उनकी शक्ति तो घटती बढ़ती रहती है लेकिन उसके अतिरिक्त स्थायी चुम्बकीय क्षेत्र भी हैं। पृथ्वी के स्थिर चुम्बकीय क्षेत्र की शक्ति ०.५ गॉस है। इस कारण शरीर से उत्पन्न होने वाले चुम्बकत्व को उस स्थिर पृष्ठभूमि में नापना पड़ेगा जो चुम्बकत्व की स्थायी मात्रा से तीन या चार गुना अधिक है। घटते बढ़ते चुम्बकत्व क्षेत्र को ए०सी० करेंट में नापा जाता है और स्थायी क्षेत्र को डी०सी० में।

हृदय, मस्तिष्क, फेफड़ों और अन्य अंगों के चुम्बकत्व क्षेत्रों के मापने का एक लाभ यह है कि उससे किसी अंग की स्थिति का मूल्यांकन किया जा सकता है और यह पता किया जा सकता है

कि उसमें कोई विकार आने वाला है या नहीं। उदाहरण के लिए, यदि हृदय में रक्त उपयुक्त मात्रा में न पहुंच रहा हो तो उसके चुम्बकत्व को नापने से उसके स्वास्थ्य का पता चल सकता है। इस प्रकार के कुछ रोगों जैसे इस्कीमिया(हृदय की मांस - पेशी में रक्त की कमी) का पता समय रहते लगाया जा सकता है जिससे कि आगे चल कर हृदय में पीड़ा या उसकी मांस - पेशी में दरार न पड़े।

विभिन्न रोगों में चुम्बक का प्रयोग किस प्रकार करना चाहिए उसकी चर्चा एक अलग अध्याय में की गई है।

अध्याय - 7
मानव शरीर में रक्त की भूमिका

इस ग्रन्थ का उद्देश्य मानव के रोगों पर चुम्बकों की शक्ति का प्रभाव जानना है जिससे कि यह पता चल सके कि रोगों के निदान और उनके उपचार में चुम्बक कहां तक सहायक हो सकते हैं। चुम्बकीय शक्ति रक्त संचार के माध्यम से मानव शरीर पर प्रभाव डालती है। इस कारण इस चिकित्सा पद्धति में रक्त, हृदय और रक्त संचार की प्रक्रिया का ज्ञान आवश्यक है। इसलिए हम इन बातों के ब्यौरे की चर्चा करने के बाद ही चुम्बक चिकित्सा के सिद्धान्तों, तरीकों और तकनीकों की चर्चा करेंगे।

रक्त, हृदय, रक्तवाहिनियों और उनकी शाखाओं और रगों में चलता है। उसके माध्यम से शरीर के ऊतकों तक पोषक तत्व और अक्सीजन पहुंचते हैं। रक्त के माध्यम से शरीर के कार्बन डाय आक्साइड और अन्य विषैले पदार्थों का निर्गमन होता है।

रक्त की सरंचना

रक्त का अधिकतर भाग द्रव के रूप में है जिसे प्लासमा कहा जाता है। इसमें लाल, सफेद कण और प्लैटलैट होते हैं। रक्त में ७८ प्रतिशत अंश द्रव का और २२ प्रतिशत ठोस पदार्थों का होता है। रक्त के विभिन्न अंश इस प्रकार हैं:

मानव का रक्त	**द्रव-७८**
	ठोस पदार्थ-२२
ठोस पदार्थों में निम्नलिखित होते हैं:	
प्रोटीन	१८.५
नमक (अकार्बनिक)	१.५
वसा	१.४
ग्लूकोज़	०.१
बेकार तत्व	०.५

(क) सैल– (१) रक्त की लाल कोशिकाएं प्रत्येक घन मिलीमीटर में ४५ से ५० लाख

(२) रक्त की सफेद कोशिकाएं प्रत्येक घन मिलीमीटर में ५००० से १०,००० तक

(३) प्लैटलैट प्रति घन मिलीमीटर में दो से पांच लाख तक।

ये कोशिकाएं या सैल बहुत सूक्ष्म होते हैं और रक्त में तैरते रहते हैं। इन्हें सूक्ष्मदर्शी यंत्र की सहायता से ही देखा जा सकता है।

(ख) प्लासमा - इसमें निम्न लिखित तत्व होते हैं:

(१) कुल द्रव का ९० - ९२

(२) गैस— आक्सीजन, कार्बन डाय आक्साइड और नाइट्रोजन

(३) भोजन— कार्बोहाइड्रेट (ग्लेकोज़) वसा (वसा-अम्ल), प्रोटीन (एमीनो एसिड्स)

(४) रक्त के प्रोटीन— सीरम अलब्यूमिन, सीरमग्लोब्यूलिन, फिब्रिनोजन

(५) नमक—(क) सोडियम क्लोराइड

(ख) कैल्शियम के कार्बोनेट

(ग) पोटाशियम के सल्फ़ेट

(घ) मैगनीशियम के फ़ास्फेट

(६) संरक्षक तत्व— एग्ल्यूटिनिन, एंटीटोक्सिन, बैक्टीरियोलाइसिन, ओप्सोनिन

(७) ओटासियोइड— ग्रन्थियों से निकलने वाले स्राव

(८) बेकार तत्व— यूरिया, यूरिक एसिड, क्रेटीनिन, एक्सनथीन, हाइपोएक्सन्थीन, गोनीन, एडेनीन और कारनीन।

रक्त लाल रंग का, अपारदर्शी, पोषक द्रव है और इसमें एक विशेष प्रकार की गंध है। शिराओं में लहू का रंग चमकता हुआ लाल होता है और नसों का रक्त गहरे लाल रंग का होता है। इसमें तनिक क्षार होता है और नमक का स्वाद आता है। इसका आपेक्षिक घनत्व १०५० से १०६० तक होता है। स्वस्थ व्यस्क शरीर में ५ से ६ लिटर तक रक्त होता है जिसका वजन शरीर के कुल वजन का तेरहवां या चौदहवां भाग होता है।

रक्त की लाल कोशिकाएं या कण (जिन्हें एरीथ्रोसाइट भी कहा जाता है) में प्रोटीन से बना रंग होता है जिसे होमोग्लोबिन कहते हैं और जिसके कारण लहू का रंग लाल हो जाता है। होमोग्लोबिन का मुख्य अंग या तत्व लोहा है। होमोग्लोबिन में आक्सीजन मिल जाती है और उससे उतनी ही जल्दी अलग भी हो जाती है। जब फेफड़ों में पहुंच कर रक्त में आक्सीजन मिल जाती है तो वह रक्त के लाल कणों के होमोग्लोबिन के साथ शामिल हो जाती है। लेकिन जब रक्त शरीर के अंगों में संचार करता है तो कोशिकाएं या सैल ऑक्सीजन इस्तेमाल कर लेते हैं और वह होमोग्लोबिन से अलग हो जाती हैं। एक वयस्क शरीर में आक्सीजन १२ से १७ प्रतिशत तक अर्थात् प्रत्येक १०० ग्राम रक्त में १२ से १७ ग्राम तक होती है। रक्त के लाल कण इतने छोटे होते हैं कि ३००० ऐसे कणों को एक पंक्ति में खड़ा कर दिया जाय तो वे २५ मिलिमीटर से अधिक लम्बे नहीं होंगे। मानव शरीर में लगभग २५ खरब लाल कण होते हैं। रक्त के लाल कण गोलाकार थैलियों के

रूप में होते हैं। एक कण का व्यास .८ मिलिमीटर से अधिक नहीं होता। ये कुल रक्त का ४५ से ५० प्रतिशत तक होते हैं। वे तवे के समान गोल और नतोदर होते हैं जिनका आकार घटता-बढ़ता रहता है। रक्त के प्रत्येक कण में २८ प्रतिशत भाग होमोग्लोबिन का होता है।

होमोग्लोबिन के प्रत्येक कण में लगभग १०,००० छोटे - छोटे कण होते हैं जिनमें से चार कण लोहे के होते हैं। श्वास की प्रक्रिया में लोहे के कणों की अनिवार्य भूमिका है। उन्हीं के कारण रक्त का रंग लाल होता है। इनमें लोहे के कणों के कारण ही चुम्बकत्व की शक्ति होती है और उन पर चुम्बकत्व के क्षेत्रों का प्रभाव पड़ता है।

रक्त के सफेद कण(जिन्हें ल्यूकोसाइट भी कहा जाता है) भिन्न - भिन्न आकार के होते हैं, रक्त में घूमते रहते हैं और उनकी संख्या तथा आकार में परिवर्तन होता रहता है। उनकी भूमिका सरंक्षण प्रदान करने की है। वे रोगाणुओं को नष्ट करते हैं और उनसे निकलने वाले एन्ज़ाइम और अन्य तत्व रक्त के प्लासमा का अंग बन जाते हैं। यही रोग उत्पन्न करने वाले जीवाणुओं को नष्ट करते हैं जो शरीर में प्रविष्ट हो गए हों।

रक्त का एक और तत्व प्लैटलेट कहलाता है जिसे थ्रोम्बोसाइट भी कहा जाता है। ये अनियमित स्वरूप के छोटे - छोटे कणों के रूप में होते हैं इनमें थ्रोम्बोकीनास नाम का तत्व होता है जिसके कारण रक्त में जम जाने का गुण होता है। अगर इनकी कमी हो जाय तो रक्त जमता नहीं (घाव से निकलता ही रहता है और व्यक्ति के मरने की आशंका होती है)।

रक्त के लाल और सफेद कण समाप्त होते रहते हैं और हड्डियों की मज्जा उनके स्थान पर बराबर नए कण तैयार करती रहती है। अनुमान लगाया गया है कि प्रति सैकिंड दस लाख ऐसे कण मर जाते हैं और उनके स्थान पर नए जन्म लेते हैं। प्रत्येक सफेद कण की तुलना में लाल कणों की संख्या ५०० से लेकर ८०० तक होती है। जब लाल कणों की संख्या बहुत कम हो जाय या उनमें होमोग्लोबिन समुचित मात्रा में न रहें तो शरीर में इतनी शक्ति नहीं रहती कि वह अपने लिए आक्सीजन जुटा सकें। इस कारण रक्त की कमी जैसे रोग हो जाते हैं। क्योंकि होमोग्लोबिन प्रोटीन पदार्थ है इसलिए हमारे दैनिक भोजन में ऐसे पदार्थों का होना आवश्यक है जिनमें भरपूर प्रोटीन हों।

रक्त का द्रव भाग, जिसे प्लासमा कहते हैं, हल्के पीले रंग का प्रोटीनयुक्त द्रव होता है। उसी में बाकी के तत्व मिले होते हैं। प्लासमा में ९० से ९२ प्रतिशत तक पानी है और उसमें ८ से १० प्रतिशत तक कार्बनिक और अकार्बनिक तत्व होते हैं। प्लासमा का सम्बन्ध शरीर के ऊतकों में पाए जाने वाले द्रवों के साथ है। इसमें एक विशेष तत्व होता है जिसे "एंटी बॉडी" की संज्ञा दी जाती है। यही तत्व शरीर को रोगों से बचाता है। इसीके कारण विषैले पदार्थों का असर दूर किया जा सकता है और यही उन रोगाणुओं को समाप्त करता है जो शरीर में प्रविष्ट हो गए हों।

रक्त संचार

शरीर में रक्त सदा चलता रहता है और इसी को रक्त संचार की संज्ञा दी जाती है। मानव शरीर के सभी अंगों का परस्पर संबंध है तो रक्त संचार के कारण। हृदय एक पंप के समान है जो रक्त को शरीर के प्रत्येक अंग तक पहुंचाता है। रक्त संचार कि क्रिया पर स्नायु और श्वास की

प्रक्रियाओं का भी प्रभाव रहता है।

रक्त उन रक्तवाहिनियों या शिराओं के माध्यम से पहुंचता है जो विभिन्न व्यासों की लीचीली नलियों के समान हैं। शिराओं में भी उनकी सरंचना के अनुसार भिन्नता है। अगर रक्तवाहिनियों को एक पंक्ति में रख दिया जाय तो उनकी कुल लंबाई १,१२०० किलोमीटर होगी। इनमें अधिकतर बहुत छोटी - छोटी और संकरी नलियां होती हैं जिन्हें कैपीलरी कहा जाता है। रक्तवाहिनी में रक्त के चलने की गति ६५ किलोमीटर प्रति घंटा होती है। लेकिन रक्त को २५ मिलिमीटर कैपिलरी में पहुंचने के लिए एक मिनट लग जाता है।

रक्त ले जाने वाली वाहिनियों के तीन प्रकार हैं— शिराएं, कैपीलरियां और रगें।

शिराएं वे नालियां हैं जिनके माध्यम से हृदय से आने वाला रक्त विभिन्न अंगों तक पहुंचता है। ये तनिक मोटी होती हैं और इनके अंदर तीन तहें होती हैं। ये आगे जाकर छोटी - छोटी शाखाओं में बंट जाती हैं जिन्हें उप - शिरा कहा जाता है। ये उप - शिराएं छोटी नलियों या कैपीलरियों में बंट जाती हैं।

कैपीलरियां रक्त पहुंचाने वाली इतनी संकरी नलियां हैं कि आंख से दिखायी नहीं देतीं। इन्हें देखने के लिए सूक्ष्मदर्शी यंत्र की आवश्यकता होती है। शरीर के ऊतकों के प्रत्येक वर्ग किलोमीटर में सैकड़ों कैपीलरी पाई जाती हैं। इन्हीं के माध्यम से रक्त, आक्सीजन और रासायनिक तत्व शरीर के प्रत्येक अंग में पहुंचते हैं और वहां से बेकार और उच्छिष्ट अथवा विषाक्त तत्वों को उससे निकाल बाहर करते हैं। कैपीलरी में से रक्त निकलता है तो उसकी आक्सीजन इस्तेमाल हो जाती है और वहां से वह रगों में पहुंचता है,जो उसे फिर हृदय तक ले जाती हैं।

रगें वे नलियां हैं जो अंगों से रक्त को वापिस हृदय तक ले जाती हैं। शिराओं के समान रगों में भी तीन-तीन तहें होती हैं। रगों में ऐसे वैल्व होते हैं जो रक्त की दिशा में खुलते हैं। इससे रगों का रक्त हृदय की ओर जाता है।

रक्त का जमना

रक्त में जम जाने का गुण भी होता है जब वह गाढ़ा हो जाता है। सामान्यतया रक्त शिराओं में चलता है। लेकिन कई बार उसमें थक्के बन जाते हैं जिनके कारण उसके संचरण में बाधा पड़ती है। इस प्रकार थक्के जम जाने को **थ्राम्बोसिस** की संज्ञा दी जाती है। शिराओं या नलियों से निकलने के बाद रक्त जमता है। रक्त जमने की इस प्रक्रिया में तीन से चार मिनट तक लगते हैं।

कई बार शिराओं या रक्तवाहिनियों में वसा, कैल्शियम या कोलेस्ट्रोल जमा हो जाता है। इस कारण छोटी शिराओं में रक्त संचार में बाधा पड़ती है। कई बार शिराओं के अन्दर ऐसे तत्वों की तहें जम जाती हैं, और यदि रक्त जमा होने लगे तो उसमें रुकावट आती है। कभी - कभी हृदय या मस्तिष्क को रक्त ले जाने वाली वाहिनियों में रुकावट आ जाती है। यदि मस्तिष्क को रक्त ले जाने वाली किसी नली में थक्का बन जाये तो मस्तिष्क को आक्सीजन नहीं पहुंचती और उसके सैल मर जाते हैं। यदि रोगी बच भी जाये तो मस्तिष्क के उस भाग को हानि पहुंचती है जिसके

कारण कोई नस फट कर रक्त मस्तिष्क में जमा हो सकता है या रोगी को पक्षाघात भी हो सकता है।

लेकिन रक्त में जम जाने का गुण किसी दृष्टि से अच्छा भी है। रक्त जम जाने से किसी फटी हुई नली से अधिक रक्त नहीं निकलता। अगर रक्त में जमने का गुण न हो तो किसी भी घाव से वह निकलता ही जाएगा और रुकेगा नहीं।

कई बार इस प्रकार रक्त की नलियों में थक्के बन जाने या अन्य विकारों के कारण मांस - पेशियों के ऊतकों में लचीलापन नहीं रहता और वे कड़े हो जाते हैं। नलियों में कैल्शियम के जमा हो जाने से उनका लचीलापन समाप्त हो जाता है और वे कड़ी हो जाती हैं। इसी को शिराओं की कड़ाई की संज्ञा दी जाती है। जब मुख्य शिराओं में कड़ाई आ जाय तो हृदय को रक्त पहुंचाने में कठिनाई होती है। उस पर अधिक बोझ पड़ता है उसी को ऊंचे ब्लड प्रैशर की संज्ञा दी जाती है। लेकिन इस प्रकार के ऊंचे ब्लड प्रैशर के कुछ और कारण भी होते हैं।

हृदय

हृदय मांस - पेशियों का बना हुआ शंकु आकार का खोखला अंग है जो छाती के अन्दर स्थित होता है। उसका अधिकतर भाग बाईं ओर होता है। व्यस्क व्यक्ति में हृदय का आकार बंद मुट्ठी के समान होता है और उसका वजन ३०० ग्राम के लगभग होता है। हृदय की दीवार की तीन परतें होती हैं— अंदर की जिसे एंडोकार्डियम कहते हैं, बीच की जिसे मायोकार्डियम कहा जाता है और बाहर की जिसे एपीकार्डियम की संज्ञा दी जाती है। हृदय के बाहर एक झिल्ली होती है जिसे पैरीकार्डियम कहा जाता है।

हृदय के चार कक्ष या चेम्बर होते हैं। इसके बीचोंबीच मांसपेशी की खड़ी दीवार सी है जो इसे दो भागों में विभक्त करती है। शरीर के अंगों से लौटा हुआ रक्त दाईं ओर से निकलता है और दूसरा बाईं ओर से। हृदय के प्रत्येक आधे भाग में दो कक्ष होते हैं। ऊपरी कक्ष को एट्रियम और निचले कक्ष को वैंट्रिकल कहा जाता है। प्रत्येक एट्रियम की दीवार आगे को निकली रहती है और उसे ओरीकल की संज्ञा दी जाती है।

हृदय में आने वाली और वहां से जाने वाली रक्तवाहिनियां: दो सबसे बड़ी रक्त वाहिनियां शरीर के विभिन्न अंगों से रक्त को वापिस लाकर दायें एट्रियम या ऊपरी कक्ष में डालती हैं। सबसे बड़ी शिरा, जिसे अओर्टा की संज्ञा दी जाती है और जो सारे शरीर को रक्त पहुंचाती है, बायें वेंट्रिकल से शुरू होती है। हृदय को रक्त पहुंचाने वाली दाईं और बाईं शिराएं इस अओर्टा से निकलती हैं।

हृदय बड़ी शक्तिशाली मांस - पेशियों का गुच्छा - सा है जो हर समय धड़कता रहता है। यह कभी रुकता नहीं और आयुपर्यन्त चलने वाले पम्प के समान है। इसलिए यह आवश्यक है कि इसे लगातार आक्सीजन और पोशक तत्व मिलते रहें। यह औसत व्यक्ति के जीवन में साढ़े बारह अरब बार धड़कता है। धातु का बना कोई भी यंत्र चाहे वह कितना ही अच्छा क्यों न हो, शायद लगातार ७० वर्ष तक नहीं चल पाएगा।

हृदय की क्रिया

हृदय की क्रिया उसके कक्षों, एट्रिया और वेंट्रिकल के नियमित रूप से सिकुड़ने और फैलने में निहित है। आप अपनी मुट्ठी को बंद कर लें और फिर खोल दें तो आपको कुछ अनुमान हो जाएगा कि हृदय किस प्रकार काम करता है। यदि आप एक सैकिंड से थोड़ा अधिक बार अपनी मुट्ठी को खोलें और फिर बंद करें तो कुछ ही मिनट बाद आपकी उंगलियों की मांस - पेशियां थक जाएंगी। लेकिन हमारा हृदय प्रति मिनट ७२ बार सिकुड़ता और फैलता है जिसका मतलब यह है कि उसकी सिकुड़ने और फैलने की यह क्रिया दिन में एक लाख बार और वर्ष में लगभग चार करोड़ बार चलती है। हृदय की मांस-पेशी को अगर आराम मिलता है तो धड़कने के बीच सैकिंड के कुछ भाग के लिए।

जब हृदय की मांस - पेशी सिकुड़ती है तो उसके कक्ष से रक्त वाहिनियों में जाता है। उसे सिस्टोल की संज्ञा दी जाती है। और जब हृदय की मांस-पेशी फैलती है तो उसे डायस्टोल कहा जाता है। हृदय का सिकुड़ना और फैलना एक निश्चित क्रम में होता है। हृदय की क्रिया के तीन चरण होते हैं:

चरण १ – एक साथ दोनों कक्षों का सिकुड़ना जिसके कारण रक्त ऊपरी कक्ष से निचले कक्षों में चला जाता है।

चरण २ – एक साथ दोनों निचले कक्षों का सिकुड़ना जिसके कारण रक्त मुख्य शिरा और वहां से फेफड़ों के जाने वाली शिरा में पहुंचता है।

चरण ३ – निचले कक्ष फैल जाते हैं और ऊपरी कक्ष भी ढीले पड़ जाते हैं। इस संक्षिप्त अवधि में रक्त शरीर से लौटते हुए हृदय के ऊपरी कक्षों में पहुंचता है।

इस प्रकार पहले ऊपर कक्ष सिकुड़ते हैं और फिर नीचे के। उसके बाद सैकिंड से भी कम समय के लिए दोनों कक्ष आराम करते हैं। शरीर की क्रिया के ये तीन चरण होते हैं।

ऊपरी कक्षों की सिकुड़न ०.१ सैकिंड तक रहती है, निचले कक्षों की ०.३ सैकिंड तक और ०.४ सैकिंड की अवधि हृदय के आराम करने की है। इस प्रकार हृदय का सिकुड़ना और फैलना लगभग ०.८ सैकिंड तक चलता है। इस प्रकार एक मिनट में हृदय लगभग ७५ बार सिकुड़ता है। जब व्यक्ति आराम कर रहा होता है तो उसका हृदय प्रति मिनट ६० से ८० बार सिकुड़ता है। लेकिन पर्यावरण अर्थात् शारीरिक श्रम की परिस्थितियों के अनुसार हृदय की सिकुड़न की दर और गहनता भिन्न - भिन्न होती है। नवजात शिशु का हृदय एक मिनट में १४० बार धड़कता है और वृद्धावस्था में ९० से ९५ बार।

हृदय के रोग

अधिक विकासशील देशों में हृदय के रोग बड़ी तेजी से बढ़ रहे हैं। हमारे देश में भी हृदय रोगों में वृद्धि की दर बहुत अधिक है। इसका सम्बन्ध इस बात से है कि हमारे जीवन की गति कैसी है और आधुनिक जीवन के तनाव कितने हैं। आजकल जब दुनिया में भागमभाग, संघर्ष और तनाव रहते हैं तो इसका मतलब यह है कि हम अपनी आंतरिक मशीन, अर्थात् हृदय पर बहुत बोझ डाल रहे हैं।।

"हृदय रोग" की संज्ञा कई उन विकारों को दी जाती है जिसका प्रभाव रक्त संचार पर पड़ता है। इसका अर्थ हृदय और रक्त संचार के रोगों से है।

कुछ लोगों का विचार है कि अधिकतर हृदय रोग बहुत अधिक तम्बाकू पीने, मानसिक बोझ, ऊंचे ब्लड प्रैशर, मधुमेह, चर्बी, मोटापा, बहुत अधिक नमक और बहुत अधिक चीनी खाने से उत्पन्न होते हैं। बृद्धावस्था के साथ - साथ रक्त संचार में धीरे - धीरे विकार उत्पन्न हो जाते हैं। रक्तवाहिनियों के अन्दर चर्बी जमा हो जाने से वे कड़ी हो जाती हैं। इस कारण हृदय तक और हृदय से शरीर के अंगों तक रक्त संचार में कमी हो जाती है अत: इस कारण हृदय में कई प्रकार के विकार आ जाते हैं।

जब यह कहते हैं कि अमुक को दिल का "दौरा" पड़ गया तो इसका मतलब यह होता है कि हृदय की किसी रक्तवाहिनी में रक्त का थक्का जम जाने से उसमें रक्त नहीं पहुंच रहा। हृदय की मांसपेशी को रक्त पहुंचाने वाली कोई नली सहसा बंद हो जाती है। उसमें थक्का जम जाने से रुकावट आ जाये तो हृदय की मांस पेशी का वह भाग रक्त की कमी के कारण बेकार हो जाता है।

एक और सामान्य हृदय रोग "एंजाइना पैक्टोरिस" है। इसमें सामान्यतया छाती के बीचों - बीच बोझ, जकड़न या पीड़ा का अनुभव होता है। यह इस बात का सूचक है कि हृदय की मांस पेशियों को रक्त के माध्यम से समुचित मात्रा में आक्सीजन नहीं पहुंच रही। इस रोग का दौरा अधिक थक जाने, किसी प्रकार के भावावेश या अधिक खाने से पड़ सकता है। एंजाइना की पीड़ा छाती के बीचों - बीच शुरू होती है और वहां से बाईं बांह के निचले भाग और कई बार दोनों बांहों में पहुंच जाती है। यह कई बार बीच की उंगली तक पहुंचती है। जब भी कोई ऐसा व्यक्ति, जिसे यह रोग हो, तनिक अधिक परिश्रम करता है और जिसमें रक्त की नलियां हृदय को समुचित मात्रा में रक्त नहीं पहुंचा सकतीं तो उसे यह पीड़ा होने लगती है। उसके लिए यह चेतावनी है कि वह हिले-डुले नहीं और आराम करे। यह पीड़ा बार - बार होती है और रोगी यह समझ लेता है कि अब उसे अपने जीवन की गति घटा देनी चाहिए। यह प्रकृति की ओर से एक चेतावनी है कि रोगी नियमित जीवन बिताए जिससे कि उसके हृदय की मांस-पेशी पर अधिक दबाव न पड़े।

रक्त को चार ग्रुपों में बांटा गया है। जब किसी को रक्त की आवश्यकता होती है तो उसे उसी ग्रुप का रक्त दिया जाता है जिस ग्रुप का उसका अपना रक्त हो।

ब्लड प्रैशर

सामान्यतया ब्लड प्रैशर एक समान रहता है और अगर उसमें कोई अंतर पड़ता है तो वह बहुत मामूली होता है।

ब्लड प्रैशर में परिवर्तन दो मूल तत्वों पर निर्भर करते हैं : (१) कि हृदय की मांस - पेशी के सिकुड़ने से रक्त कितने दबाव से रक्तवाहिनियों में पहुंचता है; और (२) उसे शरीर के विभिन्न अंगों तक पहुंचने में जिन वाहिनियों में से गुजरना है उनमें कोई रुकावट तो नहीं।

ब्लड प्रैशर सामान्यतया बांह में से गुजरने वाली बड़ी रक्तवाहिनी से मापा जाता है। हमारे देश में बीस से चालीस वर्ष के स्वस्थ व्यस्कों में अधिकाधिक ब्लड प्रैशर ११० से १३० और कम से कम ६० से ८० तक होता है। बच्चों में ब्लड प्रैशर कम होता है लेकिन बूढ़ों में अधिक। काम

करते समय यह बढ़ जाता है और जब आप आराम करते हैं तो यह कम हो जाता है।

रक्त संचार के विकारों के कारण ब्लड प्रैशर में बढ़ौतरी या कमी होती है। कुछ में यह बढ़ जाता है और कुछ में कम हो जाता है। ब्लड प्रैशर के कम होने का यह कारण हो सकता है कि हृदय की मांस - पेशी की सिकुड़न में कमी आ गई हो, रक्त वाहिनियां फैल गई हों या शरीर से अधिक रक्त निकल गया हो। अगर ब्लड प्रैशर बहुत कम हो जाय तो उससे गंभीर ख़तरा पैदा हो सकता है।

रक्त के काम

शरीर में निम्नलिखित भूमिका निभाता है:

(१) शरीर के विभिन्न अंगों के ऊतकों तक पोषक तत्व रक्त के माध्यम से ही पहुंचते हैं। रक्त में ये पोषक तत्व छोटी अंतड़ी से आते हैं।

(२) रक्त शरीर के विषाक्त या बेकार तत्वों को उससे बाहर फैंकता है। ये बेकार तत्व मल - मूत्र के माध्यम से रक्त से निकलते हैं।

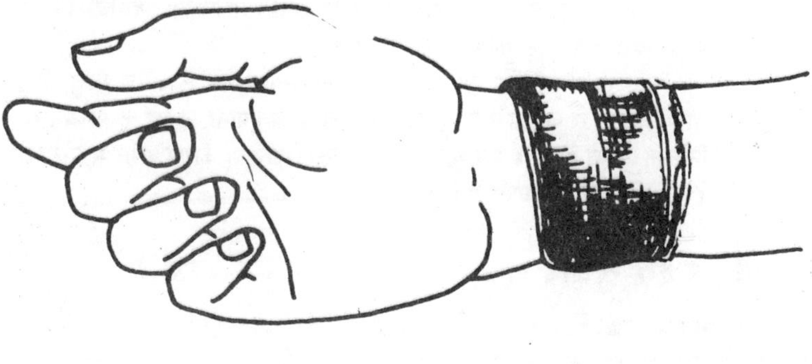

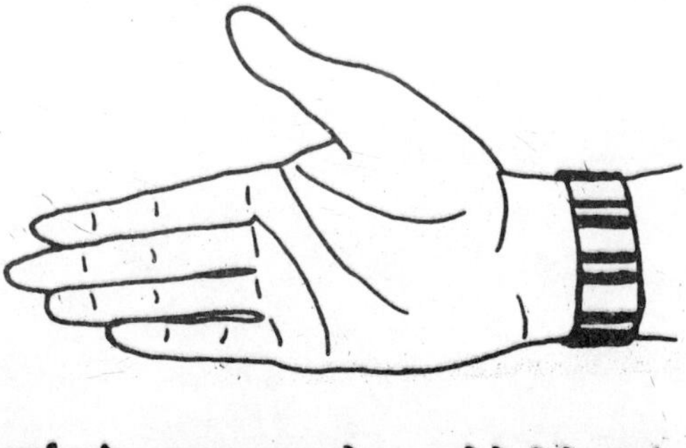

कलाई पट्टी: उच्च रक्तचाप को कम करने के लिये कलाई पट्टी को दायीं कलाई पर और कम रक्तचाप को ठीक करने के लिये बायीं कलाई पर बांधें।

on left

(३) सांस लेने में रक्त की महत्वपूर्ण भूमिका है। यह शरीर के अंगों तक आक्सीजन पहुंचाता है। यह आक्सीजन फेफड़ों के माध्यम से रक्त में आती है।

(४) रक्त कार्बन डाय आक्साइड को शरीर से निकाल फैंकता है। यह फेफड़ों के माध्यम से शरीर से निकलती है।

(५) रक्त शरीर के विभिन्न अंगों में मिलने वाले प्राकृतिक द्रवों को नियमित करता है। इसके माध्यम से हारमोन विभिन्न अंगों तक पहुंचते हैं। उनमें से कुछ तत्व कुछ अंगों के काम के लिए अनिवार्य हैं और कुछ उन्हें सक्रिय होने के लिए प्रेरित करते हैं।

(६) रक्त की सरंक्षण की भूमिका भी है। इसमें ऐसे सैल या कण होते हैं जो एंटीबॉडी जैसे तत्वों को बनाने की सामर्थ्य रखते हैं। यही तत्व शरीर को रोगमुक्त रखते हैं।

(७) शरीर में गर्मी रहती है और उसका तापमान समान बना रहता है तो वह भी रक्त ही के कारण है। रक्त शरीर के गर्म अंगों से ठण्डे अंगों तक गर्मी पहुंचाता है।

(८) रक्त बाहरी पर्यावरण में अपनी गर्मी फेंकता है और इस प्रकार शरीर अधिक गर्म नहीं होता।

(९) रक्त का कुछ अंश रक्तवाहनियों में नहीं बहता बल्कि तिल्ली और जिगर की कैपीलरियों और ऊतकों में रहता है। जब व्यक्ति कठोर परिश्रम करते समय अपनी मांस-पेशियों से काम लेता है या किसी कारण उसका रक्त बह जाता है तो तिल्ली और जिगर में जमा किया हुआ रक्त शरीर में काम आने लगता है।

(१०) अधिक तरल पदार्थ पीने या अंतड़ियों से पानी सोख लेने के कारण रक्त की कुछ मात्रा अस्थायी रूप से बढ़ जाती है। लेकिन गुर्दे इस फालतू पानी को मूत्र के माध्यम से शरीर से निकाल फैंकते हैं। कई बार घाव आदि से रक्त रिसने के कारण शरीर में अस्थायी रूप से रक्त की कमी हो जाती है।

यदि रक्त संचार रुक जाये तो शरीर मर जाता है

हमने यह देखा है कि हमारे शरीर में रक्त की कितनी महत्वपूर्ण भूमिका है। अगले अध्यायों में हम इस बात पर प्रकाश डालेंगे कि जब चुम्बक शरीर से लगाए जाते हैं तो उनका रक्त पर क्या प्रभाव पड़ता है और किस प्रकार रक्त संचार के माध्यम से चुम्बकों का गुणकारी प्रभाव सभी रोगों पर पड़ता है।

अध्याय - 8
मानव के चयापचय (मैटाबोलिजम) पर चुम्बकों का प्रभाव

जीवकीय प्रभावों के विभिन्न सिद्धान्त

पिछले अध्याय में हमने देखा कि मानव शरीर में रक्त की क्या भूमिका है। जिस बात का भी रक्त पर अच्छा या बुरा प्रभाव पड़ता है उसी का हमारे स्वास्थ्य पर भी अच्छा या बुरा प्रभाव पड़ेगा। अब हम यह देखेंगे कि रक्त पर और उसके परिणामस्वरूप मानव के स्वास्थ्य और जीवन पर चुम्बकों का प्रभाव किस प्रकार पड़ता है।

चुम्बकत्व एक पदार्थगत घटना है। इसका सम्बन्ध बिजली से भी है। चुम्बकत्व क्षेत्र जैसी बात को सैद्धांतिक दृष्टि से समझना आसान नहीं है। इसलिए जिन लोगों ने जीव विज्ञान या चिकित्सा के क्षेत्र में विशेषज्ञता प्राप्त करली हो उनके लिए इसे समझ पाना कठिन होगा। लेकिन यह यह एक निर्विवाद सत्य है कि चुम्बकत्व का प्रभाव मानव जीवन पर पड़ता है।

चुम्बक में न केवल लोहे और कई अन्य वस्तुओं को आकृष्ट करने की शक्ति है बल्कि कुछ और गुण भी हैं जिनके बारे में सभी को पता नहीं है। एक गुण यह है कि चुम्बक मानव शरीर के सभी द्रवों को, जिनमें लौह तत्व होते हैं, आकृष्ट करता है।

प्राचीन चिकित्सा विज्ञान में शरीर के चार रस, अर्थात् रक्त, थूक, काला पित्त और पीला पित्त (उन दिनों यह समझा जाता था कि शरीर इन्हीं चार रसों से बना है) माने जाते थे। इसी कारण चुम्बक सभी प्रकार की सूजन, त्वचा के छिल जाने या शरीर के किसी अंग में पानी भर जाने, अंतड़ियों और गर्भाशय की बीमारियों में गुणकारी है। शरीर के अंदर कोई रोग हो तो बाहर चुम्बक लगाने से लाभ होता है।

मानवों पर चुम्बकत्व क्षेत्रों के जीवकीय प्रभावों के बारे में कई सिद्धान्तों का प्रतिपादन किया गया है। यह माना जाता है कि ये प्रभाव कई तत्वों पर निर्भर करते हैं, जैसे चुम्बकत्व क्षेत्र की गहनता, दिशा, शक्ति और क्षेत्र ताि वह समय जिसमें इसका प्रभाव शरीर पर डाला जाय। शरीर पर चुम्बकत्व क्षेत्रों के प्रभाव कई कारणों से बताए जाते हैं जिनमें से कुछ निम्नलिखित हैं:

(१) रोगाणुओं की गति में संभवतया इस कारण बाधा आती है कि ये चुम्बकत्व के क्षेत्र की दिशा में ९० डिग्री के कोण पर होते हैं।

(२) चुम्बकत्व क्षेत्र ऊतकों के विकास पर प्रभाव डालता है।

(३) मानव की स्नायु व्यवस्था पर प्रभाव पड़ता है।

(४) चुम्बकों का प्रभाव शरीर के स्रावों या रसों की गति पर पड़ता है।
(५) चुम्बकों के प्रभावित होने की शक्ति में तनिक अंतर भी रहता है।

सबसे अधिक लोकप्रिय सिद्धान्त

अब तक का सबसे अधिक लोकप्रिय या सर्वमान्य सिद्धान्त यह है कि चुम्बकों का प्रभाव उन कणों पर पड़ता है जिनमें लोहे का कुछ अंश होता है,जैसे होमोग्लोबिन और साइटोक्रोम। इन सिद्धान्तों का आधार लोहे के चुम्बक से प्रभावित होने के गुण हैं। इनमें से कुछ सिद्धान्त संक्षेप में नीचे दिए गए हैं :

(१) इस शताब्दी के पहले भाग में कई देशों के वैज्ञानिकों ने यह पाया कि सम्मिश्रणों को सुखा कर डलियों में परिवर्तित करने की प्रक्रिया पर चुम्बकत्व क्षेत्रों का प्रभाव पड़ता है। कई परीक्षणों से यह प्रमाणित हो गया कि चुम्बकीय क्षेत्र उन केन्द्रों की संख्या बढ़ा देते हैं जहां सम्मिश्रण सूख कर डलियों का रूप ले लेता है।

एक वैज्ञानिक ने द्रवों पर चुम्बकीय क्षेत्र के प्रभाव को संक्षिप्त रूप से इस प्रकार वर्णित किया है:

(क) चुम्बकीय क्षेत्र किसी द्रव में उन केन्द्रों की संख्या बढ़ा देता है जहां वह सूख कर डलियों का रूप ले लेता है।
(ख) वे केन्द्र कितने अधिक होंगे इस बात पर निर्भर करता है कि चुम्बकीय क्षेत्र की शक्ति कितनी है।
(ग) यदि चुम्बकीय क्षेत्र की शक्ति एक समान रहे तो इन क्षेत्रों की संख्या उस समय के अनुसार बढ़ती है जिस तक वह क्षेत्र बना रहे।

(२) कई परीक्षणों से यह प्रमाणित हो गया है कि जब पानी को हल्की शक्ति के चुम्बकीय क्षेत्र में रखा जाय तो उसके कई रासायनिक गुण बदल जाते हैं। ये बदले हुए गुण अर्थात् तापमान, घनत्व, बिजली के संवहन की शक्ति, सतही तनाव और गाढ़ापन, बहुत समय तक बने रहते हैं।

(३) यह भी देखा गया है कि यदि पानी के बर्तन पर धातु का बना ढक्कन हो जो विद्युत - चुम्बकीय तरंगों को ग्रहण कर सके तो पानी में तैरते छोटे - छोटे कणों के उस बर्तन के पेंदे में बैठ जाने की गति पर प्रभाव पड़ता है।

रक्त भी एक तरल पदार्थ है, इसलिए इस पर भी चुम्बकीय क्षेत्रों का प्रभाव पड़ता है। जब चुम्बकों का प्रभाव रक्त पर पड़ता है तो उसके गुणों में भी परिवर्तन हो जाता है।

(ख) जब किसी तरल पदार्थ में नमक घोल दिया जाय और वह चुम्बक के प्रभाव में आ जाये तो उस तरल पदार्थ के गुणों में परिवर्तन आ जाता है। रक्त में कई अकार्बनिक नमक होते हैं और इसलिए चुम्बकों के प्रभाव में रक्त के गुण बदल जाते हैं। बदला हुआ रक्त जब सारे शरीर में संचरित होता है तो उसका गुणकारी प्रभाव पड़ता है जिसके कारण रोग दूर हो जाते हैं और नए रोग नहीं होने पाते।
(ग) जब कोई चुम्बक मानव शरीर के साथ लगाया जाता है तो शरीर में बहते रक्त में बिजली

की हल्की तरंग उत्पन्न हो जाती है। वह तरंग रक्त पर प्रभाव डालती है तो रक्त के कणों की संख्या बढ़ जाती है। जब वह रक्त शरीर में चलता है तो उसका गुणकारी प्रभाव सारे शरीर पर पड़ता है।

रक्त पर चुम्बकीय शक्ति का प्रभाव

कई चिकित्सा संस्थाओं ने रोगियों पर जो परीक्षण किए हैं उनसे पता चलता है कि चुम्बकों की शक्ति से स्वास्थ्य का संवर्द्धन होता है और व्यक्ति को इतनी शक्ति प्राप्त होती है जो शरीर के विकारों को दूर करती है, रक्त संचार को सुधारती है और शरीर के ऊतकों को नया जीवन देने के लिए नई कोशिकाएं या सैल तैयार करती हैं। चुम्बक का प्रभाव लोहे और आक्सीजन जैसे पदार्थों पर बहुत अधिक पड़ता है जिसका परिणाम यह होता है कि शिराओं में होमोग्लोबिन तेजी से दौड़ता है और रक्त संचार अधिक सक्रिय होता है। चुम्बकों से चिकित्सा के कारण रक्त में नए और अधिक स्वस्थ कणों की संख्या बढ़ जाती है। लाल और सफेद कणों के अनुपात पर कोई प्रभाव नहीं पड़ता। लेकिन जो कण निष्क्रिय या बेकार हो गए हों उनमें नए जीवन का संचार होता है। अधिक ताजा और स्वस्थ रक्त शरीर में दौड़ने लगता है। चुम्बकों की शक्ति से श्वास की प्रक्रिया भी सुधरती है जिसका परिणाम यह है कि श्वास की बीमारियां जैसे ब्रोंकाइटस (श्वास नली की सूजन) और दमा दूर करने में सहायता मिलती है। कुछ मरीजों पर किए गए एक परीक्षण से पता चला है कि एक या दो सप्ताह तक चुम्बकों के प्रयोग से ब्लड प्रैशर में बीस से तीस बिन्दु तक की कमी हो जाती है।

हारमोनों पर प्रभाव

शरीर की आन्तरिक गर्मी और बाहर से लगाए नए चुम्बक की गर्मी के प्रभाव से शरीर की ग्रन्थियों से निकलने वाले स्रावों या हारमोनों में भी सुधार होता है। इस गर्मी से रक्त संचार में तेजी आ जाती है और रक्त की छोटी नलियां जो आन्तरिक स्रावों की नलियों के आस - पास जाल के समान फैली होती हैं, और अधिक फैल जाती हैं और आक्सीजन को केन्द्रित करके वे नलियों में हारमोन पहुंचाती हैं। उधर हारमोन लाने वाली नलियां तनिक गर्म हो जाती हैं और अधिक आक्सीजन मिलने से उनके काम में सुधार आता है। परिणाम यह होता है कि हारमोनों की कमी से उत्पन्न हुए रोगों पर चुम्बकों के लगातार इस्तेमाल का गुणकारी प्रभाव पड़ता है। जब चुम्बकों का प्रभाव ऊतकों तक पहुंचता है तो वह हारमोनों के स्राव को नियमित कर देता है। इससे शरीर को अधिक ऊर्जा प्राप्त होती है और उसके भीतरी अंगों की क्रियाएं सामान्य हो जाती हैं।

पिट्यूटिरी ग्लैंड (पीयूष ग्रन्थि) का शरीर के कद पर नियंत्रण

मस्तिष्क की जड़ में एक ग्रन्थी होती है जिसे पीयूष ग्रन्थी कहा जाता है। छोटे आकार की लाल रंग की यह ग्रन्थी हड्डी के एक गड्ढे में रहती है और इससे हर समय एक हारमोन निकलता रहता है जो शरीर और उसके विकास पर नियंत्रण रखता है। अगर यह स्राव सामान्य हो तो कद

सामान्य रहता है। अगर यह अधिक हो तो कद सामान्य से अधिक हो जाता है। लेकिन अगर सामान्य से कम हो तो व्यक्ति का कद छोटा ही रहता है।

छोटे कद का व्यक्ति देखने में अजीब लगता है और कई बार, भारत जैसे देश में, उसके शादी ब्याह में कठिनाई होती है।

चुम्बकों से ऐसे लड़के - लड़कियों की १४ से १५ वर्ष तक की आयु में अपना कद थोड़ा बढ़ाने में सहायता मिल जाती है। यदि परिस्थितियां अनुकूल हों तो उस आयु के बाद भी चुम्बक लगाने से लाभ हो सकता है। चुम्बकों से इलाज के साथ - साथ कुछ होमोपैथिक दवाइयां और विशेष प्रकार के व्यायाम से भी बीस से बाईस वर्ष की आयु तक कद बढ़ने की संभावना रहती है।

सैलों को नया जीवन

चुम्बकों की शक्ति का एक उल्लेखनीय पहलू यह है कि उससे कोशिकाओं या सैलों के विकास और उन्हें फिर से जीवित करने में सहायता मिलती है। चुम्बक की तरंगों से शरीर में हल्की गर्मी और सुख का आभास होता है। उस गर्मी से सैलों की क्रिया सुधर जाती है और सूजन तथा ऐंठन दूर हो जाती है। जब चुम्बक की तरंग किसी ऊतक में से गुजरती है तो चुम्बक की तरंग के आस - पास एक और तरंग पैदा हो जाती है जो चयापचय को अधिक सक्रिय बना कर ऊतक को नया जीवन प्रदान करती है। यही कारण है कि चुम्बक से उपचार की उल्लेखनीय घटनाएं देखी गई हैं। चुम्बक लगाने से आपरेशन के घाव या होंठ फटने जैसे रोगों का इलाज बड़ी आसानी से संभव हुआ है।

अपने उपचार की शक्ति को बढ़ावा

मानव शरीर में स्वयं अपने अधिकतर रोगों को दूर करने की शक्ति होती है। कोई अच्छा डाक्टर या अच्छी दवाई शरीर का अपना उपचार स्वयं कर सकने की प्राकृतिक शक्ति में सहायक मात्र होते हैं चुम्बकीय तरंगें भी प्राकृतिक शक्ति हैं जो उपचार में सहायक होती हैं। इस कारण चुम्बक मानव शरीर को रोग से लड़ पाने में सहायता देता है। चुम्बक की तरंगें मांस - पेशियों, वसा के ऊतकों और हड्डियों तक फैल जाती हैं और स्नायुओं को बहुत आराम पहुंचाती हैं। चुम्बक शरीर को रोग से लड़ने और उससे छुटकारा पाने की अधिक शक्ति देता है। कुल मिला कर चुम्बकों द्वारा रोग का इलाज इस कारण होता है कि वे शरीर की बनावट की दुर्बलताओं को दूर कर देते हैं। चुम्बक की शक्तियां अलग - अलग या स्वतंत्र रूप से कार्य नहीं करती बल्कि इकट्ठे ही करती हैं। इनसे रक्त, स्नायु और हारमोनों से संबंधित सभी रोग दूर हो जाते हैं।

असाध्य कहे जाने वाले रोगों में भी, कुछ ही समय में, चुम्बकों से राहत मिलती है। बहुत से रोग जो अन्य चिकित्सा पद्धतियां दूर नहीं कर पाईं थीं, चुम्बक लगाने से ठीक हुए हैं। अपेंडीसाइटिस, दमा, पीठ का दर्द, जोड़ों की सूजन, अकड़न, दाद, सिरदर्द, ऊंचा ब्लड प्रेशर, घाव, मानसिक थकावट, अण्डकोषों की सूजन, सभी प्रकार की पीड़ा प्रोस्टेट ग्रन्थी के बढ़ने, गठिया, दांतों की पीड़ा, अनिद्रा, जोड़ों की अकड़न और शरीर के विभिन्न भागों में आने वाली सूजन, जैसे कई रोगों का इलाज चुम्बकों के माध्यम से किया गया है। इस प्रकार दांत की पीड़ा,

अन्य पीड़ा, सूजन, जोड़ों और मांस - पेशियों की अकड़न, और गर्दन के स्पोंडिलाइटिस जैसे रोगों में चुम्बकों का बड़ा गुणकारी प्रभाव हुआ है। इससे हृदय, गुर्दे और जिगर की बीमारियां भी ठीक हुई हैं या उन्हें रोकने में सहायता मिली है।

हृदय और चुम्बकीय क्रियाएं

प्राचीन काल से ही इस बात का पता है कि पृथ्वी के चुम्बकत्व का प्रभाव मानव शरीर पर पड़ता है। लेकिन शरीर के विभिन्न अंगों, विशेषकर हृदय पर जो प्रभाव पडता है उसका अध्ययन किया जा चुका है। राष्ट्रीय भू - भौतिकी अनुसंधान संस्था, हैदराबाद, के वैज्ञानिकों ने हाल में यह पाया है कि पृथ्वी के चुम्बकत्व और दिल के दौरों में एक सम्बन्ध है। यह तो पता है कि सूर्य से यदा - कदा उठने वाली लपटों के कारण पृथ्वी के चुम्बकत्व क्षेत्र में उतार - चढ़ाव होता रहता है। उस समय जो कण सूर्य से निकलते हैं वे पृथ्वी तक पहुंचते हैं और ऐसे चुम्बकीय तूफानों को जन्म देते हैं जिनसे पृथ्वी के चुम्बकीय क्षेत्र में बडी तेजी से परिवर्तन होता है। इस संस्था के वैज्ञानिकों ने देखा है कि दिल के दौरे "सामान्यतया उस समय पडते हैं जब पृथ्वी के चुम्बकीय क्षेत्र में बड़ी तेजी से उतार - चढ़ाव आता है"। इस उतार - चढ़ाव के कारण मानव के हृदय या मस्तिष्क में व्याप्त विद्युत ऊर्जा पर कोई ऐसी प्रतिक्रिया होती है कि जो लोग पूर्णतया स्वस्थ नहीं हैं उन्हें या तो दिल का दौरा पड जाता है और या कोई मानसिक विकार उत्पन्न हो जाते हैं। और फिर अन्य कई घटनाएं हैं जैसे चन्द्रमा के पक्ष (विशेषकर पहली तिथि और पूर्णिमा) जब ऐसे तूफान उठते हैं जिनके कारण वायुमण्डल में व्याप्त चुम्बकीय शक्ति में परिवर्तन आ जाते हैं। अब यह बात निर्विवाद रूप से प्रमाणित हो चुकी है कि जब शरीर में व्याप्त विद्युत संतुलन की अवस्था में होता है तो स्वास्थ्य बना रहता है और जब वायुमण्डल में व्याप्त चुम्बकीय शक्ति में अत्यधिक उतार - चढ़ाव आते हैं तो शरीर के उन अंगों पर प्रभाव पडता है जिनमें पहले से कोई दुर्बलता या विकार हो।

हाल के कुछ वर्षों में रूस के वैज्ञानिकों ने यह सिद्ध कर दिया है कि सूर्य और पृथ्वी के चुम्बकीय क्षेत्र में होने वाले परिवर्तनों का हृदय और रक्त संचार के रोगों के साथ सम्बन्ध है। उनके कारण कई नगरों में रोगियों की मृत्यु भी हुई है। वैज्ञानिकों ने कुत्तों और खरगोशों पर विद्युत - चुम्बकीय क्षेत्र का प्रभाव डाल कर देखा तो यह पाया कि उससे इन पशुओं के हृदय और स्नायुओं पर बहुत अधिक प्रभाव पड़ता है। उन्होंने यह भी देखा कि जब चुम्बकीय क्षेत्र सामान्य होते हैं तो मछलियां छिछले पानी में रहती हैं। लेकिन जब उन चुम्बकीय क्षेत्रों की शक्ति बढ़ जाती है तो वे गहरे समुद्र में चली जाती हैं।

विश्वभर में दिल के दौरों या उसमें किसी विकार के बारे में जो जानकारी मिलती है उससे यह पता चलता है कि दिल के दौरों और पृथ्वी के चुम्बकीय क्षेत्र के बीच एक सीधा सम्बन्ध है।

चुम्बकों के गुणकारी प्रभाव

संक्षेप में, चुम्बकों के गुणकारी प्रभाव निम्नलिखित हैं:

— जब कोई चुम्बक शरीर पर लगाया जाता है तो उसकी तरंगें ऊतकों में से गुजरती हैं और

नई तरंगों को जन्म देती हैं। जब ये तरंगें चुम्बकीय तरंगों से टकराती हैं तो शरीर की कोशिकाओं के कणों में गर्मी पैदा करती हैं। यह गर्मी मांस - पेशियों की पीड़ा और सूजन को कम करने में बहुत गुणकारी हैं।

२— रक्तवाहिनियों में होमोग्लोबिन की गति बढ़ जाती है जबकि उसके कैल्शियम और कोलेस्ट्रोल में कमी आ जाती है। रक्त के कुछ अवांछित तत्व जो रक्तवाहिनियों के अन्दर जमे रहते हैं, और जिनके कारण रक्त - चाप बढ़ जाती है, न केवल कम हो जाते हैं बल्कि समाप्त हो जाते हैं। रक्त साफ हो जाता है और उसका संचार सुधर जाता है। हृदय पर कोई बोझ नहीं पड़ता बल्कि थकावट और पीड़ा दूर हो जाती है।

३— जो स्नायु मस्तिष्क के नियंत्रण के बिना अपने आप काम करने रहते हैं उनका कार्यक्लाप सामान्य हो जाता है और शरीर के भीतरी अंग ठीक - ठाक काम करने लगते हैं।

४— शरीर की ग्रन्थियों से निकलने वाले स्राव या हारमोन ठीक हो जाते हैं जिसका परिणाम यह होता है कि त्वचा फिर चमकने लगती है, युवास्था बनी रहती है और हारमोनों के स्राव की कमी के कारण होने वाले सभी रोग दूर हो जाते हैं।

५— रक्त संचार सुधर जाता है और उसके माध्यम से शरीर को मिलने वाले पोषक तत्व प्रत्येक अंग तक पहुंच जाते हैं। इसके परिणामस्वरूप सामान्य स्वास्थ्य में सुधार हो जाता है।

६— चुम्बकीय तरंगें त्वचा, वसा से बने ऊतकों और हड्डियों तक पहुंच कर उन्हें नया जीवन प्रदान करती हैं। परिणाम यह होता है कि शरीर की रोग से लड़ने की शक्ति बढ़ जाती है।

७— चुम्बकों के प्रभाव से शरीर के विभिन्न अंगों में सुधार आता है और रक्त संचार हो या पाचन क्रिया, श्वास की व्यवस्था हो या मल - मूत्र निष्कासन की, उन सभी के विकार दूर हो जाते हैं। शरीर में अधिक शक्ति का संचार होता है और स्वास्थ्य सुधर जाता है।

८— चुम्बकों के प्रभाव से कोशिकाओं का विकास अधिक तेजी से होता है, शरीर के ऊतकों में नए जीवन का संचार होता है, रक्त के निष्क्रिय कण सक्रिय हो जाते हैं और नए कणों की उत्पत्ति होती है। इस प्रकार स्वास्थ्य में सुधार होता है।

९— कुछ रोगों, जैसे दांत की पीड़ा, कन्धों और अन्य जोड़ों की अकड़न, सूजन, गर्दन की अकड़न, दाद, दमा और शरीर पर पड़ने वाले लाल चिकत्तों तथा घावों पर चुम्बकों के असाधारण गुणकारी प्रभाव देखे गए हैं।

१०— चुम्बकों से शरीर की रोगों को स्वयं दूर कर सकने की शक्ति बढ़ जाती है। व्यक्ति ऐसे महसूस करता है, जैसे उसमें नए जीवन का संचार हो गया हो और वह बिना थके अधिक समय तक काम कर सकता है।

११— चुम्बकों से चिकित्सा का परिणाम यह होता है कि सारे शरीर में स्फूर्ति आती है। यह प्रभाव चुम्बक लगाने के कई घण्टे बाद तक जारी रहता है। अगर कोई वयक्ति एक या दो सप्ताह तक लगभग दस मिनट प्रति दिन चुम्बकों से इलाज करवा ले तो सामान्यतया उसके रोग दूर हो जाते हैं और स्वास्थ्य सुधर जाता है।

इस बात को याद रखना चाहिए कि मानव शरीर पर चुम्बकों का प्रभाव रक्त संचार के माध्यम से पड़ता है। रक्त में होमोग्लोबिन और लोहे जैसे दो मुख्य तत्व हैं, इसलिए यह उल्लेख करना आवश्यक है कि रक्त में लोहे का तत्व कितना है। एक व्यस्क शरीर में चार से पांच ग्राम

तक लोहा होता है जो शरीर के सभी अंगों में दिखायी पड़ता है। लोहे की अधिकतर मात्रा होमोग्लोबिन के अंग के रूप में होती है। उसकी थोड़ी - सी मात्रा मांस - पेशियों में भी पायी जाती है जिसे मायोग्लोबिन की संज्ञा दी जाती है। इन तत्वों का मुख्य प्रयोजन यह है कि फेफड़ों से आक्सीजन लेकर उसे मांस - पेशियों या शरीर के अन्य अंगों तक पहुंचायें। लोहे के बिना शरीर में ऊर्जा का अभाव रहेगा और उस ऊर्जा के बिना न तो हृदय की धड़क सकेगा और न फेफड़े सांस लेने में सहायक होंगे। इस प्रकार हम देखते हैं कि हमारे जीवन के लिए लोहा एक अनिवार्य तत्व है और चुम्बक उस पर विशेष रूप से और गुणकारी प्रभाव डालता है।

अध्याय - 9
चुम्बक और उसकी संरचना

प्राकृतिक चुम्बक और कृत्रिम चुम्बक

चुम्बकों को मोटे तौर पर दो वर्गों में बांटा जा सकता है, अर्थात् प्राकृतिक चुम्बक और कृत्रिम चुम्बक।

पहले वर्ग के चुम्बक प्रकृति में पाये जाते हैं, अर्थात् खनिज के रूप में मिलते हैं और उनमें लोहे को आकृष्ट करने की शक्ति होती है। जैसे कि हम पिछले एक अध्याय में कह आये हैं, पृथ्वी स्वयं एक बहुत बड़ा प्राकृतिक चुम्बक है। कुछ अन्य प्राकृतिक चुम्बक कच्चे लोहे, मैगनेटाइट और लोहे के पाइराइट में पाए जाते हैं। उनमें लोहे और आक्सीजन के साथ - साथ लोहे के कणों को आकृष्ट करने की शक्ति होती है। इन प्राकृतिक चुम्बकों की शक्ति एक - समान रहती है और उसे घटाया या बढ़ाया नहीं जा सकता। इसी कारण प्राकृतिक चुम्बकों का प्रयोग एक निश्चित सीमा तक ही हो सकता है।

लेकिन चुम्बकत्व में बड़ी शक्ति है और इसका प्रयोग कई प्रकार से किया जा सकता है। इसलिए मानव ने अपने लिए स्वयं चुम्बक बनाए हैं और उन्हें इस प्रकार तैयार किया है कि उसकी अपनी आवश्यकताएं पूरी हो जायें। इन चुम्बकों को कृत्रिम चुम्बक कहा जाता है। ये चुम्बक विभिन्न शक्ति के और कई आकार-प्रकार के बनाए जा सकते हैं। इस कारण इनका प्रयोग कई उद्देश्यों के लिए हो सकता है। इनका प्रयोग कुटीर उद्योग और भारी उद्योगों में भी कई प्रकार से किया जाता है।

बिजली के चुम्बक और स्थायी चुम्बक

कृत्रिम चुम्बक भी दो मुख्य वर्गों में बांटे गए हैं— बिजली के चुम्बक और स्थायी चुम्बक।

बिजली के चुम्बक उसी समय काम करते हैं जब उनमें बिजली का प्रवेश किया जाता है। बिना बिजली के वे नहीं चल सकते। बिजली के चुम्बकों का प्रयोग बिजली की मशीनों, बिजली बनाने के यंत्रों और बिजली से चलने वाली मोटरों में किया जाता है। इनका प्रयोग जहाजों पर लोहे का सामान लादने या उतारने के लिए क्रेनों के माध्यम से किया जाता है। ट्रामों में चुम्बकीय ब्रेक होती हैं। चुम्बकों का प्रयोग धातु के कचरे में से लोहे के टुकड़े निकालने के लिए भी किया जाता है। इसके अतिरिक्त उनका प्रयोग एम्प्लीफायरों, आर्मेचर घण्टियों, सर्किट तोड़ने के यंत्रों, रेडियो,

दूरसंचार और ट्रांसफार्मरों आदि में भी चुम्बकों का प्रयोग किया जाता है। डाक्टर लोग आपरेशन करते समय शरीर से लोहे के टुकड़ों निकालने के लिए भी चुम्बकों का प्रयोग करते हैं।

स्थायी चुम्बक एक बार बन जायें तो उनकी शक्ति सदा बनी रहती है। इसी कारण उनका नाम स्थायी चुम्बक है। उनका प्रयोग करने के लिए बिजली की आवश्यकता नहीं होती। यदि उन्हें संभाल कर रखा जाया तो वे बरसों तक बने रहते हैं। यदि उन्हें ठीक से न रखा जाय तो कुछ वर्ष बाद उनकी शक्ति कम हो जाती है, लेकिन उसे फिर बढ़ाया जा सकता है। यदि हर पांच या छः वर्ष बाद उनमें चुम्बकत्व की शक्ति फिर प्रविष्ट करा दी जाय तो वे सौ वर्ष या उससे अधिक भी चल सकते हैं।

विभिन्न आकार, प्रकार, डिजाइनों और शक्ति के चुम्बक

स्थायी चुम्बक विभिन्न धातुओं के मिश्रण से बनाए जाते हैं और कई आकार, प्रकार और डिजाइनों के होते हैं। इनकी शक्ति भी भिन्न - भिन्न होती है। चुम्बकों की शक्ति इस बात पर निर्भर करती है कि वे जिन धातुओं के सम्मिश्रण से बने हैं उनका अनुपात, मात्रा और गुणवत्ता कैसी है

सामान्यतया जो चुम्बक बनाए जाते हैं और स्थायी होते हैं उनका ब्यौरा नीचे दिया जा रहा है। उनके आकार, आवश्यकता और उन उद्देश्यों के अनुरूप होते हैं जिनके लिए उनका प्रयोग किया जाता हो :

१— छड़ चुम्बक।
२— बेलनाकार ठोस चुम्बक।
३— बेलनाकार चुम्बक, जिनमें छेद बने होते हैं।
४.— अंगूठी के आकार के चुम्बक।
५— चौकोर चुम्बक, छेद वाले और बिना छेदों के।
६— खराद के टेक या चक के आकार के चुम्बक।
७— अर्द्ध चन्द्राकार चुम्बक।
८— अंगरेजी के अक्षर "यू" के आकार के चुम्बक।
९— घोड़े की नाल के आकार के चुम्बक।
१०— वर्गाकार चुम्बक, छेद वाले या बिना छेद के।
११— प्याले के आकार के ढके हुए चुम्बक।

ऊपर उन आकारों का वर्णन मात्र है जिनमें सामान्यतया कंपनियां चुम्बक बनाती हैं। सच तो यह है कि चुम्बक किसी भी आकार-प्रकार के और किसी भी प्रयोजन के लिए बनाए जा सकते हैं। आवश्यकतानुसार उनके डिजाइन और शक्ति में परिवर्तन किया जा सकता है।

सामान्यतया स्थायी चुम्बक उद्योगों, वाणिज्य और शिक्षा के उद्देश्यों के लिए बनाए जाते हैं। लेकिन उनमें से कुछ का प्रयोग चिकित्सा के लिए भी किया जा सकता है। लेकिन उनकी शक्ति इतनी अधिक नहीं होती कि चिकित्सा के लिए उनका इस्तेमाल किया जा सके। लेखकों ने अपने लम्बे अनुभव के बाद पुराने रोगों के इलाज के लिए कुछ विशेष प्रकार के चुम्बकों का विकास

किया है। उनके चित्र इस पुस्तक के अंत में दिए गए हैं।

कुछ मामलों में चुम्बक मशीनों के पुर्जों के साथ लगा दिए जाते हैं और कई चुम्बक धातु के ढक्कनों से ढके रहते हैं। जब उन्हें इस प्रकार ढक दिया जाता है तो उनकी शक्ति कई गुना बढ़ जाती है। ऐसे चुम्बकों का एक उदाहरण वे चुम्बक हैं जो लाउड स्पीकरों में होते हैं। ऐसे चुम्बक अन्य प्रकार की मशीनों में भी इस्तेमाल किए जाते हैं।

चुम्बकीय पदार्थों का वर्गीकरण

कई प्रकार के चुम्बकीय पदार्थ हैं जिनसे स्थायी चुम्बक बनाए जा सकते हैं। ये पदार्थ अपने तत्वों और सरंचना के कारण एक-दूसरे से भिन्न होते हैं। प्रत्येक के अपने विशेष गुण हैं और उन्हीं गुणों के कारण उनका प्रयोग अलग - अलग उद्देश्यों के लिए किया जाता है।

स्थायी चुम्बकों के निर्माणा में सबसे अधिक जिस मिश्रित धातु का प्रयोग होता है उसे एल्नीको कहा जाता है। इसमें एल्यूमीनियम, निकल, लोहा और कोबाल्ट मिले होते हैं। कोबाल्ट अन्य धातुओं की अपेक्षा महंगा है। इनमें सबसे सस्ती धातु लोहा है। अनुसंधान करके इस बात की चेष्टा की गई है कि चुम्बकीय पदार्थ को अधिक स्थायी और सस्ता बनाया जाय। इस कारण एल्नीको नाम की मिश्रित धातु को कई मापदण्डों में बांटा गया है। इनकी रासायनिक सरंचना नीचे दी गई है:

धातु का नाम	सामान्य	एल्नीको २	इल्नीको ३	एल्नीको ५
एल (एल्यूमीनियम), प्रतिशत	१८	१०	१२	८
नि (निकल), प्रतिशत	—	२०	२४	१४
को (कोबाल्ट), प्रतिशत	१२	१२	—	२४
कु (कुप्रम - तांबा), प्रतिशत	६	६	३	३
फ़ (फ़ैरम - लोहा), प्रतिशत	६४	५२	६१	५१

जिन विभिन्न धातु - मिश्रणों से चुम्बक बनाए जाते हैं उन्हें चुम्बकीय पदार्थों की संज्ञा दी जाती है। चुम्बकीय पदार्थों के तीन प्रमुख वर्ग हैं:

(१) फ़ैरोमैगनेटिक।

(२) पैरामैगनेटिक।

(३) डायमैगनेटिक।

इन तत्वों के सामान्य गुण इस प्रकार हैं।

(१) **फ़ैरोमैगनेटिक**-इन तत्वों में चुम्बकीय शक्ति के प्रवेश की बहुत अधिक क्षमता होती है और इसलिए इनसे बहुत अधिक शक्ति के चुम्बक बनाए जा सकते हैं। इनमें ऐसी धातुओं का

समावेश होता है जिन पर चुम्बकों या चुम्बकीय क्षेत्रों का प्रभाव पड़ता है। ये धातुएं हैं: लोहा, इस्पात, निकल और कोबाल्ट। लोहे और इस्पात के गुणों के बीच यह अन्तर है कि लोहा इस्पात की तुलना में नरम होता है और उसमें चुम्बकत्व का अधिक प्रवेश संभव है। लेकिन इस्पात में चुम्बकव का गुण अधिक समय तक रहता है। इस कारण बिजली से चलने वाले चुम्बकों में लोहे का प्रयोग किया जाता है और स्थायी चुम्बकों में इस्पात का।

(२) **पेरामैगनेटिक**-ये पदार्थ ऐसे हैं जिन्हें चुम्बकीय क्षेत्र में रख दिया जाय तो ये चुम्बक की ओर बहुत कम आकृष्ट होते हैं। यदि चुम्बकीय क्षेत्र एक समान न हों तो ये तत्व क्षेत्र के उस भाग की ओर आकृष्ट होते हैं जो अधिक शक्तिशाली हो। इन पदार्थों में निम्नलिखित आते हैं: एल्यूमीनियम, क्रोमियम, तांबे का सल्फ़ेट, मैंगनीज़, पालाडियम, प्लैटीनम, पोटाशियम और टंगस्टन।

(३) **डायमैगनेटिक**-ये ऐसे पदार्थ हैं जिन्हें चुम्बक आकृष्ट नहीं कर सकते इनमें यह गुण होता है कि चुम्बकीय क्षेत्र के अधिक शक्तिशाली से दुर्बल क्षेत्रों की ओर जायेंगे। चुम्बकीय दृष्टि से इन्हें नकारात्मक ही कहा जा सकता है। इस वर्ग में आते हैं: सुरमा, बिसमथ, तांबा, हीरा, सोना, पारा, चांदी, गंधक, कलई और जस्ता।

गैसें और तरल पदार्थ भी या तो पेरामैग्नेटिक और या डायमैगनेटिक वर्ग में आते हैं। हवा और आक्सीजन पेरामैगनेटिक हैं जबकि अल्कोहल, हाइड्रोजन, नाइट्रोजन और पानी में डायमैगनेटिक पदार्थों जैसे गुण हैं।

मिश्र धातुओं से बने स्थायी चुम्बकों का प्रयोग सामान्यतया दरवाजों की सिटकनियों, पंखों, फ़िल्टर, ग्रामोफोनों, लाउड स्पीकरों, मैगनेटो, चुम्बकों से चलने वाले जेनरेटरों, मीटरों, रेडियों, स्कूटरों, चीनी मिलो, टेलीफोनों, टी०वी० सैटों और अन्य यंत्रों आदि के लिए किया जाता है।

चीनी मिट्टी के चुम्बक

कुछ चुम्बक बनावटी पदार्थों से भी बनाए जाते हैं और उन्हें सिरेमिक फ़ैराइट या ग्रेफ़ाइट के चुम्बकों की संज्ञा दी जाती है। इन चुम्बकों में फ़ैरिक और बेरियम (या स्ट्रोंटियम) के आक्साइड होते हैं। इन पदार्थों को मिलाने के लिए कुछ रसायनों का भी प्रयोग किया जाता है।

इन चुम्बकों का प्रयोग निम्नलिखित प्रयोजनों के लिए होता है:

(१) संचार व्यवस्था— लाउड स्पीकरों और माइक्रोफोनों में।

(२) विद्युत यंत्रों— डायनमो, डी०सी० करेंट से चलने वाला छोटी मोटरों और अन्य उपकरणों में।

(३) इलेक्ट्रोनिक उद्योग— कम्प्यूटरों आदि में।

(४) परिवहन उद्योग— कारों में लगे रेडियो, विमानों के इंजिनों, कारों के डायनमो और स्कूटरों के मैगनेटो में।

(५) फुटएर— सिटकनियों, फिल्टरों, खरादों के चकों और अन्य यंत्रों में।

चीनी मिट्टी के इन चुम्बकों में निम्नलिखित विशेष गुण हैं:

(१) इनमें चुम्बकत्व को अपने में देर तक बनाए रखने का गुण होता है।

(२) यदि उन्हें ऐसे क्षेत्र में रख दिया जाय जहां चुम्बकत्व का कोई प्रभाव नहीं है और या तापमान में परिवर्तन हो जाये तो भी इनका चुम्बकत्व बना रहता है।

(३) धातुओं से बने चुम्बकों की तुलना में इनका वजन साठ प्रतिशत होता है।

(४) इनकी लागत कम होती है।

(५) इनकी शक्ति बनाए रखने के लिए इन्हें विशेष प्रकार के बक्सों में रखना आवश्यक नहीं।

लेकिन चीनी मिट्टी के बने चुम्बकों में एक खराबी यह है कि अगर वे गिर पड़े तो टूट जाते हैं इसलिए उन्हें बड़ी सावधानी से रखना पड़ता है जिससे कि वे टूटें नहीं या उनके कोने छिल न जायें।

सभी प्रकार के चुम्बक कंपनियां औद्योगिक प्रयोग के लिए बनाती हैं।

भारत में मैसर्स परमानेंट मैगनेट्स लिमिटेड नाम की एक ही कंपनी बंबई में है जो चिकित्सा में काम आने वाले छोटे चुम्बक ही बनाती है। ये विभिन्न आकारों में मिलते हैं, लाल रंग के होते हैं या उनके उत्तरी और दक्षिणी ध्रुवों पर निशान लगे होते हैं। ये और दूसरी कंपनियां उद्योगों में प्रयोग के लिए जो चुम्बक बनाती हैं उन पर न कोई निशानी लगी होती और न किसी प्रकार का रंग किया होता है।

चुम्बकत्व और चुम्बक के ध्रुव

जब चुम्बकीय पदार्थों को विभिन्न आकारों और डिजाइनों में ढाल लिया जाता है तब उन्हें चुम्बकीय शक्ति दी जाती है। उसके बाद ही उनका इस्तेमाल हो सकता है।

इनमें चुम्बकत्व का प्रवेश बिजली के माध्यम से कराया जाता है। इस काम के लिए विशेष यंत्रों का प्रयोग होता है जिन्हें इलेक्ट्रो मैगनेटिक यंत्र कहा जाता है। इन यंत्रों के माध्यम से जब चुम्बकत्व का प्रवेश कराया जाता है तो चुम्बक के एक छोर में उत्तरी ध्रुव और दूसरे में दक्षिणी ध्रुव के गुण आ जाते हैं। यह प्रक्रिया कुछ ही क्षण में पूरी हो जाती है।

चुम्बकत्व के सिद्ध नियम

बहुत - से परीक्षणों और अनुभवों के आधार पर चुम्बकत्व के मुख्य सिद्धांतों या नियमों का प्रमाण मिला है:

(१) **एक - जैसे ध्रुव एक - दूसरे को परे फेंकते हैं और विभिन्न ध्रुव एक - दूसरे को आकृष्ट करते हैं**-यह एक सर्वविदित नियम है। इसका प्रमाण जानने के लिए दो चुम्बक लीजिए। जब आप उनके उत्तरी ध्रुवों को एक - दूसरे के पास लायेंगे तो वे परे हटेंगे। लेकिन एक चुम्बक का दक्षिणी ध्रुव दूसरे के उत्तरी ध्रुव से चिपक जायेगा।

(२) **चुम्बकों के ध्रुवों की समानता**-किसी पदार्थ के चुम्बकत्व की स्थिति में आने पर उसके कण पंक्तियों में रहते हैं। एक-जैसे ध्रुव दोनों छोरों पर रहते हैं। लेकिन प्रत्येक चुम्बक के दोनों ध्रुव एक-दूसरे के सामने होते हैं और दोनों की शक्ति एक-समान होती है। दूसरे शब्दों में चुम्बक के दोनों छोरों पर ध्रुवों की शक्ति एक - समान होती है लेकिन उनका स्वरूप

एक - दूसरे के विपरीत होता है।

(३) **ध्रुवों को अलग नहीं किया जा सकता-**प्रत्येक चुम्बक में, वह छड़ के रूप में हो या किसी और रूप में, दो छोरों पर दो अलग - अलग ध्रुव होते हैं। अगर छड़ के रूप में बने चुम्बक को काट कर दो टुकड़े कर दिए जायें तब भी वे दोनों टुकड़े अलग - अलग चुम्बक बन जायेंगे और उनमें भी दो - दो ध्रुव होंगे। उसके चाहे कितने ही छोटे - छोटे टुकड़े क्यों न कर दिए जायें वे सभी अलग - अलग चुम्बक बनते चले जायेंगे।

(४) **चुम्बकत्व को धारण करने की शक्ति-**छोटे आकार के छड़ चुम्बकों की तुलना में लम्बी छड़ों के आकार के चुम्बक अधिक समय तक अपनी शक्ति बनाए रख सकते हैं। उसका कारण यह है कि दोनों ध्रुवों का एक - दूसरे पर विरोधी प्रभाव देर से पड़ता है। छड़ चुम्बकों की तुलना में घोड़े की नाल और यू के आकार के चुम्बकों में चुम्बकत्व अधिक समय तक रहता है। अगर चुम्बकों के निर्माण में लगाए गए ध्रुवों के टुकड़े छल्लों के रूप में हों और उन पर धातु के गोलाकार या वर्गाकार आवरण चढ़ा दिए जायें तो उनमें चुम्बकत्व और अधिक समय तक बना रहता है और वे अधिक शक्तिशाली हो जाते हैं।

(५) **चुम्बकों की शक्ति का ह्रास और उनमें फिर चुम्बकत्व लाना-**यदि किसी चुम्बक को ठीक ढंग से न रखा जाय (अर्थात् उस पर चोटें लगती रहें, वह गर्म होता रहे या उसे कोई तोड़ता - मरोड़ता रहे) तो उसकी शक्ति घट जाती है, क्योंकि इस प्रकार चोट आदि लगने से उसके कणों की व्यवस्था बिगड़ जाती है। लेकिन जिन चुम्बकों की शक्ति घट गई हो उनमें फिर से चुम्बकत्व का प्रवेश कराया जा सकता है। दूसरे शब्दों में, बैटरी के समान उन्हें फिर से चार्ज करना संभव है।

(६) **चुम्बकों को संभाल कर रखना-**चुम्बकों के ध्रुव एक - दूसरे पर प्रतिकूल प्रभाव डालते हैं और इस कारण उनमें चुम्बकत्व का ह्रास होता रहता है। उस ह्रास को रोकने के लिए चुम्बकों के जोड़े इस प्रकार रखे जाते हैं कि नर्म लोहे के टुकड़े उनके दोनों छोरों पर रख दिए जाएं। इन छोरों को "कीपर" की संज्ञा दी जाती है। कीपर के कारण चुम्बकत्व का सर्किट पूरा हो जाता है और उनके ध्रुव अलग - अलग नहीं रहते जिसके कारण चुम्बकत्व का ह्रास होता है।

चुम्बकों की शक्ति

चुम्बकों की शक्ति को ठीक - ठीक नापने के लिए जिस यंत्र का प्रयोग किया जाता है उसे गॉसमीटर कहा जाता है। यह बड़ा बहुमूल्य यंत्र है और इसलिए चुम्बक की शक्ति का अनुमान इस बात से लगाया जाता है कि उसमें कितने वजन का लोहा उठाने की शक्ति है। कोई चुम्बक जितना अधिक वजन उठा सके उतनी ही अधिक उसकी शक्ति मानी जाती है। बच्चों के खिलोने के रूप में घोड़े की नाल के आकार का जो चुम्बक बिकता है और जिससे दांत की पीड़ा दूर करने में सहायता मिलती है, लगभग तीन सौ गॉस शक्ति का होता है। इस पुस्तक के लेखक पुराने रोगों के इलाज के लिए तीन हजार गॉस शक्ति तक के चुम्बकों का प्रयोग करते हैं।

कहा जाता है कि सबसे पहले चुम्बक जो बनाए गए वे छड़ों के रूप में थे। चूंकि उसमें चुम्बक के दोनों ध्रुव दोनों छोरों पर और एक - दूसरे से दूर होते हैं इसलिए उसकी शक्ति अधिक नहीं

होती है। अत: अंगरेजी के अक्षर यू या घोड़े की नाल के आकार के चुम्बक बनाए गए जिससे कि उनके ध्रुव एक - दूसरे के पास हों। ऐसे चुम्बक अधिक शक्तिशाली होते हैं और अधिक वजन उठा सकते हैं। लेकिन इनके दोनों ध्रुवों के बीच अन्तर होता है। इन्हें सुधारने के लिए अंगूठी के आकार के या ठोस बेलनाकार चुम्बक बनाए गए जिससे कि दोनों ध्रुवों के बीच कोई अन्तर न रहे। ऐसे चुम्बक और भी अधिक शक्तिशाली होते हैं और अधिक भार उठा सकते हैं।

चुम्बक के विभिन्न गुण

पश्चिमी बंगाल के नगर नई हट्टी के डाक्टर ए० के० भट्टाचार्य ने अपनी पुस्तक "**मैगनेट एण्ड मैगनेटिक फील्ड्स या हीलिंग बाई मैगनेट्स**" में लिखा है कि चुम्बक ब्राह्माण्ड का ही सूक्ष्म रूप है और उसमें वे सारी शक्तियां दृष्टिगोचर होती हैं जो ब्राह्माण्ड में व्याप्त हैं। उन्होंने चुम्बकों के असंख्य गुणों का वर्णन किया है और यह बताया है कि किस प्रकार चुम्बकों के प्रत्येक ध्रुव में भिन्न - भिन्न गुण हैं। उन्होंने इन गुणों का वर्णन करते समय छड़ के रूप में बने चुम्बक को ध्यान में रखा है। लेकिन अन्य प्रकार के चुम्बकों में भी वैसे ही गुण हैं।

चुम्बकों के मुख्य गुण निम्नलिखित तालिका में दिए गए हैं:

गुण	उत्तरी ध्रुव	दक्षिणी ध्रुव	बीच का भाग
१— चुम्बकीय	आकर्षण	विकर्षण	तटस्थ
२— विशेषता	सकारात्मक	नकारात्मक	तटस्थ
३— प्रभाव	ठण्डा	गर्म	तटस्थ
४— सामान्य	प्रेम	घृणा	उपेक्षा
५— आणविक	प्रोटोन	इलेक्ट्रोन	न्यूट्रोन
६— ग्रह	बुध, शुक्र, चन्द्र	सूर्य, मंगल	बृहस्पति, शनि
७— तत्व	पृथ्वी , जल	अग्नि	वायु, आकाश
८— ब्रह्माण्डीय रंग	हरा, नीला, नारंगी	लाल, पीला	नीला, बैंगनी

चुम्बक की स्थायी शक्ति का स्रोत क्या है इसके बारे में वैज्ञानिकों को अभी तक स्पष्ट रूप से कुछ पता नहीं है। यह भी बड़े आश्चर्य की बात है कि चुम्बक धातु का टुकड़ा ही तो होता है, लेकिन उसके ध्रुव अन्य ध्रुवों की मैत्री या शत्रुता को पहचान लेते हैं और उनके प्रति अचूक रवैया अपनाते हैं। इससे पता चलता है कि चुम्बक में अपने मित्र या शत्रु को पहचानने की जो शक्ति है वह ईश्वर की देन है।

इन सभी गुणों का पुंज होने के कारण ही चुम्बक प्रचीन काल में राजाओं - रानियों और बड़े लोगों को प्रिय था और वे अपने शरीर पर चुम्बक पहना करते थे। उनका विश्वास था कि चुम्बक में कोई दैवी शक्ति है जिसके कारण वह जीवन में ओज बनाए रखेगा, वृद्धावस्था को रोकेगा, सौन्दर्य बढ़ाएगा और नाना प्रकार के रोगों से सरंक्षण प्रदान करेगा।

अध्याय - 10
चुम्बक लगाने की विधियां

दोनों ध्रुवों के अलग - अलग प्रभाव

चुम्बकों का प्रयोग प्रकृति के सहायक के रूप में अपना प्रभाव दिखाता है। चुम्बक औषधि के रूप में काम करते हैं और शरीर को स्वास्थ्य प्रदान करते हैं। चुम्बकों का प्रभाव मुख्य रूप से रक्त संचार और शरीर की अन्य क्रियाओं, जैसे पाचन, स्नायु, श्वास और मल - मूत्र के त्याग की प्रक्रिया के माध्यम से होता है। चुम्बक वृद्धावस्था के रोगों, स्त्री रोगों और बच्चों के रोगों पर भी प्रभाव डालते हैं। विभिन्न रोगों में शरीर के विभिन्न अंगों पर चुम्बक लगाने की कई विधियां हैं जिनका ब्यौरा इस अध्याय में दिया गया है।

प्राचीन साहित्य से पता चलता है कि प्राचीन चीन, मिस्र और कई अन्य देशों में चुम्बकों का प्रयोग रोगों के उपचार के लिए किया जाता था। उस युग के चुम्बक चिकित्सा शास्त्री यह नहीं जान पाते थे कि कुछ मामलों में चुम्बकों का असर क्यों नहीं होता और उनके इस्तेमाल से कुछ रोगियों की हालत क्यों अधिक बिगड़ जाती है। उसके बाद से भिन्न - भिन्न रोगियों पर चुम्बक के अलग - अलग ध्रुवों के इस्तेमाल के बारे में जो अनुभव और परीक्षण किए गए उनसे यह प्रमाणित हो गया है कि मानव शरीर पर चुम्बकों के अलग - अलग ध्रुवों का अलग - अलग प्रभाव पड़ता है क्योंकि उनके गुण और विशेषताएं अलग - अलग हैं। उत्तरी ध्रुव रोग को बढ़ने से रोकता है, रोगाणुओं और पीव को नियंत्रित करता है और कैंसर से ग्रसित कोशिकाओं को निष्प्रभावी कर देता है। यह फोड़ों, त्वचा पर होने वाली दाद आदि और रसौलियों को समाप्त करता है। इसके विपरीत दक्षिणी ध्रुव से ऊर्जा निकलती है और वह पीड़ाग्रस्त अंग को गर्मी और शक्ति प्रदान करता है। दक्षिणी ध्रुव में शरीर की रोग रोधक शक्ति बढ़ाने का भी गुण है। उससे सूजन कम होती है और पीड़ा भी। प्राचीन काल में कुछ डाक्टरों ने अगर चुम्बकों का प्रभाव नहीं होते देखा या उल्टा प्रभाव होते देखा तो उसका कारण यह हो सकता है कि उन्होंने कम शक्ति के चुम्बकों का प्रयोग किया होगा या कम अथवा अधिक देर तक या गलत ध्रुवों का प्रयोग किया होगा।

आप चाहें किसी भी दृष्टिकोण से देखें, चुम्बकत्व ऊर्जा का ही एक रूप है और उसका प्रभाव सभी मानवों, पशुओं, शाक-भाजियों और जीवों पर पड़ता है। अब तक इस बारे में जो भी अनुसंधान हुए हैं उनसे पता चलता है कि इनका प्रयोग कई पेशों में हो सकता है। केवल रोगों के निदान और उपचार में ही नहीं बल्कि रोगों पर नियंत्रण और उन्हें समाप्त करने के साथ - साथ

इसकी सहायता से रोगों के उपचार के प्रति हमारी सारी धारणाए बदल सकती हैं।

प्रयोग की विधि

कुछ डाक्टर और वैज्ञानिक एक समय पर एक ही ध्रुव के प्रयोग की सलाह देते हैं। कई बार वे यह कहते हैं कि दस मिनट तक उत्तरी ध्रुव लगाया जाय और फिर दस मिनट तक दक्षिणी ध्रुव, बिल्कुल वैसे ही जैसे प्राकृतिक चिकित्सा के विशेषज्ञ पहले गर्म पानी से और फिर ठण्डे पानी से किसी अंग को गर्मी पहुंचाने या ठण्डा करने की सलाह देते हैं। लेकिन इस ग्रन्थ में यह सिद्धान्त अपनाया गया है कि जब शरीर का छोटा - सा अंग रोगग्रस्त हो तो एक ध्रुव का प्रयोग किया जाय और जब रोग शरीर के बड़े भाग पर फैल गया हो तो दोनों ध्रुवों का। एक ही ध्रुव का प्रयोग करने का सिद्धान्त पुराना पड़ गया है लेकिन चुम्बक चिकित्सा के क्षेत्र में दोनों ध्रुवों के प्रयोग का सिद्धान्त नया है।

आजकल एक ही ध्रुव के प्रयोग के एक पक्षधर अमरीका के डा० एलबर्ट रॉय डेविस हैं जो विभिन्न रोगों के लिए छड़ के रूप में बने चुम्बक का प्रयोग करते हैं जो १५ सेंटीमीटर लम्बा और पांच सेंटीमीटर चौड़ा तथा सवा सेंटीमीटर मोटा होता है। उन्होंने अपने ग्रन्थ **"दि एनोटोमी आफ बायोमैगनेटिज़्म"** में कुछ रोगों के उपचार का वर्णन किया है:

उत्तरी ध्रुव

१. जोड़ों की सूजन	जोड़ों में जमा हुआ कैल्शियम उत्तरी ध्रुव लगाने से धीरे - धीरे समाप्त हो जाता है।
२. रक्त स्राव	जन्म देने के बाद या स्त्री के अंगों की दुर्बलता के कारण।
३. कमजोर ऊतकों के कारण घावों आदि आदि से रक्त स्राव	ऊपरी भाग पर दक्षिणी ध्रुव और निचले भाग पर उत्तरी ध्रुव लगाने से बड़ी जल्दी आराम मिलता है।
४. फोड़े और कैंसर	
५. टूटी हड्डियां या टूटे जोड़	
६. जलने से हुए घाव	जले हुए भाग पर उत्तरी ध्रुव। जब पीड़ा कम हो तो दक्षिणी ध्रुव जले हुए भाग पर त्वचा के फिर बन जाने में सहायक होता है और रोगी को शक्ति देता है।
७. ऊंचा ब्लड प्रैशर	दायें कान के नीचे रक्तवाहिनी पर उत्तरी ध्रुव लगाने से लाभ होता है।
८. रोगाणुओं के कारण पीव का निकलना	उत्तरी ध्रुव लगाने से पीव समाप्त हो जाती है और घाव भरने लगता है।
९. गुर्दे के रोग या पथरी	कई बार गुर्दा ने काम बन्द कर दिया हो तो उत्तरी ध्रुव लगाने से लाभ होता है।

१०. टखनों, पीठ, कूल्हे, टांगों और पैरों आदि में मोच

११. दांत और मसूड़े — दांतों का खुरना, मसूढ़ों के रोग, उनमें सूजन और पी में उत्तरी ध्रुव लगाने से लाभ होता है।

दक्षिणी ध्रुव

१. बाहों, टांगों, कन्धों और कूल्हों आदि में पीड़ा, अकड़न या कमजोरी हो तो दक्षिणी ध्रुव लगाने से ये अंग मजबूत होते हैं।

२. सभी प्रकार के जीवों को प्रोत्साहित करता है लेकिन रोगाणुओं से होने वाले रोग बिगड़ने की संभावना रहती है।

३. पेट में अम्ल की मात्रा अधिक होने के कारण अपच रोग, या वायु का बनना।

४. जब इन्सूलिन कम मात्रा में बन रही हो।

५. प्रोस्टेट ग्रन्थी का बढ़ जाना(दक्षिणी ध्रुव लगाने से स्राव अधिक हो जाता है। हर दो घण्टे बाद या उससे पहले दक्षिणी ध्रुव लगाना आवश्यक है)।

६. बालों का रंग दक्षिणी ध्रुव लगाने से केवल उन व्यक्तियों को लाभ होता है जिनका स्वास्थ्य अच्छा हो। बिस्तर में लेटे व्यक्ति के नितम्बों पर आधे घण्टे के लिए दक्षिणी ध्रुव लगाने से लाभ देखा गया है।

७. हृदय रोग— हृदय रोग का ठीक - ठीक निदान आवश्यक है क्योंकि ये कई प्रकार के होते हैं जहां हृदय या उसकी मांस - पेशियां दुर्बल हो गई हैं, धड़कन अनियमित हो, नाड़ी धीमी चलती हो वहां दक्षिणी ध्रुव लगाने से लाभ होता है।

८. अगर सिर दर्द हो तो पहले उसका कारण मालूम करना आवश्यक है। सिर पर दक्षिणी ध्रुव लगाने और आमाशय के बाईं ओर भी लगाने से लाभ हो सकता है। इस उपचार के साथ ही साथ पथ्यापथ्य का विचार करना भी आवश्यक है।

९. अगर मांस - पेशियां दुर्बल हो गई हों तो प्रात: और संध्या के समय दस - दस मिनट तक दक्षिणी ध्रुव लगाना चाहिए।

१०. अगर चलने में दुर्बलता का अनुभव होता हो तो एक सप्ताह या दस दिन तक दक्षिणी ध्रुव लगाने से शक्ति बढ़ती है।

अपने ग्रन्थ में डा० डेविस ने रूस और अमरीका में चुम्बकों के विकास की भी चर्चा की है। उन्होंने लिखा है:

"यदि हम ध्यान से देखें तो यह पायेंगे कि ऊर्जा के इन दो अलग - अलग रूपों(चुम्बक के ध्रुवों) के प्रयोग से जीवन में एक नई प्रेरणा आती है।"

अब हम यह समझ सकते हैं कि चुम्बक के प्रत्येक ध्रुव का क्या प्रभाव है और दोनों ध्रुवों को इकट्ठे प्रयोग में लाया जाय तो उनके क्या प्रभाव होते हैं।

अधिक तर्कसंगत प्रक्रिया अपनाने के लिए और डा० डेविस के उपरोक्त कथन को ध्यान में रखते हुए हमने यह अधिक अच्छा समझा है कि दोनों ध्रुवों का प्रयोग किया जाय। हमने इसे दोनों

ध्रुवों के प्रयोग के सिद्धान्त का नाम दिया है जिसका ब्यौरा नीचे दिया जा रहा है।

चुम्बक चिकित्सा सामान्यतया दो तरिकों से की जाती है। उनमें से एक है स्थानीय और दूसरा सामान्य।

स्थानीय चिकित्सा

जब शरीर के किसी एक अंग पर चुम्बक लगाना आवश्यक हो तो यह आवश्यक नहीं है कि उसके दोनों ध्रुवों का प्रयोग एक साथ किया जाय। एक ध्रुव रोग - ग्रस्त अंग की त्वचा के पास लगा दिया जाता है जिससे कि वह त्वचा को छूता रहे। वैसे कपड़े की दो - तीन तहों के ऊपर से भी चुम्बक लगाना संभव है। और उस पर कोई दबाव डालने की आवश्यकता नहीं। यह तब किया जाता है जब रोग शरीर के किसी अंग विशेष में हो, जैसे कि कोई फोड़ा हो गया हो, कनपेड़े निकल आए हों या गले की ग्रन्थियां सूज गई हों। ऐसे मामले में भी इसका प्रयोग किया जा सकता है जब किसी घाव आदि के कारण पीड़ा हो या सूजन। अगर रोग किसी रोगाणु के कारण हो तो उत्तरी ध्रुव लगाना चाहिए और जहां किसी रोगाणु के बिना पीड़ा या सूजन हो वहां दक्षिणी ध्रुव का इस्तेमाल करना चाहिए। इससे यह स्पष्ट हो जाता है कि चुम्बक चिकित्सा में उसके ध्रुव का चुनाव बड़ा महत्वपूर्ण है।

सामान्य चिकित्सा

जब रोग शरीर के किसी अंग में केन्द्रित न हो बल्कि उसके किसी बड़े अंग में फैल गया हो या सारे शरीर में व्याप्त हो,तो सामान्य चिकित्सा करना आवश्यक हो जाता है। इसके लिए एक ही आकार, स्वरूप और शक्ति के चुम्बकों के दो अलग - अलग ध्रुवों का इस्तेमाल आवश्यक हो जाता है।

सामान्य चिकित्सा का एक सामान्य नियम यह है कि अगर रोग शरीर के ऊपरी आधे भाग में हों अर्थात् नाभि से ऊपर के अंगों में हो तो रोगी की दोनों हथेलियों पर चुम्बक लगाए जाएं और रोग नाभि से नीचे केन्द्रित हो तो चुम्बक दोनों तलुओं के नीचे लगाने चाहिएं। अगर रोग सारे शरीर में फैल गया हो तो एक दिन हथेलियों के नीचे और अगले दिन तलुओं के नीचे चुम्बक रखने चाहिए। या फिर, प्रात: हथेलियों के नीचे रखे जायें और शाम के समय तलुओं के नीचे। एक सामान्य नियम यह है कि उत्तरी ध्रुव दायें हाथ या पैर पर लगाया जाय और दक्षिणी ध्रुव बायें हाथ या पैर के नीचे।

हथेलियां और तलुवे मानव के स्वास्थ्य को ठीक संतुलन में रखते हैं। इस प्रकार स्वास्थ्य का स्रोत हथेलियों और तलुवों में है। यह समझना कठिन है कि वे किस प्रकार प्रभावी होते हैं। लेकिन होते अवश्य हैं। हो सकता है कि उनका प्रभाव स्नायुओं के माध्यम से होता हो।

इस ग्रन्थ का उद्देश्य यह है कि सामान्य व्यक्ति प्राकृतिक साधनों से स्वास्थ्य लाभ कर सके। इसमें यह बताया गया है कि सामान्य रोगों का उपचार कैसे किया जाय जिससे कि स्वास्थ्य लाभ हो सके। इस पुस्तक का उद्देश्य यह नहीं है कि कोई व्यक्ति इसे पढ़ कर गंभीर रोगों की चिकित्सा कर सकता हो। लेकिन इससे प्रत्येक व्यक्ति को अपने शरीर की क्रियाओं को नियमित करने में

सहायता मिल सकती है और उसके स्वास्थ्य में सुधार आ सकता है।

ईश्वर ने मानव का शरीर बड़े आश्चर्यजनक ढंग से बनाया है। उसके प्रत्येक अंग का सम्बन्ध प्रत्यक्ष या अप्रत्यक्ष रूप से, रक्त संचार और स्नायुओं के माध्यम से दूसरे अंगों से हैं। हाथ और पैर शरीर के अन्य महत्वपूर्ण अंगों से किसी प्रकार जुड़े हुए हैं।

हाथों और पैरों में बहुत - सी सहज क्रियाएं होती हैं जो उनका सम्बन्ध शरीर के दूसरे अंगों से स्थापित करती हैं। हथेली और हाथ के ऊपर के भाग में विभिन्न प्रकार की सहज क्रियाएं होती हैं जिनका शरीर के विभिन्न अंगों से सीधा सम्बन्ध होता है। लेकिन हथेली का सम्बन्ध अधिक महत्वपूर्ण अंगों से होता है। पैरों की भी यही स्थिति है। इसी कारण चुम्बक चिकित्सा में हथेलियों और तलुवों पर चुम्बक लगाने का चलन है। चुम्बकों के वहां पर लगने से शरीर के सभी अंगों पर प्रभाव पड़ता है।

बिजली और चुम्बकत्व

यह तो सभी जानते हैं कि बिजली और चुम्बकत्व का परस्पर सम्बन्ध है। बिजली की तारों के आस - पास चुम्बकत्व की धाराएं रहती हैं और कुछ विशेष परिस्थितियों में चुम्बकत्व से बिजली पैदा की जा सकती है। इस प्रकार दोनों का परस्पर सम्बन्ध इतना गहरा है कि उन्हें एक - दूसरे से अलग नहीं किया जा सकता।

विद्युत चिकित्सा और चुम्बक चिकित्सा

बिजली के दो प्रकार के करेंट या धाराएं होती हैं— एक पोजेटिव और दूसरी नेगेटिव। चुम्बकत्व में दक्षिणी ध्रुव और उत्तरी ध्रुव होते हैं। बिजली की दोनों धाराएं चुम्बक के दोनों ध्रुवों के अनुरूप हैं इसलिए विद्युत चिकित्सा में जहां पोजेटिव करेंट का इस्तेमाल किया जाता है वहां चुम्बक चिकित्सा में उत्तरी ध्रुव का। और अगर विद्युत चिकित्सा में नेगेटिव करेंट का इस्तेमाल होता है तो चुम्बक चिकित्सा में दक्षिणी ध्रुव का।

इस बात को देखते हुए कुछ पहलुओं में तो चुम्बक चिकित्सा और विद्युत चिकित्सा एक जैसी है, इसलिए कुछ मामलों में, थोड़े बहुत परिवर्तन के साथ, चुम्बक चिकित्सा में भी उन्हीं विधियों का प्रयोग किया जा सकता है जिसका विद्युत चिकित्सा में किया जाता है।

ई०सी०जी० की लीड प्रक्रिया

ई०सी०जी० लेने के लिए (जिसमें हृदय की गति का पता लगाया जाता है) एक विशेष प्रक्रिया है जिसे स्टैंडर्ड० लीड टैक्नीक कहा जाता है। ई०सी०जी० लेने के लिए बांह का अगला हिस्सा (या हाथ) और बाईं टांग के साथ इलेक्ट्रोड लगाए जाते हैं जहां तारें ई०सी०जी० यंत्र तक जाती हैं। इस प्रकार तारों के तीन समूह हैं जिनमें से प्रत्येक को लीड कहा जाता है। प्रत्येक लीड में दो इलेक्ट्रोड होते हैं और ई०सी०ज० में दो प्रकार के चित्र उभरते हैं। लीड १ में दाईं बांह और बाईं बांह के इलेक्ट्रोडों से आने वाली तारें होती हैं। लीड २ में दाईं बांह और बाईं टांग के इलेक्ट्रोड

होते हैं और लीड ३ में बाईं टांग और बाईं बांह। एक चौथी लीड़ भी होती है जो छाती तक पहुंचती है। शरीर के अन्य किसी भाग से लीड लगाने का संतोषजनक परिणाम नहीं निकला,इसलिए तीन ही लीड़ें ई०सी०जी० के लिए इस्तेमाल की जाती हैं।

ई०सी०जी० रेखाओं के माध्यम से यह दर्शाता है कि हृदय में विद्युम की शक्ति किस प्रकार प्रवाहित हो रही है। चुम्बक अपना प्रभाव रक्त के माध्यम से डालते हैं और हृदय को प्रभावित करते हैं चुम्बक चिकित्सा में तीन लीड़ों की प्रक्रिया अपनाई जाती है जोकि चुम्बक लगाने के तीन तरीकों से सपष्ट है। उसके अतिरिक्त दो और तरीके अपनाए जाते हैं। इन दो तरीकों में (१) दायें हाथ और दायें पैर; और (२) दायें पैर और बायें पैर का समावेश है। इस प्रकार चुम्बक लगाने के तरीके पांच हैं। लीड २ का उल्टा (अर्थात् बायां पैर और बायां हाथ और दाहिना पैर) न तो ई०सी०जी में प्रयुक्त होता है और न चुम्बक चिकित्सा में ही इसके प्रयोग का चलन है। हां, यदि इलाज के लिए आवश्यक हो तो इन अंगों में चुम्बक लगाने पर कोई विशेष आपत्ति भी नहीं की जा सकती। नीचे बताया गया है कि ई०सी०जी० की लीडों और चुम्बकों के ध्रुवों के संदर्भ में चुम्बक चिकित्सा की प्रक्रियाओं का क्या सम्बन्ध है।

चुम्बक लगाने के पांच तरीके

सामान्य चिकित्सा में, दोनों ध्रुवों के सिद्धान्त के अनुसार

चुम्बक चिकित्सा			ई० सी० जी०
प्रक्रिया की संख्या	चुम्बक का ध्रुव	कहां लगाना है	अनुरूपी ई० सी० जी० लीड
१.	उत्तरी ध्रुव	दायां हाथ	१
	दक्षिणी ध्रुव	बायां हाथ	
२.	उत्तरी ध्रुव	दायां हाथ	
	दक्षिणी ध्रुव	बायां पैर	
३.	उत्तरी ध्रुव	बायां हाथ	३
	दक्षिणी ध्रुव	बायां पैर	
४.	उत्तरी ध्रुव	दायां हाथ	
	दक्षिणी ध्रुव	बायां पैर	
५.	उत्तरी ध्रुव	दायां पैर	
	दक्षिणी ध्रुव	बायां पैर	

कौन-सा ध्रुव किस ओर लगाएं ?

ऊपर जिन पांच विधियों की चर्चा की गई है, उनके अतिरिक्त चुम्बक लगाने के तीन और सिद्धान्त हैं।

अध्याय ३ में हमने देखा है कि मानव शरीर अपने आप में एक चुम्बक है और हमारे शरीरों के भी चुम्बकीय छोर होते हैं। इस बात को दृष्टिगत रखते हुए अगर हमें शरीर के दाईं ओर या बाईं ओर चुम्बक लगाने हों तो दक्षिणी ध्रुव बाईं ओर लगाना चाहिए और उत्तरी ध्रुव दाईं ओर। फिर, यदि चुम्बक शरीर के ऊपरी और निचले भागों पर लगाने हों उत्तरी ध्रुव ऊपर की ओर और दक्षिणी ध्रुव नीचे की ओर लगाना चाहिए। तीसरा सिद्धान्त यह है कि अगर चुम्बक शरीर के अगली ओर और पिछली ओर लगाना पड़ें तो उत्तरी ध्रुव शरीर के अगले भाग में लगना चाहिए और दक्षिणी ध्रुव पिछले भाग में।

ये सारे नियम चुम्बक लगाने वालों के मार्ग - दर्शन के लिए बताए गए हैं। वे प्रत्येक रोग का अध्ययन करने के बाद स्वयं निर्णय कर सकते हैं और इन नियमों की उपेक्षा कर सकते हैं। यह तभी होना चाहिए जब किसी रोग विशेष की दशा में इससे कोई अधिक अच्छा तरीका उन्हें मिल जाय।

इलाज का तरीका प्रत्येक रोगी और रोग के स्वरूप तथा उस अंग के साथ बदलेगा जो रोगग्रस्त हो। जैसे ऊपर बताया गया है, आप उनमें से कोई भी तरीका अपना लें, उत्तरी ध्रुव शरीर के दाईं ओर लगेगा और दक्षिणी उसके बाईं ओर।

इसलिए यदि विधि - १ अपनाई जाय तो उत्तरी ध्रुव दाईं हथेली पर लगाना चाहिए और दक्षिणी ध्रुव बाईं पर। यदि विधि - २ अपनाई जाय तो उत्तरी ध्रुव दाईं हथेली पर लगाइए और दक्षिणी ध्रुव बाएं तलवे पर। दूसरी विधियों में ध्रुव शरीर के उन्हीं अंगों में लगाने चाहिए जिनकी ओर ऊपर इशारा किया गया है।

इस चिकित्सा पद्धाति में कोई दवाई, कोई टीका, कोई दबाव या मालिश करने की आवश्यकता नहीं है, केवल अपनी हथेलियों या तलवों को कुछ मिनट के लिए चुम्बकों के साथ लगाना ही काफी है। प्रकृति उसी में अपना कमाल दिखाएगी।

चुम्बकों के स्पर्श की विधि

जब ऊपर बताई विधियों से इलाज हो तो दो गोलाकार या वर्गाकार चुम्बकों की आवश्यकता है। उनमें से एक उत्तरी ध्रुव और दूसरे का दक्षिणी ध्रुव उसके बीचोंबीच होना चाहिए। लकड़ी की बनी बेंच, कुर्सी या स्टूल भी होना चाहिए और पैरों के नीचे रखने के लिए एक इंच मोटी लकड़ी का एक तख्ता।

विधि - १ अपनाते समय रोगी को लकड़ी की बेंच, कुर्सी या स्टूल पर बैठना चाहिए और उत्तरी ध्रुव चुम्बक अपने दायें हाथ में और दक्षिणी ध्रुव वाला चुम्बक अपने बायें हाथ में रखना चाहिए। उसे अपनी हथेली उत्तरी ध्रुव वाले चुम्बक के बीचोंबीच रखनी चाहिए और बाईं हथेली दक्षिणी ध्रुव वाले चुम्बक के बीचोंबीच। उसके पैरों के नीचे लकड़ी का तख्ता होना चाहिए। चुम्बक को दबाने की आवश्यकता नहीं, उसे हाथ से स्पर्श करते रहना ही काफी है।

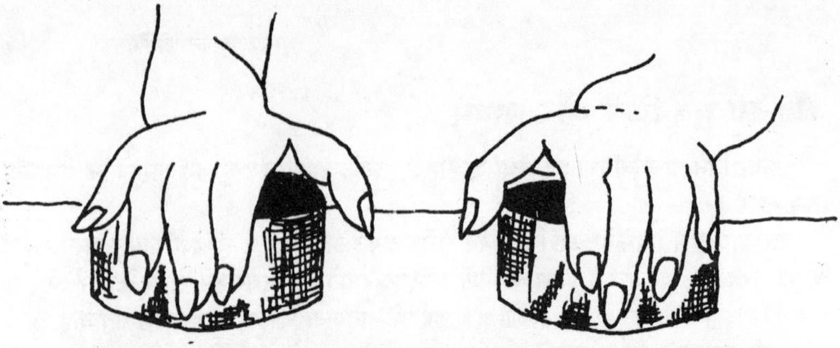

विधि-I : उत्तरी ध्रुव चुम्बक दायीं हथेली के नीचे और दक्षिणी ध्रुव चुम्बक बायीं हथेली के नीचे। शरीर के आधे ऊपरी हिस्से के उपचार तथा हाथों की सूजन में इसी विधि से प्रयोग करें।

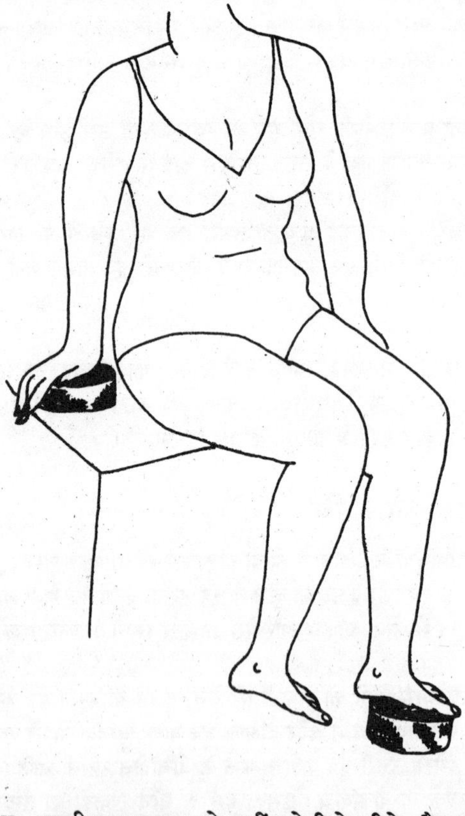

विधि-II : उत्तरी ध्रुव चुम्बक को दायीं हथेली के नीचे और दक्षिणी ध्रुव चुम्बक को बायें तलवे के नीचे। यह विधि जिगर, तिल्ली, पेट तथा आंतों की पीड़ा में लाभप्रद है।

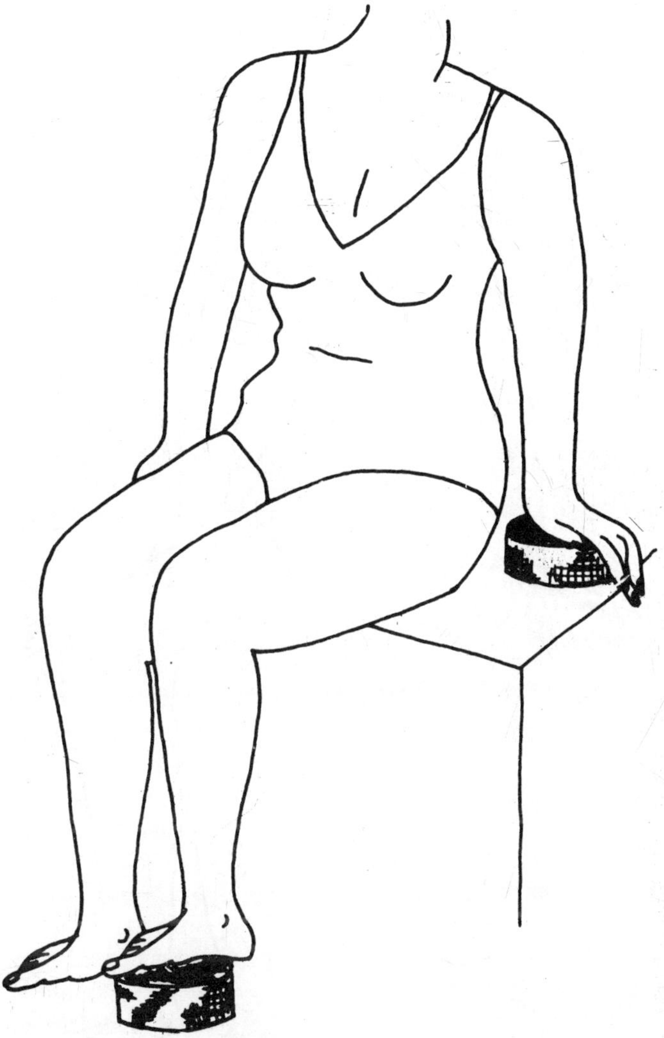

विधि-III : उत्तरी ध्रुव चुम्बक बायीं हथेली के नीचे और दक्षिणी ध्रुव चुम्बक बायें तलवे के नीचे। यह विधि शरीर के बायीं ओर की पीड़ा, जैसे-लकवा, पोलियो में लाभप्रद है। इसके अतिरिक्त बायीं ओर के दर्द और साधारण कमजोरी को भी दूर करती है।

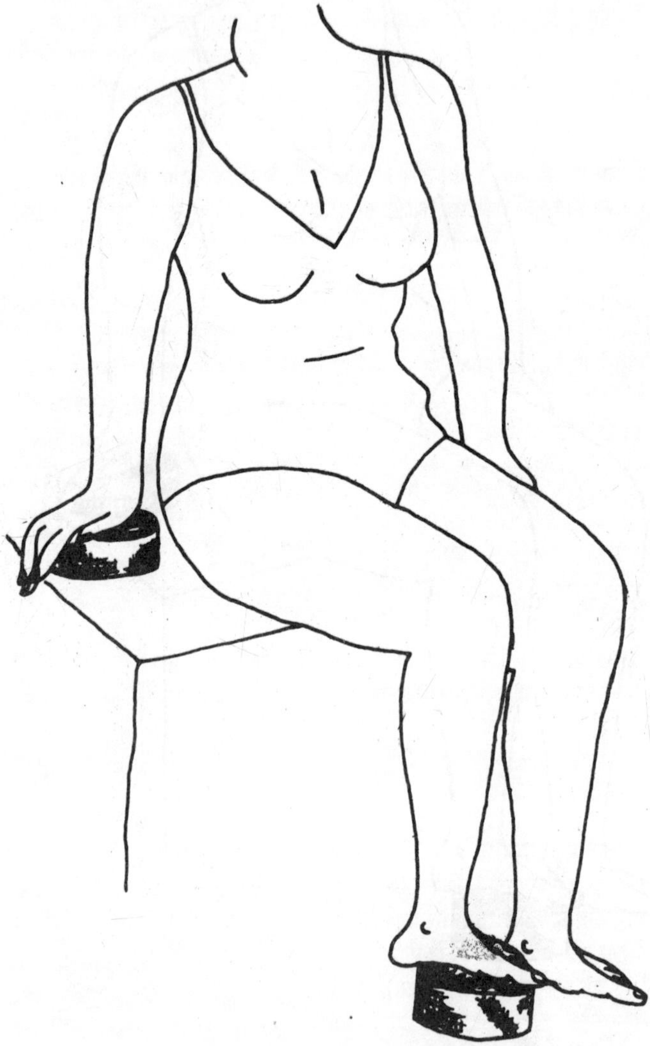

विधि-IV : उत्तरी ध्रुव चुम्बक दायीं हथेली के नीचे और दक्षिणी ध्रुव चुम्बक दायें तलवे के नीचे। यह विधि दायीं ओर की पीड़ा, जैसे लकवा, पोलियो, तथा साधारण कमजोरी के लिये प्रयोग करें।

यदि विधि - ५ अपनाई जाय तो रोगी लकड़ी की बेंच या कुर्सी आदि पर बैठ जाये और दोनों चुम्बकों को लकड़ी के तख्ते पर रख दे। उसका दायां तलवा उत्तरी ध्रुव वाले चुम्बक पर टिका होना चाहिए और बायां दक्षिणी ध्रुव वाले चुम्बक पर। रोगी अपना जूता उतार दे लेकिन मोजे पहने रह सकता है।

अन्य विधियों से इलाज के लिए हाथ या पैर चुम्बकों पर रखना काफी है जैसा कि ऊपर बताया गया है।

चुम्बकीय शक्ति का सरल परीक्षण

कुछ लोग इस बात पर हैरान होंगे और उन्हें लगेगा कि पता नहीं चुम्बकीय शक्ति काम करती है या नहीं और चुम्बक पर हाथ या पैर रखने से वह शक्ति शरीर में प्रविष्ट होती है या नहीं। निम्नलिखित परीक्षण कर लीजिए तो आपको विश्वास हो जाएगा।

अपनी हथेली बिजली के किसी चुम्बक या स्थायी चुम्बक पर रख दीजिए और हाथ के ऊपर लोहे के छोटे-छोटे आलपिन रख लीजिए। आलपिन बालों के समान हाथ की त्वचा से चिपक जायेंगे। यह इस बात का प्रमाण है कि यद्यपि चुम्बक को हथेली से छूने से कोई विशेष प्रकार की अनुभूति नहीं होती लेकिन उसकी शक्ति हथेली में से होती हुई हाथ की पिछली ओर तक जाती है और

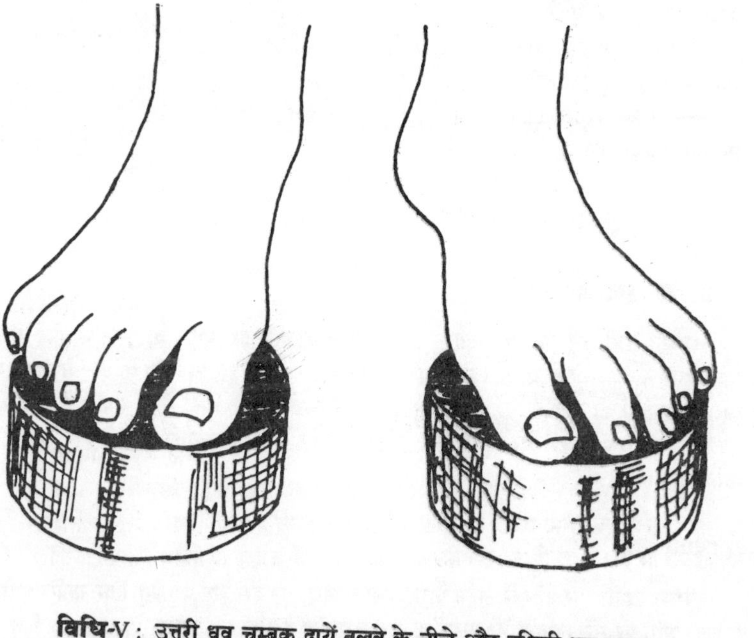

विधि-V : उत्तरी ध्रुव चुम्बक दायें तलवे के नीचे और दक्षिणी ध्रुव चुम्बक बायें तलवे के नीचे। यह विधि शरीर के निचले भागों में पीड़ा, पैर व घुटनों में कम्पन, गठिया, अनियमित तथा निम्न रक्त-प्रवाह में लाभप्रद है।

आलपिनों को आकृष्ट करती है। इसी प्रकार तलवों के नीचे चुम्बक रखने से भी उसकी शक्ति का प्रवेश शरीर में हो जाता है।

चुम्बकीय शक्ति कपड़े, कांच, कागज, प्लास्टिक, रबड़, स्टेनलेस स्टील और लकड़ी में से गुजर जाती है और अपना प्रभाव दिखाती है। इसका प्रमाण निम्नलिखित परीक्षण हैं:

१. नाइलोन, टेरालीन, ऊन या सूत का बना कोई कपड़ा ले लीजिए उसके ऊपर कुछ आलपिन रख दीजिए और कपड़े के नीचे चुम्बक। जब आप चुम्बक को आगे - पीछे करेंगे तो आलपिन भी चुम्बक के साथ - साथ आगे पीछे जायेंगे।

२. कांच या इस्पात का बना गिलास लीजिए और उसमें कुछ आलपिन रख दीजिए। गिलास के इर्द - गिर्द चुम्बक घुमाइए। जब भी आप उसे घुमायेंगे, गिलास में रखे आलपिन उसके साथ - साथ घूमेंगे। यदि आप चुम्बक को गिलास के ऊपर ले जायेंगे तो आलपिन भी उछल कर बाहर आ जायेंगे और चुम्बक से चिपक जायेंगे।

३. गर्म पानी भरने की रबड़ की बोतल या रबड़ की बनी कोई वस्तु ले लीजिए। उस पर कुछ आलपिन रख दीजिए। और उसके नीचे चुम्बक। जब आप चुम्बक को हिलायेंगे तो आलपिन उसके साथ - साथ हिलेंगे। यदि आप चुम्बक को घुमायेंगे तो आलपिन नाचने लगेंगे।

४. लकड़ी का लगभग आधा इंच मोटा तख्ता ले लीजिए। उसके ऊपर कुछ आलपिन रख दीजिए और उसके नीचे एक शक्तिशाली चुम्बक। जैसे ही आप चुम्बक को घुमायेंगे, आलपिन उसके साथ - साथ घूमेंगे।

इन परीक्षणों से यह प्रमाण मिलता है कि चुम्बक की शक्ति इन पदार्थों से रुकती नहीं है बल्कि इनमें से होकर गुजर जाती है।

सच तो यह है कि आपने अपने तलवे शक्तिशाली चुम्बकों पर रखे हों या हथेलियां, चुम्बकत्व आपके सारे शरीर में प्रविष्ट हो जाता है। यदि आप अधिक समय तक शक्तिशाली चुम्बकों को छूते रहें तो हो सकता है कि आपको शरीर में भारीपन, सिर दर्द, नींद, सिर के घूमने आदि की अनुभूति हो या जभांइयां आने लगें।

रोगों का इलाज

लगभग सभी उन रोगों का इलाज चुम्बकों से हो जाता है जहां शरीर के अंगों में कोई बहुत बड़ा विकार न आ गया हो या ऊतकों में परिवर्तन न हो गया हो। इस अध्याय के अंत में लगभग १५० आम रोगों की सूची दी गई है जिनका उपचार चुम्बकों की सहायता से हो सकता है। प्रत्येक रोग के सामने यह विवरण दिया गया है कि उसके उपचार के लिए चुम्बकों का प्रयोग किस प्रकार किया जाय।

चुम्बकों का चुनाव

चुम्बक का आकार और डिजाइन कैसा होना चाहिए, यह इस बात पर निर्भर करेगा कि शरीर के किस भाग पर उसे लगाना है। शरीर के कुछ ऐसे अंग हैं जहां बड़े आकार के चुम्बक नहीं लग सकते और कुछ अंगों पर छोटे आकार के चुम्बक ठीक से काम नहीं करेंगे। उदाहरण के लिए

अगर आंख पर चुम्बक लगाना हो तो छोटे आकार का गोल चुम्बक होना चाहिए जो बन्द आंख के ऊपर आ जाये। बड़े आकार का चुम्बक आंख पर लगाने के लिए उचित नहीं होगा। दूसरी ओर अगर शरीर के अधिकतर भागों में पीड़ा या सूजन है और वह भाग हथेली जितना या उससे बड़ा है तो आंख पर लगाए जाने वाला छोटा चुम्बक ठीक नहीं रहेगा। अधिक अच्छा होगा कि बड़े आकार का चुम्बक हो जो पीड़ाग्रस्त क्षेत्र को ढक ले। इसलिए एक ही आकार-प्रकार के चुम्बक का प्रयोग शरीर के विभिन्न भागों पर नहीं हो सकता और जिसमें सुविधा नहीं रहेगी।

चुम्बकों की शक्ति पर भी यही बात लागू होती है। शरीर के कुछ कोमल अंग हैं, जैसे मस्तिष्क, आंख और हृदय जहां बहुत अधिक शक्ति वाले चुम्बक नहीं लगाने चाहिए और न माध्यम शक्ति के चुम्बक अधिक देर तक लगाने चाहिएं। इसके विपरीत कम शक्ति वाले चुम्बक कड़ी और बड़े आकार की मांस - पेशियों या हड्डियों के रोगों के लिए काफी नहीं होंगे, जैसे कि कूल्हों, जंघाओं, घुटनों या एड़ियों की होती हैं। इसलिए चुम्बक के आकार, डिजाइन और शक्ति का चुनाव रोग के पुराने होने या उसकी गंभीरता, शरीर के अंग और रोगी की शक्ति के अनुसार किया जाना चाहिए जिससे कि वह चुम्बक की शक्ति को सह ले। न केवल स्थानीय रोगों बल्कि सारे शरीर के लिए चुम्बकों के चुनाव में इन बातों का ध्यान रखना चाहिए।

यहां यह दोहरा देना आवश्यक है कि चुम्बक का आकार ही नहीं बल्कि उससे निकलने वाली शक्ति रोग का इलाज करती है। इसलिए चुम्बक चाहे व्यापारिक या औद्योगिक प्रयोग के लिए ही क्यों न बना हो, यदि उसका आकार और उसकी शक्ति शरीर पर लगाने वाले चुम्बक के समान है तो उसका उपयोग रोग - निवारण के लिए किया जा सकता है।

चुम्बक का ध्रुव किस ओर है उससे पता लगता है कि उससे निकलने वाली शक्ति किधर को जा रही है। जब उत्तरी ध्रुव उत्तर की ओर होता है तो उससे निकलने वाली समानान्तर रेखायें अपना असर दिखाती हैं। जब उत्तरी ध्रुव दक्षिणी, पूर्व या पश्चिम की ओर हो तो उससे निकलने वाली तरंगों की शक्ति कम होती है। यही बात दक्षिणी ध्रुव पर भी लागू होती है।

रोगी कैसे बैठे

अध्याय में ३ में "मानवों पर पृथ्वी का चुम्बकीय प्रभाव" शीर्षक के अंतर्गत यह कहा गया है कि हमारे शरीर की भी चुम्बकीय दिशायें होती हैं। इस बात को देखते हुए यह बड़ा महत्वपूर्ण है कि चुम्बक चिकित्सा लेते समय रोगी कहां और किस प्रकार बैठे। उसे इस प्रकार बिठाना चाहिए कि जब चुम्बक का उत्तरी ध्रुव उसके शरीर— माथे या गले— पर रखा जाय तो उसका उत्तरी ध्रुव उत्तर की ओर हो और दक्षिणी ध्रुव दक्षिण की ओर। लेकिन यह बात तभी लागू होती है जब एक समय चुम्बक के एक ही ध्रुव का प्रयोग किया जा रहा हो। यदि दो चुम्बकों के दो अलग - अलग ध्रुवों का प्रयोग एक ही समय किया जा रहा हो तो रोगी का मुंह पश्चिम की ओर होना चाहिए जिससे कि उसके शरीर का दाहिना भाग उत्तर की ओर रहे और बायां भाग दक्षिण की ओर। यदि रोगी को इस प्रकार बिठाया जाय तो चुम्बकों का असर अधिक अच्छा होगा। उस स्थिति में चुम्बक चिकित्सा के साथ - साथ पृथ्वी की चुम्बकत्व की स्थिति भी सहायक होगी।

अद्‌भुत प्रभाव

चुम्बक चिकित्सा के लम्बे अनुभव से पता चलता है कि शक्तिशाली चुम्बक लगाने से कुछ रोगियों को बड़ी अजीब अनुभूतियां होती हैं। कुछ लोगों को शक्तिशाली चुम्बक लगाए जायें तो उन्हें ऐसा लगता है कि हाथों या पैरों में हल्की - सी सनसनाहट है, मानो कोई मन्द समीर चल रही हो या प्रकाश की लहरें उनके शरीर में प्रविष्ट हो गई हों। कुछ व्यक्ति चुम्बकों का स्पर्श कर गर्मी महसूस करते हैं, कुछ का सिर चकराने लगता है, कुछ जंभाइयां लेने लगते हैं, कुछ को नींद आने लगती है और कुछ को पसीना। कुछ ऐसे भी लोग हैं जिन्हें ऐसी कोई अनुभूति नहीं होती। यह अनुभूति क्यों होती है इसका कारण बताना कठिन है। लेकिन सच तो यह है कि कोई अनुभूति हो या नहीं, जो भी व्यक्ति चुम्बक को छुएगा उस पर उसका असर अवश्य होगा।

चुम्बक लगाने की अवधि

चुम्बक चिकित्सा सामान्यतया लगभग दस मिनट प्रति दिन तक देनी चाहिए। गठिया, पक्षाघात, पोलियों, जोड़ों की सूजन आदि जैसे रोगों में चिकित्सा का समय धीरे-धीरे आधा घण्टा प्रति दिन या दिन में पन्द्रह-पन्द्रह मिनट (दो बार) तक बढ़ाया जा सकता है। लेकिन बच्चों को उनकी आयु, रोग और चुम्बकों की शक्ति के अनुसार पांच मिनट तक ही चुम्बक चिकित्सा देनी चाहिए।

चुम्बक चिकित्सा की कोई अवधि निर्धारित नहीं है। इसे रोग का पूरा इलाज हो जाने तक जारी रखा जा सकता है। विभिन्न मामलों में, रोग के स्वररूप और उसकी अवधि के अनुसार, रोगी की आयु और उसकी शक्ति को ध्यान में रखते हुए अधिक या कम दिनों तक चुम्बक चिकित्सा करनी आवश्यक हो सकती है। यह इस बात पर भी निर्भर करता है कि चुम्बकों की शक्ति क्या है। कुछ मामलों में कुछ ही दिनों में फर्क पड़ जाता है। कुछ रोगियों को लगभग दो सप्ताह में आराम मिल जाता है और कुछ पुराने रोगों में कई महीने भी लग सकते हैं। चुम्बक चिकित्सा से शरीर क्रिया के सभी विकार दूर हो जाते हैं। लेकिन कुछ पुराने रोगों में, जिन पर दूसरी चिकित्सा पद्धातियों का भी कोई प्रभाव न पड़ा हो और लम्बी बीमारी के कारण शरीर में काफी परिवर्तन आ गए हों वहां यह संभव है कि कोई फर्क न पड़े। कुछ रोगों में आपरेशन जरूरी हो जाता है और कुछ तो ईश्वर की इच्छा पर ही छोड़ने पड़ते हैं।

सामान्यतया चुम्बक चिकित्सा से रोग में वृद्धि नहीं होती। लेकिन अगर शुरू में पीड़ा कुछ बढ़ जाये तो उसका कारण यह हो सकता है कि चुम्बक उस पीड़ा को दूर करने के लिए शरीर से निकाल रहा है। यदि पीड़ा बढ़ जाये तो थोड़े ही समय में फिर कम हो जाती है और उसे घटाने के लिए किसी अलग इलाज की आवश्यकता नहीं होती।

चुम्बक लगाने के भिन्न - भिन्न तरीके

नईहट्टी, पश्चिमी बंगाल के डाक्टर ए० के० भट्टाचार्य ने अपने ग्रन्थ **मैगनेटिक हीलिंग** में लिखा है कि अगर घोड़े के नाल के आकार का शक्तिशाली चुम्बक बायें हाथ में पकड़

लिया जाय तो हृदय की क्रिया को बल मिलता है और अगर उसे दायें हाथ में पकड़ लिया जाय तो हृदय की धड़कन कम हो जाती है। उन्होंने एक रोगी का ब्यौरा देकर अपनी इस बात का प्रमाण पेश किया है। वे लिखते हैं कि अगर रक्त चाप बढ़ गई हो तो इसका मतलब यह है कि हृदय की क्रिया को तनिक घटाना पड़ेगा और इसलिए चुम्बक को दायें हाथ में पकड़ना होगा। और जब रक्त चाप गिर गई हो तो इसका मतलब यह है कि हृदय की गति बढ़ानी आवश्यक है और उसके लिए चुम्बक को बायें हाथ में पकड़ना चाहिए।

डा० एच०टी० बोलाकानी ने एक मैगनेट बनाकर उसे पेटेंट कराया है जिसे सभी रोगों में बाईं कलाई पर पहना जा सकता है। उनका कहना है दायीं कलाई की बजाय बाईं कलाई हृदय के अधिक समीप है। उन्होंनो अपनी पुस्तक में लिखा है कि बाईं कलाई पर उनका चुम्बक बांधने से ऊंची रक्त चाप के बहुत से रोगियों को लाभ हुआ।

दिल्ली के डा० आर०एस० ठाकुर का कहना है कि ऊंची रक्तचाप का इलाज विधि - १ से करना चाहिए। दूसरे शब्दों में दोनों हथेलियों के नीचे चुम्बक रखने चाहिए। लेकिन इस बात की सावधानी बरतनी चाहिए कि ऐसे व्यक्तियों को लम्बी अवधि तक शक्तिशाली चुम्बक न लगाए जायें। ऐसे मामलों में पांच मिनट तक ही चुम्बकों को हथेली में रखना काफी होगा। उनका विचार है कि चुम्बक शरीर की गर्मी को बढ़ा देता है। ऊंची रक्तचाप में शरीर में पहले ही गर्मी होती है और रक्त बड़ी तेजी से सिर की ओर जाता है। इसलिए उनका कहना है कि गीले तौलिए की कई तहें रीढ़ की हड्डी के निचले भाग पर रख देनी चाहिए और यदि रोगी की रक्त चाप बहुत बढ़ी हुई हो तो उसे तुरन्त लाभ होगा क्योंकि रीढ़ की हड्डी के उस भाग का सिर के साथ सीधा सम्बन्ध है। जब रक्त चाप कम हो गई हो तो वे रोगी को दस मिनट या उससे अधिक लम्बे समय के लिए दो चुम्बक अपने हाथों में पकड़े रहने के लिए कहते हैं और उसके साथ ही उसकी रीढ़ की हड्डी के निचले भाग पर एक शक्तिशाली चुम्बक लगा देते हैं। डा० ठाकुर का यह तरीका(अर्थात् एक ही समय तीन चुम्बक लगाना) डा० मैसमर के तरीके के अनुरूप है जिसका उल्लेख अध्याय ५ में किया गया है। हां, यह बात और है कि डा० मैसमर ने किसी दूसरे ही रोग में तीन चुम्बकों का प्रयोग किया था। कई बार डा० ठाकुर आवश्यक समझते हैं तो रोगी को तीन से भी अधिक चुम्बक लगाते हैं।

जापान की टोकियो स्थित कंपनी एमान्ते ट्रैडिंग कंपनी ने चुम्बकीय पेटियां बनाई हैं जो कन्धों की अकड़न और ऊंची रक्तचाप में बड़ी लाभकारी कही जाती है। कंपनी का कहना है कि उस पेटी को किसी बांह पर दिन-रात बांधे रखने से लाभ होता है। इस चुम्बकीय पेटी में चीनी मिट्टी के बने ६ या ८ छोटे चुम्बक होते हैं। यह हाथ में पहनने की चूड़ी या कलाई की घड़ी के फीते के आकार में है।

इन चुम्बक चिकित्सा शास्त्रियों ने कुछ रोगों के इलाज के लिए विभिन्न शक्ति वाले चुम्बक शरीर के भिन्न-भिन्न अंगों पर लगा कर जो सफलता प्राप्त की है उससे यह प्रमाणित होता है कि चुम्बक शरीर के चाहे किसी भी अंग पर क्यों न लगाया जाय, उसकी शक्ति का प्रभाव सारे शरीर पर पड़ता है।

चुम्बकों के प्रयोग के बारे में कुछ निर्देश

१. चुम्बक चिकित्सा का सबसे अच्छा समय प्रात: काल है जब व्यक्ति शौच और स्नान आदि से निवृत्त हो चुका हो और उसने नाश्ता न किया हो। यदि किसी कारण सबेरे संभव न हो तो संध्या के समय रात के खाने से पहले यह इलाज किया जा सकता है।

२. चुम्बक लगाने के कम से कम आधा घण्टा बाद कोई भी ठण्डी चीज़ खानी या पीनी नहीं चाहिए। चुम्बकों से शरीर में कुछ समय के लिए गर्मी आ जाती है और उस दशा में कुछ भी ठण्डा खाना-पीना नहीं चाहिए। लेकिन चुम्बक लगाने के तुरन्त बाद गर्म दूध या चाय जैसी कोई चीज़ लेने में हर्ज नहीं है।

३. शक्तिशाली चुम्बक लगाने के दो घण्टे बाद तक नहाना नहीं चाहिए। इसी कारंण यह कहा गया है कि प्रात: स्नान के बाद चुम्बक चिकित्सा की जाय।

४. खाने के तुरन्त बाद शक्तिशाली चुम्बक नहीं लगाने चाहिएं क्योंकि उससे कुछ मामलों में मतली आने लगती है या कै भी हो सकती है।

५. गर्भवती स्त्रियों और बच्चों पर या शरीर के कोमल अंगो, जैसे मस्तिष्क, आंख और हृदय आदि पर शक्तिशाली चुम्बकों का प्रयोग नहीं करना चाहिए।

६. सामान्यतया चुम्बकों के लगाने का कोई हानिकारण प्रभाव नहीं पड़ता लेकिन लम्बे समय तक शक्तिशाली चुम्बक लगाने से तनिक असुविधा हो सकती है। उदाहरण के लिए सिर में भारीपन, दर्द, नींद, जंभाइयां या शरीर में सनसनाहट का अनुभव हो सकता है। यदि इस प्रकार कोई असुविधा हो तो चुम्बक लगाना तुरन्त बन्द कर देना चाहिए और रोगी से आराम करने के लिए कहना चाहिए।

७. जब कोई गलत चुम्बक लगाने से कष्ट हो जाये तो जस्ते की किसी प्लेट पर आधे घण्टे के लिए अपनी हथेलियां रखने से वह कष्ट दूर हो जाता है।

८. चुम्बक से तैयार की गई दवाइयों का प्रभाव दूर करने के लिए होमियोपैथिक दवाई **ज़िकंम मटेलीकम** का सहारा लेना चाहिए। अगर चुम्बक लगाने से शरीर पर कोई बुरा प्रभाव पड़ा हो तो कम शक्ति की इस दवाई का प्रयोग कर लेना चाहिए।

९. किसी चपटे और अधिक शक्ति वाले चुम्बकों के दोनों ध्रुव इकट्ठे नहीं रखने चाहिए। अगर उन्हें साथ - साथ रखना है तो इस बात की सावधानी बरतनी चाहिए कि आपकी उंगलियां उनके बीच में न आ जायें नहीं तो वे कुचली जा सकती हैं।

१०. दो चुम्बकों के विरोधी ध्रुवों को "कीपर" की सहायता से इकट्ठे रखना चाहिए जिससे कि उनकी चुम्बकीय शक्ति का ह्रास न हो।

११. हथेलियों में चुम्बक लगाते समय सोने के या अन्य किसी धातु के गहने, जो रोगी ने पहन रखे हों, उतारना आवश्यक नहीं है।

१२. लेकिन चुम्बकों को कलाई की घड़ियों के साथ नहीं लगने देना चाहिए।

१५० सामान्य रोगों के इलाज में चुम्बक लगाने की विधियां

क्रम सं.	रोग	विधि	टिप्पणी
१	२	३	४
१.	विभिन्न प्रकार के फोड़े और कैंसर	विधि १ या ४	यदि रोग शरीर के ऊपरी भाग में हो तो विधि १ और निचले भाग में हो तो विधि ५ जहां फोड़ा आदि हो वहां साथ के साथ उत्तरी ध्रुव भी लगाना चाहिए।
२.	मुहासे	विधि १	मुहासों पर उत्तरी ध्रुव लगाने और चुम्बकीय पानी पीने से भी लाभ होता है।
३.	नाक की हड्डी का बढ़ना या उसमें अवरोध	विधि १	" " " " "
४.	रक्त की कमी	विधि १	जिगर की क्रिया को सामान्य बनाने के लिए चुम्बकीय पानी भी पिलाना चाहिए।
५.	मुंह में छाले आदि	विधि १	चुम्बकीय पानी पिलाने से लाभ होगा क्योंकि यह रोग आमाशय के विकार से उत्पन्न होता है।
६.	अपेंडीसाइटिस (जो अधिक भीषण न हो)	—	शक्तिशाली चुम्बक का दक्षिणी ध्रुव दिन में दो बार पीड़ा के स्थान पर लगाना चाहिए।
७.	भूख न लगना	विधि १	साथ - साथ चुम्बकीय पानी भी पीना चाहिए।
८.	जोड़ों की सूजन	विधि १ और विधि ५	हर तीसरे दिन या सवेरे और शाम को प्रत्येक बार चुम्बक लगाने का समय धीरे - धीरे बढ़ा कर तीस मिनट तक कर देना चाहिए। साथ में चुम्बकीय पानी पिलाने से भी लाभ होगा। यह इलाज काफी समय तक करना पड़ता है।
९.	दमा	विधि १	मध्यम या ऊंची शक्ति के चुम्बक दस मिनट तक लगाए जाएं और साथ में चुम्बकीय पानी भी प्रति दिन पिलाया जाय। यह इलाज भी काफी दिनों तक करना पड़ता है जिसका ब्यौरा नीचे दिया गया है।

१. ऊंची शक्ति के चुम्बकों का जोड़ा दस से बारह मिनट तक सवेरे और उतना ही समय शाम को हथेलियों के नीचे और दक्षिणी ध्रुव वाला बाईं हथेली के नीचे रखना चाहिए। चुम्बकों पर दबाव डाले बिना उन्हें बराबर छूते रहना चाहिए। इससे रक्त संचार, स्नायु और श्वास की क्रियाएं

नियमित हो जाती हैं, दमे और श्वास नली की सूजन में लाभ होता है, छाती का दर्द दूर हो जाता है और सांस लेने में कठिनाई नहीं होती। यदि ऊंची शक्ति के चुम्बक उपलब्ध न हों तो मध्यम शक्ति के चुम्बकों का प्रयोग कर लीजिए। लेकिन चूंकि उनकी शक्ति कम होती है इसलिए उनका प्रयोग १५ से २० मिनट करना चाहिए।

२. अर्द्ध चन्द्राकार, चीनी मिट्टी के बने चुम्बकों का प्रयोग नाक और गले के रोगों में लाभ पहुंचाता है। ऐसे चुम्बकों का उत्तरी ध्रुव नाक के दायीं ओर लगाना चाहिए और वह भी दिन में दो बार दस - दस मिनट तक। ऐसा करने से नाक के कई रोग, जैसे उसका बन्द हो जाना, हड्डी का बढ़ना, छींकि आना या नाक से पानी बहना दूर हो जाते हैं इसके बाद रोगी को को नाक से सांस लेने में उतनी कठिनाई नहीं होगी।

३. अर्द्ध चंद्राकार, चीनी मिट्टी के बने चुम्बकों का प्रयोग दिन में एक या दो बार दस - दस मिनट तक गले पर्र किया जा सकता है। इससे खांसी, गले में खराश और पीड़ा जैसे रोग दूर हो जायेंगे।

४. गले में चुम्बकीय माला पहनी जा सकती है। वह इस प्रकार पहननी चाहिए कि छाती के ऊपरी भाग को छूती रहे। उससे दमा और श्वास नली की सूजन में लाभ होता है। यह माला दिनभर पहनी जा सकती है लेकिन नहाते समय उतार देनी चाहिए। अगर किसी को दिन से माला पहनना अच्छा न लगे तो वह उसे रात को पहन सकता है।

५. ऊंची शक्ति वाले चुम्बकों से तैयार किया गया चुम्बकीय पानी दिन में तीन - चार बार दो - दो औंस की मात्रा में पीना चाहिए। इस पानी के पीने से न केवल छाती और फेफड़ों में जमा बलगम निकल जाती है बल्कि कब्ज दूर होती है और पेट में वायु नहीं बनती। इससे भूख लगने लगती है और पाचन क्रिया सुधर जाती है।

किसी भी दवाई या व्यायाम के साथ - साथ ऊपर बताया उपचार किया जा सकता है। यह इलाज मुख्य रूप से श्वास नली की सूजन वाले दमे के लिए है लेकिन अन्य प्रकार का दमा भी इससे ठीक हो जाता है।

१	२	३	४
१०.	पीठ का दर्द	विशेष विधि	यदि पीड़ा दायें से बायें हो तो दाईं ओर उत्तरी ध्रुव और बाईं ओर दक्षिणी ध्रुव लगाइए। और यदि पीड़ा ऊपर से नीचे हो तो ऊपर की ओर उत्तरी ध्रुव और नीचे की ओर दक्षिणी ध्रुव लगाना चाहिए।
११.	पित्त का प्रकोप	विशेष विधि	जिगर के नीचे उत्तरी ध्रुव रखिए और पीठ पर दक्षिणी ध्रुव लगाइए। विधि १ से भी लाभ होता है। साथ ही चुम्बकीय पानी भी पिलाना आवश्यक है।

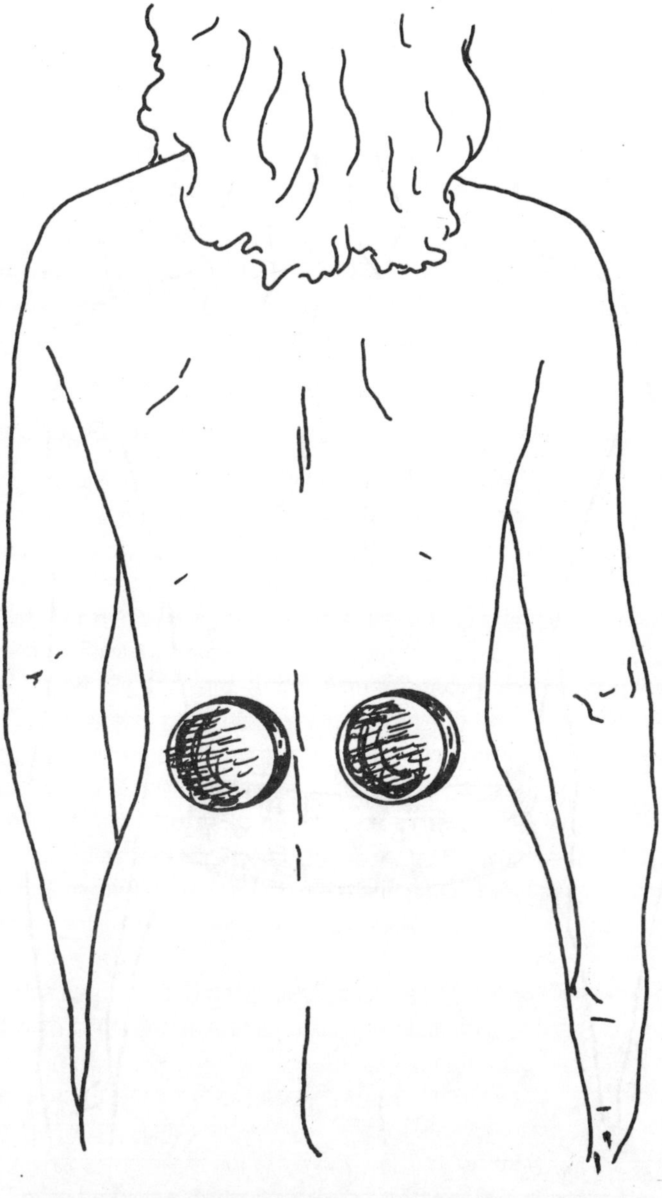

कमर पर उच्च शक्ति वाले चुम्बक: कमर दर्द, हटी हुई डिस्क और पेशियों के खिंचाव के लिये। उच्च शक्ति वाले चुम्बकों को पीठ के प्रभावित भाग पर लगाएँ।

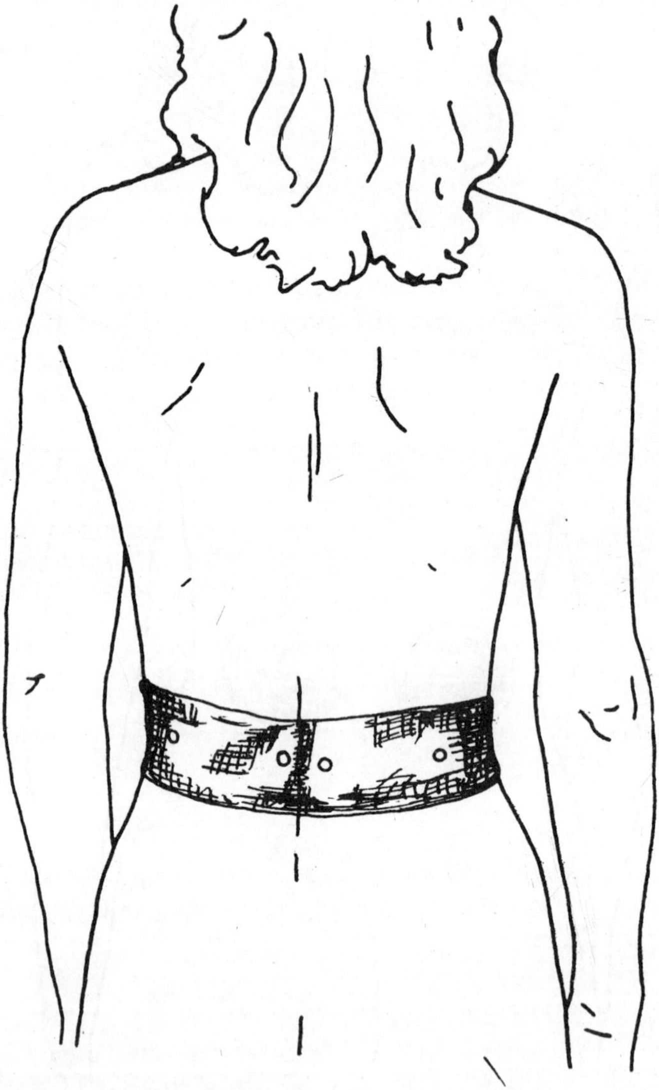

कमर की पट्टी: इसका प्रयोग कमर के दर्द, पेशियों के खिंचाव, हटी हुई डिस्क में करें। चुम्बक प्रभावित शरीर के हिस्सों को छूते रहें।

१	२	३	४
१२.	मधु मक्खियों, अन्य कीड़ों और बिच्छू आदि के काटने पर	विशेष विधि	जिस भाग पर कीड़े ने काटा हो वहां उत्तरी ध्रुव लगाइए।
१३.	मूत्राशय के रोग	विशेष विधि	मूत्राशय के ऊपर पेट के दायें ओर उत्तरी ध्रुव और बाईं ओर दक्षिणी ध्रुव लगाइए।
१४.	रक्तचाप (अधिक या कम)	विधि १	यदि रक्तचाप बढ़ी हुई हो तो पांच मिनट तक चुम्बक लगाइए। यदि रक्तचाप बहुत बढ़ जाये तो रीढ़ के सबसे निचले हिस्से पर मोटे कपड़े को गीला करके उसकी कई तहें रख दीजिए। यदि रक्तचाप कम हो तो १५ - २० मिनट तक चुम्बक लगाइए। रीढ़ की हड्डी के निचले भाग पर ऊंची शक्ति का चुम्बक भी लगाना चाहिए। साथ ही दिन में कई बार चुम्बकीय पानी पिलाना चाहिए।
१५.	श्वास नली की सूजन (जिसके साथ निमोनिया भी हो)	विधि १	शुरू में प्रति भ्नि पांच मिनट तक चुम्बक लगाइए और धीरे-धीरे समय को बढ़ा कर दस मिनट कर दीजिए। साथ ही चुम्बकीय पानी भी पिलाइए। दमे के इलाज के लिए जो निर्देश ऊपर दिए गए हैं उनको भी ध्यान में रखिए।
१६.	मोतियाबिन्द (सफेद या काला)	विशेष विधि	अर्द्ध चन्द्राकार, चीनी मिट्टी के बने, चुम्बक दोनों आंखों पर लगाने चाहिए। यदि उससे लाभ न हो तो संख्या ३५ में बताया गया इलाज कीजिए। इन रोगों में इनकी प्रारंभिक अवस्था में ही लाभ होता है।
१७.	सर्दी से त्वचा का फटना या लाल होना	विधि १ या ५	यदि कष्ट हाथों में हो तो विधि १ से इलाज कीजिए और पैरों में हो तो विधि ५ से। यदि हाथों और पैरों, दोनों में हो तो बारी - बारी से विधि १ और ५ का प्रयोग प्रति दिन प्रातः या संध्या के समय करना चाहिए।
१८.	सिर में जुकाम	विधि १	हर दो घण्टे बाद चुम्बकीय पानी पिलाइए। रोगी को ठण्डी चीजें खाने-पीने से मना कीजिए।
१९.	अंतड़ियों में पीड़ा	विधि १	पीड़ा के स्थान पर दक्षिणी ध्रुव लगाइए। साथ

१	२	३	४
			में चुम्बकीय पानी देने से भी लाभ होगा।
२०.	अंतड़ियों की सूजन	स्थानीय विधि	सूजन के स्थान पर ऊंची शक्ति के चुम्बक लगाइए और साथ ही चुम्बकीय पानी भी पिलाइए।
२१.	कब्ज़	विधि २	चुम्बक का तिरछा प्रभाव कुछ दिनों बाद कब्ज दूर कर देता है। चुम्बकीय पानी दिन में कई बार पिलाना चाहिए।
२२.	खांसी (सूखी या गीली)	विधि १	इसके साथ ही साथ गले पर छोटे चुम्बक भी लगाने चाहिएं।
२३.	ऐंठन या बल	विधि १ या ५	देखिए मद संख्या १७ के सामने दी गई टिप्पणी
२४.	पैरों पर घट्ठे	विधि ५	उत्तरी ध्रुव से तैयार किया गया चुम्बकीय पानी भी लाभकारी होता है।
२५.	जुकाम	विधि १	नाक पर भी चुम्बक लगाइए और चुम्बकीय पानी पिलाइए।
२६.	त्वचा का कट जाना	विधि १ और ५	घाव पर उत्तरी ध्रुव लगाइए।
२७.	रूसी	विधि १	छोटे चुम्बक का उत्तरी ध्रुव सिर पर भी लगाइए।
२८.	मधुमेह	विधि १	यदि कुछ महीनों में लाभ न हो तो तो पेन्क्रियाज ग्रन्थी पर उत्तरी ध्रुव और उसके ठीक पीछे पीठ पर दक्षिणी ध्रुव लगाइए। साथ में चुम्बकीय पानी देने से भी लाभ होगा। लेकिन यह इलाज लम्बे समय तक जारी रखना पड़ता है।
२९.	दस्त और मरोड़	विधि १	हर दो घण्टे बाद चुम्बकीय पानी पिलाइए यदि पेट में पीड़ा हो तो उस पर चुम्बक लगाइए।
३०.	जलंधर	विधि १ या ५	यदि रोग का प्रकोप शरीर के ऊपरी भाग में अधिक हो तो विधि १ का प्रयोग कीजिए और अगर वह निचले भाग में अधिक हो तो विधि ५ का। चुम्बकीय पानी पिलाने से भी लाभ होगा।
३१.	अपच	विधि १	पेट पर भी चुम्बक लगाइए। और रोगी को दिन में कई बार चुम्बकीय पानी पिलाइए।

१	२	३	४
३२.	कान के रोग (फुन्सियां, बहरापन, पीव निकलना पीड़ा और सूजन)	विशेष इलाज	दस मिनट तक शक्तिशाली चुम्बक का दक्षिणी ध्रुव दायीं हथेली पर लगाइए और मध्यम या कम शक्ति वाले चुम्बक का उत्तरी ध्रुव कान के पास। यदि रोग दोनों कानों में हो तो हर कान के पास पांच मिनट तक छोटा चुम्बक रखिए।
३३.	दाद, छाले (हरपीज)	विधि १ या ५	देखिए फोड़ों के इलाज के बारे में दिए गए निर्देश। यदि दाद से पानी निकल रहा हो तो उसके पास एक रूमाल रखिए और चुम्बक को रूमाल पर लगाइए।
३४.	मिरगी, दौरे	विधि १	पेट पर उत्तरी ध्रुव रखिए और पीठ पर दक्षिणी ध्रुव। दिन में कई बार चुम्बकीय पानी पिलाना चाहिए। यह इलाज भी काफी समय तक जारी रखना पड़ता है।
३५.	आंख के रोग	विशेष इलाज	दाईं हथेली के नीचे शक्तिशाली चुम्बक का दक्षिणी ध्रुव दस मिनट तक रखिए और कम शक्ति वाले चुम्बक का उत्तरी ध्रुव पांच - पांच मिनट तक बारी - बारी से दोनों आंखों पर रखिए, रोग चाहे कोई भी हो। नजर कमजोर हो, पलकें सूज गई हों या चिपक जाती हों या लाली आ जाती हो, आंख की पुतली को कोई घाव लगा हो या सूजन हो, पानी या पीव बहती हो, आंखें सूजी हुई हों या भैंगापन हो।
३६.	लकवा	विशेष इलाज	जिस ओर लकवा मार गया हो मुंह के उस भाग पर ऊंची या मध्यम शक्ति के चुम्बक दिन में दो बार १५ - १५ मिनट तक लगाए जाएं। उनके साथ ही चुम्बकीय पानी भी पिलाया जाय।
३७.	बालों का गिरना और सफेद होना	विधि १	कम शक्ति के चुम्बक कनपटियों पर लगाए जाएं, चुम्बकीय पानी भी पिलाया जाय और साबुन का इस्तेमाल न किया जाय।

—**अमरीकन जर्नल सर्विस**— खण्ड ३०, संख्या ५, सितंबर - अक्तूबर १९३० में बताए गए विद्युत उपचार के अनुसार यह विशेष इलाज ढूंढ़ा गया है।

१	२	३	४
३८.	ज्वर	विधि १	सवेरे और शाम को पांच - पांच मिनट के लिए मध्यम शक्ति के चुम्बक लगाए जाएं और प्रति दो घण्टे बाद चुम्बकीय पानी पिलाया जाय।
३९.	भगन्दर	विधि ५	छोटे चुम्बक का उत्तरी ध्रुव भगन्दर पर लगाया जाय और हो सके तो वहां पर बांध दिया जाय, साथ ही चुम्बकीय पानी भी पिलाया जाय।
४०.	त्वचा का फटना	विधि ५	छोटे चुम्बकों का प्रयोग किया जाय या रात के समय घावों पर बांध दिया जाय।
४१.	वायु	विधि १	मध्यम शक्ति के चुम्बक पेट पर लगाए जाएं, विशेषकर उस समय जब पेट में पीड़ा भी हो। ऐसे रोगियों को चुम्बकीय पानी अवश्य पिलाना चाहिए। उन्हें अदरक प्रचुर मात्रा में खिलाया जाय और ऐसी चीजें न दी जायें जो वायु उत्पन्न करती हों।
४२.	शरीर में फंसा कोई पदार्थ	स्थानीय	यदि कोई आलपीन या सुई शरीर के किसी अंग में जा घुसी हो तो उस पर तुरन्त उच्च शक्ति का चुम्बक लगाना चाहिए जिससे कि वह बाहर निकल आए। यदि वह शरीर के बहुत अन्दर तक चली गई हो तो एक्स - रे के बाद आपरेशन करवाना ही एक तरीका है।
४३.	पथरी	विधि १	जिगर पर चुम्बक का उत्तरी ध्रुव लगाया जाय और दिन में कई बार चुम्बकीय पानी दिया जाय। यदि पीड़ा हो तो उसका भी इलाज करना चाहिए।
४४.	सिर में चक्कर आना	विधि १	साथ चुम्बकीय पानी देने से जल्दी आराम आता है।
४५.	गलगंड	विधि १	सूजी हुई थायराइड ग्रन्थि पर मध्यम शक्ति के या अर्द्ध चन्द्राकार चुम्बक भी गले पर लगाने चाहिएं। रोगी को चुम्बकीय पानी और केले देने चाहिएं। यह इलाज काफी समय तक जारी रखना पड़ सकता है।
४६.	गठिया	विधि १ और ५	रोगग्रस्त अंग के अनुसार विधि १ या ५ का प्रयोग करना चाहिए या एक दिन छोड़कर दोनों

१	२	३	४
			विधियों को बारी - बारी से या सवेरे और शाम स्तेमाल करना चाहिए। यह इलाज दिन में दो बार करना चाहिए। यह इलाज काफी लम्बे समय तक जारी रखना पड़ सकता है। साथ में चुम्बकीय पानी भी पिलाना चाहिए।
४७.	मूत्र में लाल या सफेद रंग की पथरी	विधि ५	यदि दिन में कई बार चुम्बकीय पानी पिलाने की प्रक्रिया लम्बे समय तक जारी रखी जाय तो उससे मूत्राशय और गुर्दों से पथरी के निकलने में सहायता मिलती है। यदि पीड़ा हो तो स्थानीय इलाज भी आवश्यक है।
४८.	मसूड़ों से लहू आना या उनका गलना	विशेष विधि	जिन दांतों में कष्ट हो या जिनके मसूढ़ों से खून आता हो उन पर कम शक्ति के चुम्बक लगाए जाएं।
४९.	सिर दर्द	कारणों के अनुसार	(१) यदि अपच के कारण हो तो विधि १ और साथ में चुम्बकीय पानी (२) यदि रक्त के विषाक्त होने के कारण हो: (क) पीलिया में, विधि १; (ख) गुर्दों की सूजन में, विधि ५; (ग) साइनस के सूज जाने पर नाक पर चीनी मिट्टी का बना चुम्बक लगाएं; (घ) यदि टॉंसिल सूज गए हों तो गले पर चुम्बक लगाइए। (३) यदि ज्वर के कारण हो तो विधि १ और हर दो घण्टे बाद चुम्बकीय पानी पिलायें। (४) अगर कान के किसी रोग के कारण हो तो पहले कान का इलाज कीजिए। (५) यदि आंख के किसी रोग के कारण हो तो पहले उस रोग का इलाज कीजिए। (६) यदि किसी मानसिक बोझ व चिंता के कारण हो तो १५ से २० मिनट तक विधि १ का प्रयोग कीजिए और साथ में चुम्बकीय पानी पिलाइए। (७) अगर किसी घाव के कारण हो तो घाव का इलाज कीजिए।

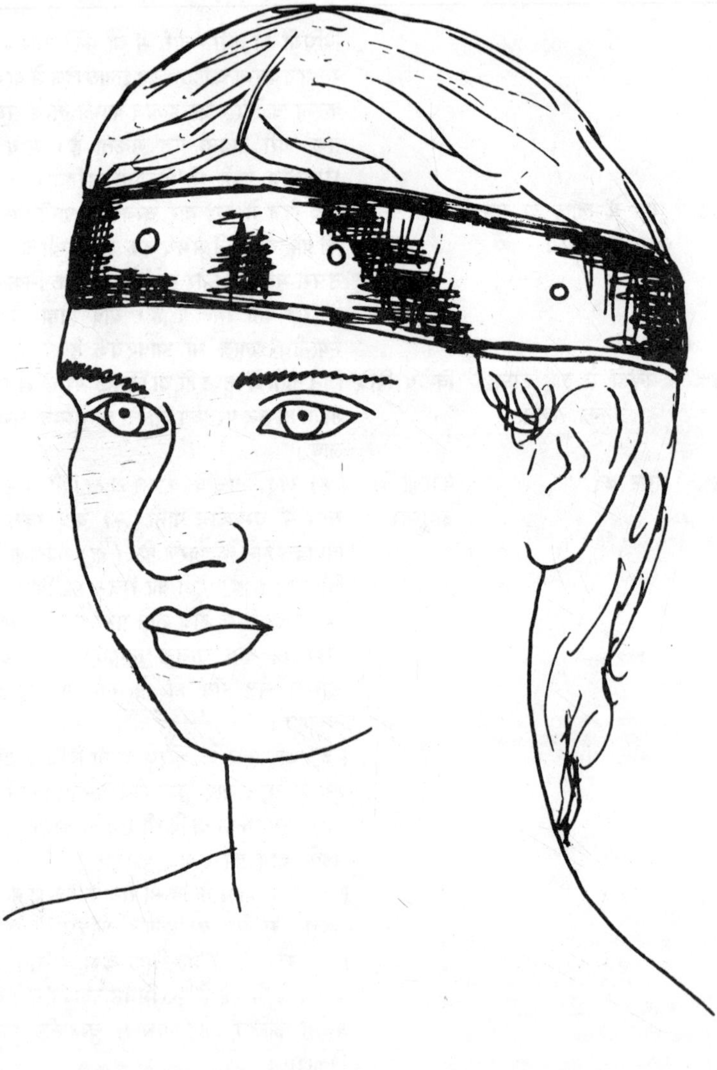

चुम्बकीय सिर की पट्टी: सिरदर्द, हेमीक्रेनिया, माइग्रेन तथा इन्सोम्निया के दर्द में माथे पर बांधें।

१	२	३	४
			(८) यदि कोई कारण न मालूम पड़े तो माथे पर अर्द्ध चन्द्राकार चुम्बक लगाइए। ऐसा करते समय चुम्बक का उत्तरी ध्रुव दाईं ओर दक्षिणी ध्रुव बाईं ओर लगाना चाहिए और साथ में पीने के लिए चुम्बकीय पानी देना चाहिए।
५०.	हृदय रोग (छाती में पीड़ा, धड़कन दिल का बैठना और कमजोरी)	विधि १	जहां पर कष्ट हो वहां पर पांच मिनट के लिए एक छोटा - सा चुम्बक लगाइए और देखिए कि उसका क्या प्रभाव पड़ता है। हृदय और मस्तिष्क पर अधिक शक्ति वाले चुम्बक नहीं लगाने चाहिए।
५१.	जिगर की सूजन	विधि १	जिगर पर चुम्बक का दक्षिणी ध्रुव लगाइए और साथ में चुम्बकीय पानी भी पिलाइए।
५२.	हर्निया (आंत का गिरना)	विधि १	यदि आवश्यक हो तो पीड़ा वाले स्थान पर चुम्बक का दक्षिणी ध्रुव लगाइए। साथ में चुम्बकीय पानी भी पिलाइए।
५३.	हिचकी	विधि १	एक और तरीका यह है कि पेट पर एक शक्तिशाली चुम्बक का उत्तरी ध्रुव लगाइए और पीठ पर दक्षिणी ध्रुव। साथ में चुम्बकीय पानी भी पिलाइए।
५४.	आवाज़ का बैठ जाना	विधि १	अर्द्ध चन्द्राकार चुम्बक गले पर लगाए जाएं और कई बार चुम्बकीय पानी भी पिलायें
५५.	फोतों में पानी भरना	विधि ५	चुम्बकीय जल पिलाना चाहिए और साथ में फोतों पर चुम्बक का दक्षिणी ध्रुव लगाना चाहिए।
५६.	अत्यधिक अम्लता	विधि १ और २	चुम्बक के दोनों ध्रुवों से इलाज किया जाय और साथ में चुम्बकीय जल भी पिलाया जाय।
५७.	रोग भ्रम या वहम	विधि १	दिन में कई बार चुम्बकीय जल पिलाया जाय।
५८.	हिस्टीरिया	विधि २	गर्भाशय के ऊपर उत्तरी ध्रुव लगाया जाय और उसके नीचे दक्षिणी ध्रुव। साथ में चुम्बकीय जल भी पिलाया जाय।
५९.	कद बढ़ाने के लिए	विशेष विधि	अर्द्ध चन्द्राकार चुम्बक का उत्तरी ध्रुव माथे पर और दक्षिणी ध्रुव सिर के पीछे लगाया जाय। अगले दिन उत्तरी ध्रुव दायें कान के ऊपर और

१	२	३	४
			दक्षिणी ध्रुव बायें कान के ऊपर लगाया जाय। इससे पिट्यूटिरी या पीयूष ग्रन्थि को बल मिलेगा जो कद को नियंत्रित करती है। यह इलाज काफी समय तक जारी रखना पड़ता है।
६०.	इन्फ्लइूएंजा	विधि १	इस पर वही बातें लागू होती हैं जो ज्वर के संदर्भ में बताई गई हैं।
६१.	घाव	विधि १ या ५	इलाज इस बात पर निर्भर करता है कि घाव कहां है। घाव पर ही चुम्बक लगाने से लाभ होता है। रोगी को चुम्बकीय पानी और गर्म चीजें खाने-पीने के लिए दी जायें। उसे ठण्डी चीजें खाने - पीने से मना किया जाय।
६२.	अनिद्रा रोग	विधि ५ (संध्या के समय)	एक छोटा - सा चुम्बक अच्छा हो उसका दक्षिणी ध्रुव— सोते समय रोगी के माथे पर रखा जाय।
६३.	मेघा बढ़ाने के लिए	विधि १	छोटे आकार का चुम्बक, अच्छा हो कि उसका दक्षिणी ध्रुव, माथे पर रखा जाय।
६४.	पीलिया	विधि १	इस रोग में चुम्बकीय जल देना बहुत आवश्यक है। जिगर पर छोटे या मद्धिम शक्ति के चुम्बक लगाने चाहिए। इस रोग में पपीता, मूली और गने का रस गुणकारी है।
६५.	गुर्दे का दर्द	विधि १	इसमें गुर्दे पर चुम्बक अवश्य लगाना चाहिए। चुम्बकीय जल से लाभ होता है और रोगी को पेशाब खुल कर आता है।
६६.	फुल बहरी (त्वचा पर सफेद दाग)	विधि १ या ५	इलाज इस बात पर निर्भर करता है कि दाग कहां है। यदि एक या दो ही स्थानों पर हों तो उन पर चुम्बक का दक्षिणी ध्रुव लगाना चाहिए।
६७.	जिगर का बढ़ना	विधि १	जिगर पर छोटे चुम्बक का दक्षिणी ध्रुव लगाया जाय और चुम्बकीय जल ही पीने को दिया जाय।
६८.	चलते समय हाथ-पांव का मुड़ना (लोकोमोटर अटेक्सिया)	विधि विशेष	रीढ़ के ऊपरी भाग पर उत्तरी ध्रुव और निचले भाग पर दक्षिणी ध्रुव।
६९.	कमर का दर्द	विधि ५	जहां पर पीड़ा हो वहां शक्तिशाली चुम्बक का दक्षिणी ध्रुव लगाया जाय।

१	२	३	४
७०.	ग्रन्थियों की सूजन	विधि १ और ५	जहां पर सूजन हों वहां चुम्बक लगाया जाय और साथ में चुम्बकीय जल पीने को दिया जाय।
७१.	मलेरिया	विधि १	वही उपचार करना चाहिए जो ज्वर के संदर्भ में बताया गया है।
७२.	खसरा	विधि १	वही उपचार जो ज्वर के संदर्भ में बताया गया है।
७३.	यादाश्त बढ़ाना	विधि १	वही उपचार जो मेधा बढ़ाने के लिए बताया गया है।
७४.	तीक्षण बुद्धि	विधि १	वही उपचार जो मेधा बढ़ाने के लिए बताया गया है।
७५.	सरसाम या गर्दनतोड़ बुखार	विधि १	गर्दन के दोनों ओर भी चुम्बक लगाए जायें।
७६.	आधेसिर का दर्द	विधि १	साथ में भवों या कनपटियों पर भी कम शक्ति के चुम्बक लगाए जायें।
७७.	कनपेड़े	विधि १	साथ में कुछ दिनों तक सवेरे और शाम कनपेड़ों पर अर्द्ध चन्द्राकार चुम्बक भी लगाए जायें।
७८.	गुर्दों की सूजन	विधि ५	गुर्दों पर भी चुम्बक लगाए जायें। इस रोग में बार - बार चुम्बकीय जल पिलाना भी आवश्यक है।
७९.	स्नायु, पीड़ा, उनकी दुर्बलता या सूजन	विधि १	जहां संभव हो, चुम्बक का दक्षिणी ध्रुव लगाया जाय और साथ में चुम्बकीय जल पिलाया जाय।
८०.	मोटापा	विधि १ और ५	एक साथ चार शक्तिशाली चुम्बक लगाए जायें और उनका प्रभाव देखा जाय या दो चुम्बक हथेलियों के नीचे रखे जायें (विधि १) और फिर तलवों के नीचे (विधि ५)। इसमें खान - पान का परहेज बहुत जरूरी है। मोटे व्यक्ति को घी आदि नहीं खाना चाहिए और उसे चुम्बकीय जल पिलाना चाहिए।
८१.	अण्डकोषों की सूजन	विधि १	अण्डकोषों पर चुम्बक का दक्षिणी ध्रुव रखने से लाभ होता है।
८२.	हड्डियों और जोड़ों की सूजन	विधि १ और ५	जहां पर सूजन हो वहां ऊंची शक्ति के चुम्बक काफी समय तक लगाये रहना पड़ सकता है।

१	२	३	४
८३.	धड़कन	विधि १	वही बातें लागू होती हैं तो हृदय रोगों के मामले में चुम्बकीय जल देने से भी लाभ होता है।
८४.	पक्षाघात	विधि १ और ४	एक दिन छोड़ कर, बारी-बारी से दोनों विधियों का प्रयोग करना चाहिए यदि पक्षाघात सारे दायें अंगों में हो तो विधि ४ का प्रयोग कीजिए और यदि बाईं ओर हो तो विधि ३ का। चिकित्सा का समय धीरे-धीरे तीस मिनट तक बढ़ाया जा सकता है। या प्रति दिन १५-१५ मिनट तक दो बार इलाज किया जा सकता है। यह इलाज काफी समय तक करना पड़ सकता है। साथ में चुम्बकीय जल पिलाने से लाभ होता है।
८५.	बवासीर	विधि ५	रोगी को बराबर चुम्बकीय जल पिलाना चाहिए। उसे शक्तिशाली चुम्बकों की जोड़ी के ऊपर कुछ समय बैठना भी चाहिए।
८६.	फेफड़ों में पानी भर जाना	विधि १	इस रोग में लम्बे समय तक चुम्बकीय जल भी पिलाना चाहिए।
८७.	निमोनिया	विधि १	वही इलाज जो ज्वर के लिए बताया गया है। यदि पसली में पीड़ा हो तो वहां छोटे चुम्बक लगाने चाहिए।
८८.	पोलियो	विधि ५	जिन अंगों पर रोग का प्रकोप हो उनका भी इलाज करना चाहिए। कूल्हे पर चुम्बक का उत्तरी ध्रुव और तलवे के नीचे दक्षिणी ध्रुव रखना चाहिए। साथ ही देखिए पक्षाघात के बारे में की गई टिप्पणियां।
८९.	चेचक	विधि १	छोटी माता हो या बड़ी, दोनों का एक-सा इलाज है। रोगी को हर दो घण्टे बाद चुम्बकीय जल पिलाना चाहिए।
९०.	प्रोस्टेट ग्रंथि का बढ़ना	विधि ५	लम्बे समय तक इसका इलाज करना आवश्यक है। ग्रन्थि पर दक्षिणी ध्रुव लगाया जाय और साथ में चुम्बकीय जल पिलाया जाय।
९१.	मसूढ़ों से पीव निकलना (पायरिया)	विधि १	साथ ही देखिए संख्या ४८।

१	२	३	४
९२.	गठिया	विधि १ और ५	साथ ही देखिए पक्षाघात के लिए बताया गया इलाज। यह इलाज लम्बे समय तक चलता है।
९३.	दाद		वही इलाज जो संख्या १ और संख्या ३३ में बताया गया है।
९४.	नितम्ब की नाड़ी में सूजन और पीड़ा (शिएटिका)	विधि ५	जहां पीड़ा हो वहां चुम्बक लगाइए। जिस नितम्ब में पीड़ा हो वहां उत्तरी ध्रुव और उसी ओर के तलवे के नीचे दक्षिणी ध्रुव रखिए।
९५.	मर्दों की कमजोरी	विधि ५	साथ ही नाभि के ऊपर उत्तरी ध्रुव लगाइए और उसके नीचे, शिश्न से थोड़ा ऊपर, दक्षिणी ध्रुव। रोगी को चुम्बकों के ऊपर बैठना भी चाहिए।
९६.	साइनस की सूजन	विधि	नाक के दोनों ओर अर्द्ध चन्द्राकार चुम्बक लगाइए। जिस स्थान पर पीड़ा हो वहां भी चुम्बक लगाने से लाभ होता है।
९७.	रीढ़ की हड्डी के किसी जोड़ का खिसकना	विशेष	रीढ़ की हड्डी के ऊपरी हिस्से में जहां पीड़ा शुरू होती हो, उत्तरी ध्रुव लगाइए और कमर में जहां बड़े जोर की पीड़ा हो, वहां दक्षिणी ध्रुव। या कमर के दाईं ओर उत्तरी ध्रुव और बाईं ओर दक्षिणी ध्रुव लगाइए।
९८.	छींकें आना	विशेष विधि	वही प्रक्रिया अपनाइए जो साइनस की सूजन में अपनाई जाती है।
९९.	मूत्र में शुक्राणुओं का जाना		वही प्रक्रिया अपनाइए जो मर्दाना कमजोरी में अपनाई जाती है।
१००.	तिल्ली का बढ़ना	विधि १	तिल्ली पर दक्षिणी ध्रुव लगाइए। चुम्बकीय जल देने से भी लाभ होता है।
१०१.	गर्दन में बल पड़ना	विशेष विधि	गर्दन के पीछे उत्तरी ध्रुव लगाइए और जहां बल पड़ा हो वहां दक्षिणी ध्रुव।
१०२.	पेट के सभी रोग	विधि २	चुम्बकत्व के तिरछे प्रभाव से जिगर, आमाशय, तिल्ली, पेट और अंतड़ियों के सभी रोग दूर हो जाते हैं। इन रोगों में लम्बे समय तक चुम्बकीय जल देना आवश्यक है।
१०३.	पथरी	विधि १ और ५	यदि पथरी मूत्राशय में हो तो विधि १ अपनाइए और यदि गुर्दे में हो तो विधि ५। इसके साथ ही

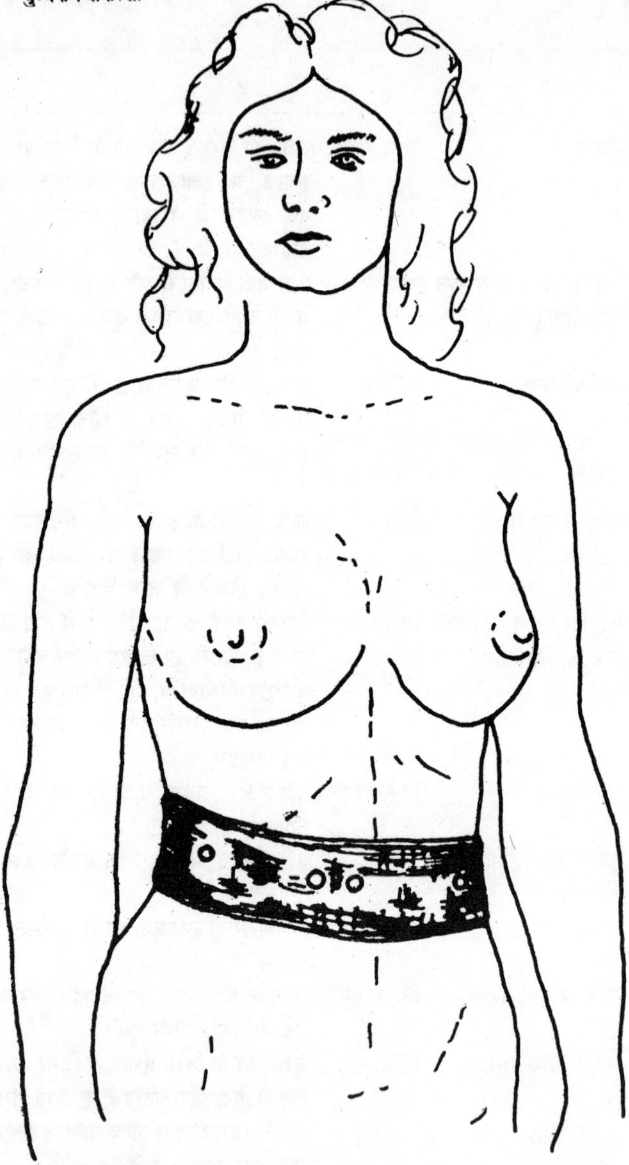

चुम्बकीय पेट की पट्टी: पेट दर्द, सूजन, हर्निया तथा कमर के दर्द में प्रयोग करें।

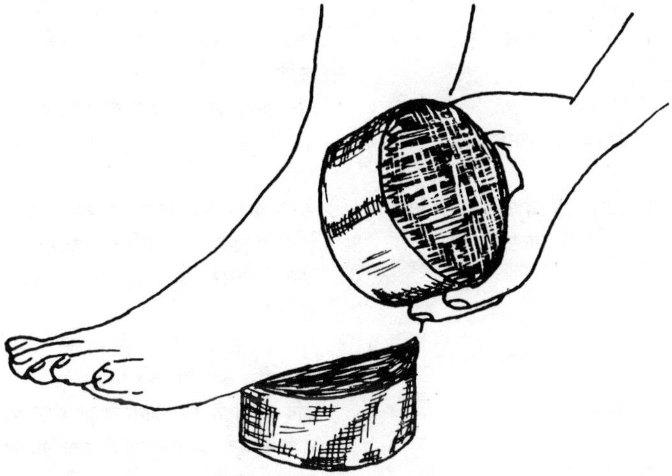

उत्तरी ध्रुव प्रभावित ऐड़ी पर और दक्षिण ध्रुव ऐड़ी के नीचे:
सूजन, कड़ी एवं पीड़ायुक्त ऐड़ी को ठीक करने में प्रयोग करें।

१	२	३	४
			चुम्बकीय जल पिलाइए। जहां पीड़ा होती हो वहां उत्तरी ध्रुव लगाइए।
१०४.	टांगों और पैरों में सूजन	विधि ५	इसमें चुम्बकीय जल पिलाना अत्यावश्यक है और इलाज और लम्बे समय तक जारी रखना चाहिए। रोगी के भोजन में नमक की मात्रा घटा देनी चाहिए।
१०५.	आतशक और सुजाक	विधि ५	दोनों रोगों में सादे पानी के साथ चुम्बकीय पानी की कुछ मात्रा मिला कर देने से लाभ होता है। यह इलाज लम्बे समय तक जारी रह सकता है।
१०६.	टॉंसिल और ग्रसनी ग्रन्थि की सूजन	विधि १	गले पर अर्द्ध चन्द्राकार चुम्बक लगाने चाहिएं। रोगी को ठण्डी और खट्टी चीजें नहीं खानी चाहिएं।
१०७.	क्षयरोग	विधि १	चुम्बकीय जल भी देना आवश्यक है।
१०८.	मोतीझरा (टायफायड)	विधि १	इस पर भी वही बातें लागू होती हैं जो अन्य ज्वरों पर।
१०९.	आमाशय या अंतड़ियों आदि के अल्सर	विधि १	रोगी को हर दो घण्टे में एक बार चुम्बकीय जल पिलाना चाहिए। उसे मिर्चें नहीं खानी चाहिए और अल्सर के स्थान पर चुम्बक लगाने चाहिएं।
११०.	मूत्र नली की सूजन	विधि ५	मूत्र नली पर चुम्बक लगाने चाहिएं और साथ में चुम्बकीय जल पिलाना चाहिए।
१११.	मूत्र रोग	विधि ५	यदि मूत्र बहुत कम आता हो या रुक गया हो तो रोगी को एक औंस चुम्बकीय जल पिलाइए और उसके पांच मिनट बाद सादा पानी। यदि एक दो घण्टे तक ऐसे ही पानी पिलाते रहें तो पेशाब खुल कर आ जाएगा।
११२.	छपाकी	विधि १ या ५	मध्यम या अधिक शक्ति के चुम्बकों का प्रयोग करना चाहिए और साथ में चुम्बकीय जल पिलाना चाहिए।
११३.	नाड़ियों में सूजन या उनका फूल जाना	विधि १ या ५	जहां पर रोग हो वहां पर चुम्बक लगाइए।
११४.	कै आना	विधि १	लगभग हर आधे घण्टे बाद चुम्बकीय जल पिलाइए।

१	२	३	४
११५.	पेट में कीड़े	विधि २	रोगी को दिन में तीन-चार बार चुम्बकीय जल पिलाइए।
११६.	घाव		घाव के स्थान पर घाव पर पट्टी बांधने के बाद उस पर चुम्बक लगाने से वह जल्दी भर जाता है। चुम्बक का दक्षिणी ध्रुव लगाना चाहिए।
११७.	गर्दन का टेढ़ा होना	विशेष विधि	गर्दन पर चुम्बक लगाइए।

स्त्रियों के रोग

११८.	मासिक धर्म (देर से या बहुत कम)	विधि ५	साथ में चुम्बकीय जल भी देना चाहिए। यह इलाज लम्बे समय तक करना चाहिए।
११९.	गर्भाशय का गिरना या उस पर बोझ	विधि ५	नाभि के नीचे दक्षिणी ध्रुव भी लगाइए चुम्बकीय जल दिन में तीन-चार बार दीजिए।
१२०.	छाती में रसौली	स्थानीय	यदि कोई रोगाणु न हों तो रसौली पर दक्षिणी ध्रुव लगाइए।
१२१.	रसौली या सूजन	विधि १ या ५	रसौली पर चुम्बक लगाइए और साथ में चुम्बकीय जल पिलाइए।
१२२.	मासिक धर्म में पीड़ा	विधि ५	पेट पर चुम्बक भी लगाइए और चुम्बकीय जल भी पिलाइए।
१२३.	हिस्टीरिया	विधि ५	गर्भाशय के ऊपर उत्तरी ध्रुव और नीचे दक्षिणी ध्रुव उस स्थिति में लगाना चाहिए जब मासिक धर्म में भी कोई विकार हो।
१२४.	गर्भाशय या अण्ड-कोषों की सूजन	विधि ५	स्थानीय इलाज भी कीजिए और साथ में नियमित रूप से चुम्बकीय जल पिलाइए।
१२५.	प्रसव पीड़ा या प्रसव के बाद की पीड़ा	विधि १	इसमें गर्भाशय पर चुम्बक लगाने से लाभ हो सकता है। साथ ही चुम्बकीय जल भी पिलाइए।
१२६.	श्वेत प्रदर	विधि १ और ५	एक दिन छोड़कर बारी - बारी से दोनों विधियों का प्रयोग कीजिए। चुम्बकीय जल पिलाने से भी लाभ होगा।
१२७.	कामेच्छा का समाप्त हो जाना	विशेष विधि	इसका वही इलाज है जो हिस्टीरिया का है।
१२८.	छाती की सूजन	विधि १	जो स्तन सूजा हुआ हो उस पर दक्षिणी ध्रुव लगाइए।

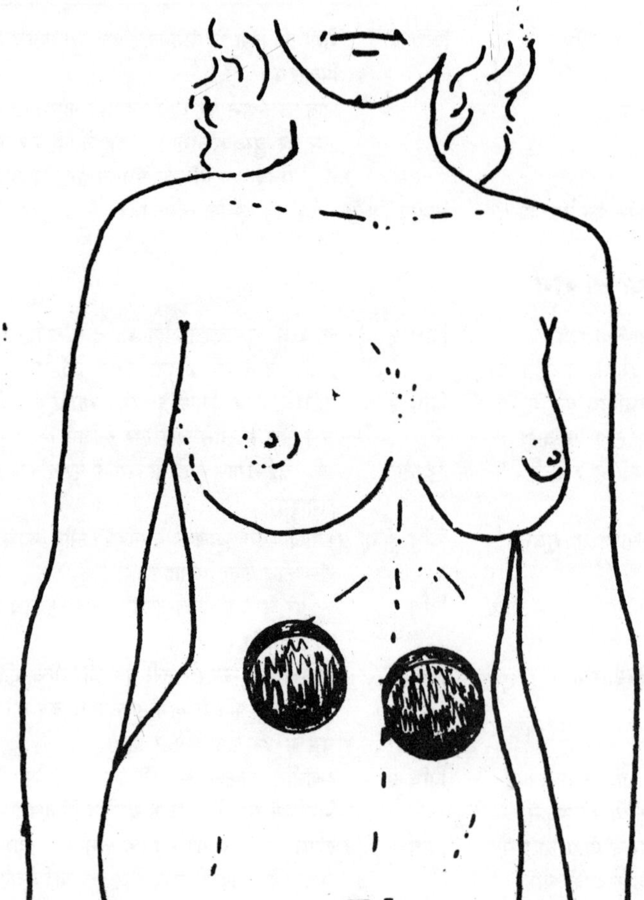

गर्भाशय व पेट में सूजन, दर्द व कड़ेपन के लिये तथा महिलाओं के अन्य रोगों, जैसे सफेद-प्रदर व मासिक सम्बन्धी अनियमितताओं में उच्च-शक्ति चुम्बकों का प्रयोग।

१	२	३	४
१२९.	रजो निवृत्ति से उत्पन्न रोग	विधि ५	इस पर वही बातें लागू होती हैं जो संख्या ११८ में बताई गई हैं।
१३०.	अण्डकोषों में रसोली	स्थानीय	पेट के दाईं ओर उत्तरी ध्रुव और बाईं ओर दक्षिणी ध्रुव लगाइए।
१३१.	गर्भाशय के अपने स्थान से हट जाने के रोग	विधि ५	गर्भाशय के नीचे दक्षिणी ध्रुव लगाइये।
१३२.	योनी की सूजन	विधि ५	योनी के दोनों और चुम्बक लगाइए।
१३३.	स्त्नों में पीड़ा	विधि १	साथ में सतनों पर छोटे चुम्बक भी लगाइए।

बच्चों के रोग

१३४.	सूखा रोग	विधि १ और ५	बारी - बारी से दोनों विधियों का प्रयोग कीजिए। स्वास्थ्य में सुधार के लिए चुम्बकीय जल भी पिलाइए।
१३५.	सोते में पेशाब करना	विधि ५	" " " "
१३६.	हैजा और दस्त	विधि १	हर आधे घण्टे बाद चुम्बकीय जल पिलाइए।
१३७.	क्रस्टा लेक्टिया	विधि १	सिर पर भी छोटे - छोटे चुम्बक लगाइए।
१३८.	दांत निकलते समय के कष्ट	विधि १	इसमें वही बातें लागू होती हैं जो संख्या १३४ में बताई गई हैं।
१३९.	नाक में खुजली	विशेष विधि	नाक के दोनों ओर चीनी मिट्टी के बने चुम्बक लगाइए।
१४०.	मल या उल्टी में दूध के थक्के निकलना	विधि १	इस पर वही बातें लगू होती हैं जो संख्या १३४ में बताई गई हैं।
१४२.	गुदा का बाहर निकला (कांच)	विधि ५	बच्चे को मध्यम शक्ति के चुम्बकों की जोड़ी पर बिठाइए।
१४३.	सूखा रोग	विधि १	चुम्बकीय पानी भी दिन में तीन-चार बार पिलाइए।
१४४.	नाक से पानी बहना	विशेष विधि	इस पर वही बातें लागू होती हैं जो संख्या १३९ में बताई गई हैं।
१४५.	नाक का बन्द होना	विधि १	" " " " "
१४६.	भैंगापन	विशेष विधि	अर्द्ध चन्द्राकार दो छोटे चुम्बक दोनों आंखों पर लगाइए। दाईं आंख पर उत्तरी ध्रुव और बाईं आंख पर दक्षिणी ध्रुव। यदि इससे आराम न आए तो संख्या ३५ में बताया इलाज कीजिए।

१	२	३	४
१४७.	नाभि नाल से रक्त बहना या उसकी सूजन	विधि १	यदि रक्त बहे तो नाभि पर उत्तरी ध्रुव लगाइए और सूजन हो तो दक्षिणी ध्रुव।
१४८.	उल्टी आना	विधि १	हर आधे घण्टे बाद चुम्बकीय जल पिलाइए।
१४९.	काली खांसी	विधि १	गले के नीचे अर्द्ध चन्द्राकार चुम्बक दिन में तीन-चार बार लगाइए।
१५०.	पेट में वायु	विधि १	पेट पर भी अर्द्ध चन्द्राकार चुम्बक लगाइए और साथ में चुम्बकीय जल पिलाइए।

यहां पर जिन रोगों की चर्चा नहीं की गई उनका उपचार सामान्य मार्ग - दर्शक सिद्धान्तों के अनुसार इस आधार पर किया जा सकता है कि रोग शरीर के कौन - से अंग में हैं।

उसी प्रकार स्त्रियों और बच्चों के जिन रोगों का उल्लेख नहीं किया गया उनका इलाज दूसरी बीमारियों के संदर्भ में बताए गए तरीकों से किया जा सकता है।

चुम्बक लगाने से सभी रोगियों को एक समान लाभ नहीं होता है। कितना लाभ होगा यह इस बात पर निर्भर करता है कि रोग कितना पुराना या गंभीर है और रोगी की आयु और उसकी शक्ति कितनी है।

चुम्बक चिकित्सा से लगभग सभी रोग दूर हो जाते हैं या उनका प्रकोप कम हो जाता है। हां, यदि शरीर में बहुत अधिक विकार आ गया हो तो बात दूसरी है। पुराने रोगों में लगातार कमी की आशा नहीं करनी चाहिए क्योंकि वे कई बाइ अधिक और कई बार कम हो जाते हैं। लेकिन ज्यो - ज्यों इलाज जारी रहता है, रोगी की दशा बराबर सुधरती जाती है और एक दिन रोग सदा के लिए उसका पीड़ा छोड़ जाता है।

इस बात को दोहराना आवश्यक है कि इस अध्याय में जो सावधानियां बरतने के लिए कहा गया है वे शक्तिशाली चुम्बकों के प्रयोग के बाद अवश्य बरतनी चाहिएं।

यहां जिन नियमों और विधियों की चर्चा है वे सामान्य नियम हैं और कुछ मामलों में उनके अपवाद हो सकते हैं। इसलिए चुम्बक चिकित्सा करने वाले इन नियमों के आधार पर स्वयं अपनी समझ से यथायोगय परिवर्तन कर सकते हैं। और यह फैसला कर सकते हैं कि किस रोगी के मामले में कितनी शक्ति के चुम्बकों का प्रयोग करना चाहिए।

अध्याय - 11
चुम्बकीय जल

पानी के गुण

पानी एक पारदर्शी द्रव है जिसका कोई रंग, गंध, स्वरूप या स्वाद नहीं है। जिस रंग के बर्तन में डालिए, पानी का वही रंग हो जाता है और जिन पदार्थों के साथ इसे मिला दिया जाय उन्हीं की गंध और स्वाद इसमें आ जाते हैं। इस प्रकार इसमें अन्य पदार्थों के गुण ग्रहण करने की विशेषता है। इसलिए जब पानी चुम्बक के सम्पर्क में आता है तो उसमें चुम्बक के गुण उत्पन्न हो जाते हैं और यदि इसे काफी समय तक पिया जाय तो लगभग सभी रोगों में इसका लाभ होता है।

पानी के गुणों पर चुम्बकीय क्षेत्र का प्रभाव

वैज्ञानिकों ने यह प्रमाणित कर दिया है कि चुम्बकीय क्षेत्र, मिश्रणों में उन केन्द्रों की संख्या बढ़ा देता है जहां वे सूख कर डलियों का रूप ले लेते हैं। इस प्रकार इस क्षेत्र के प्रभाव में मिश्रणों के सूखने में सहायता मिलती है। यह भी प्रमाणित हो चुका है कि जब पानी चुम्बकीय क्षेत्र के सम्पर्क में आता है, चाहे वह एक - आध क्षण के लिए ही क्यों न हो, तो उसके कई भौतिक और रासायनिक गुण बदल जाते हैं। उसके उबलने के तापमान, घनत्व, विद्युत के संवहन की शक्ति, तनाव और गाढ़ेपन में परिवर्तन हो जाता है और ये गुण कई दिनों तक बने रहते हैं।

चुम्बकीय जल के परीक्षणों के परिणाम

रूस में चुम्बकीय जल के कई परीक्षण किए गए हैं और टैक्नोलोजी के विभिन्न क्षेत्रों में बड़े लाभकारी परिणाम निकले हैं। नीचे हम उन उद्योगों का उल्लेख कर रहे हैं जहां चुम्बकीय जल लाभकारी पाया गया है :

यह तो सभी जानते हैं कि जब पानी पाइप में से निकलता है तो पाइप के अन्दर पानी के कुछ ठोस तत्व रह जाते हैं। ये तत्व पाइपों के अन्दर जमा जाते हैं और उससे कई बार यंत्रों के काम में रुकावट आती है और उनकी कार्यकुशलता घट जाती है। कम्बश्चन इंजिनों में इस प्रकार पाइपों में जमे हुए तत्व हानिकारक सिद्ध होते हैं। कार के इंजिन की ओर जाने वाले पाइपों में अगर कुछ तत्व जम जाएं और उनकी तह डेढ़ मिलीमीटर हो जाय तो उसकी शक्ति में पांच हार्स पावर की

कमी हो जाती है। परिणाम यह होता है पैट्रोल और तेल की खपत बढ़ जाती है और इंजिन के विभिन्न भागों की यांत्रिक शक्ति कम हो जाती है।

जब पानी ले जाने वाले किसी पाइप का कोई भाग चुम्बकीय क्षेत्र में रख दिया जाता है तो पाइप पर तत्व जमते नहीं बल्कि एक भूरा - सा पाउडर दिखाई देता है। इसे काम रोके बिना पाइपों या बायलरों से निकाला जा सकता है।

चुम्बकीय पानी से कार के इंजीनियरों ने भी सहायता ली है। अगर कार के रेडिएटर में चुम्बकीय जल डाल दिया जाय तो उसमें कोई भी चीज जमती नहीं है और पाइपों में नमक नहीं जमने पाता। इस जल से पाइपों में बैठ जाने वाले ठोस पदार्थ में नमक नहीं जमने पाता। इस जल से पाइपों में बैठ जाने वाले ठोस पदार्थ नहीं जमने पाते चुम्बकीय जल से तेल उद्योग में भी लाभ हुआ है। जिस पाइपों के माध्यम से तेल निकाला जाता है उसमें नमक जैसे पदार्थ जमने की प्रवृत्ति रहती है। जब तेल के कुओं में चुम्बक लगा दिए गए तो पाइपों में नमक जैसे तत्वों का जमना बंद हो गया और वे पाइप बहुत अधिक समय तक काम करते रहे।

जब तेल का कुआं खोदने के लिए धरती में बर्मे से छेद किया जाता है तो धूल उड़ती है। अगर उस पर चुम्बकीय जल का प्रयोग किया जाय तो वह बहुत जल्दी बैठ जाती है और मजदूरों के नथुनों में नहीं घुसती।

भवन निर्माण में भी चुम्बकीय पानी सहायक हुआ है। जिस कंक्रीट में सामान्य जल की बजाय चुम्बकीय जल मिलाया गया उसकी शक्ति २० से ३५ प्रतिशत बढ़ गई। हल्का कंक्रीट लगभग दुगुना शक्तिशाली हो जाता है और भारी कंक्रीट की शक्ति में पचास प्रतिशत तक की वृद्धि होती है। इस प्रकार कंक्रीट में चुम्बकीय पानी इस्तेमाल किया जाय तो उसका खर्चा कम हो जाता है।

सिंचाई में भी चुम्बकीय पानी इस्तेमाल किया जाय तो पौधे २० से ४० प्रतिशत तक अधिक तेजी से बढ़ते हैं।

इस प्रकार चुम्बकीय पानी के इस्तेमाल से मेहनत, समय और पैसे की बचत होती है जिसका प्रमाण रूस के कई उद्योगों में मिला है।

ऐसा लगता है कि चुम्बकीय जल के प्रयोग से कई समस्याओं की भीषणता कम हो जाती है। भारत के उद्योगपतियों को भी अपने उद्योगों और देश के लाभ के लिए चुम्बकीय जल के प्रयोग पर ध्यान देना चाहिए।

मानवों पर चुम्बकीय जल के गुणकारी प्रभाव

अब हम यह देखते हैं कि मानवों के रोगों पर चुम्बकीय जल के कैसे गुणकारी प्रभाव होते हैं।

मानव शरीर के ऊतक भी द्रव पदार्थों के सम्मिश्रण से बने हैं। इसलिए वैज्ञानिक इस निष्कर्ष पर पहुंचे हैं कि चुम्बकीय क्षेत्र जीवन की प्रक्रियाओं पर भी प्रभाव डालते हैं।

पिछले अध्यायों में यह बताया गया है कि चुम्बकत्व की शक्ति का जीवों पर क्या प्रभाव पड़ता है। यदि चुम्बकत्व का अदृश्य प्रभाव अन्य पदार्थों पर डाला जाय जो उसे ग्रहण कर सकें तो उन पदार्थों को किसी व्यक्ति को दिया जाय तो उसके शरीर पर गुणकारी प्रभाव पड़ सकता है।

जब कोई स्थायी चुम्बक काफी समय तक लगातार पानी के सम्पर्क में रखा जाय तो न केवल पानी पर चुम्बकत्व का प्रभाव होता है बल्कि उसमें चुम्बक जैसे गुण उत्पन्न हो जाते हैं। कोई व्यक्ति उस पानी को ब़राबर कुछ समय तक पीता रहे तो उसके शरीर पर उसका गुणकारी प्रभाव पड़ता है।

चुम्बकीय जल सभी रोगों में गुणकारी

चुम्बकीय जल के लम्बे समय तक इस्तेमाल से जो अनुभव प्राप्त हुआ है उससे यह बात निर्विवादरूप से सिद्ध हो गई है कि उससे लगभग सभी रोगों में सहायता मिलती है। चुम्बकीय जल, विशेष रूप से पाचन क्रिया, स्नायु और मूत्र से संबंधित विकारों में गुणकारी होता है।

लगातार चुम्बकीय जल पीने से पाचन क्रिया सुधरती है, भूख बढ़ती है और अम्ल तथा पित्त की मात्रा में कमी हो जाती है। इससे मल त्याग नियमित रूप से होने लगता है और शरीर से सारे विषाक्त पदार्थ निकल जाते हैं।

चुम्बकीय जल के सेवन से स्त्रियों का मासिक धर्म नियमित करने में सहायता मिलती है।

चुम्बकीय जल से धमनियों में जमे हुए पदार्थ निकल जाते हैं, रक्त संचार सुधर जाता है और हृदय की क्रियाएं नियमित हो जाती हैं।

चुम्बकीय जल से गुर्दे के विकार दूर होते हैं और मूत्र ठीक आने लगता है।यदि किसी का पेशाब रुक जाये तो पांच - पांच या दस - दस मिनट तक सादे पानी में एक औंस चुम्बकीय पानी मिला कर आठ - दस बार पिला दें तो पेशाब खुल कर आ जाएगा। लेनिनग्राद के एक अस्पताल में गुर्दे और मूत्राशय की पथरी के रोगियों को चुम्बकीय पानी पिलाया गया तो उससे उनकी पथरी पेशाब के रास्ते निकल गई।

चुम्बकीय पानी हर प्रकार के बुखार, पीड़ा, दमा, श्वास नली की सूजन, जुकाम, खांसी और सिर दर्द में भी गुणकारी है। संक्षेप में यह लगभग सभी रोगों को दूर करता है।

चुम्बकीय पानी का प्रयोग करने में कोई खर्च नहीं होता और न रोगी को कोई हानि पहुंचती है। यदि किसी के पास चुम्बक हों तो वह अपने घर में भी ऐसा पानी तैयार कर सकता है। अगर स्वस्थ व्यक्ति यह पानी पिए तो उसकी पाचन क्रिया सुधर जाती है और उसकी कमजोरी और थकावट दूर हो जाती है।

डा० एच०टी० बोलांकी ने अपने ग्रन्थ "**सीक्रेट्स आफ़ मैगनेट थैरेपी**" में लिखा है कि बहुत से योरोपियन लोग गुर्दे के विभिन्न रोगों से छुटकारा पाने के लिए फ्रांस के नगर **एवियां** जाते हैं। लोग थकावट, गठिया, मोटापा और समय से पहले होने वाली वृद्धावस्था के विकारों के इलाज की खोज में वहां जाते हैं। वहां पर एक झरने से पानी निकलता है जिसके बारे में कहा जाता है कि वह सभी रोगों का इलाज है। इस पानी को बोतलों में भरकर सारे फ्रांस में बेचा जाता है। घरों और होटलों में यह उपलब्ध है। कहा जाता है कि यह पानी दूध पीते बच्चों, मूत्र के रोगों, शरीर में विषाक्त पदार्थों को निकालने, गुर्दे के रोगों, हड्डियों के जोड़ों की सूजन, गठिया और मोटापे के लिए गुणकारी है। ऐसा लगता है कि यह पानी चुम्बकीय पानी के सिवा कुछ नहीं है।

कहते हैं कि ब्रिटेन, डेनमार्क, नार्वे और स्वीडन में रोगियों को चुम्बकीय जल पिलाया गया तो

उनके स्वास्थ्य में सुधार हुआ। उन्हें चुम्बकीय बीयर पीने से भी लाभ हुआ है। रूस में लोग चुम्बकीय जल को "चमत्कारी पानी" कहते हैं।

दूध में भी चुम्बकीय तत्व लाए जा सकते हैं

भारत में बहुत से लोग रात को सोने से पहले दूध पीते हैं। यदि गर्म दूध का गिलास किसी स्थायी चुम्बक के दक्षिणी ध्रुव पर रख दिया जाय और २० से ३० मिनट तक पड़ा रहे तो उसकी शक्ति बढ़ जाती है। वह रोग के बाद आई कमजोरी को दूर करता है और उसके पीने से बल-वीर्य बढ़ता है। जिस चुम्बक पर दूध रखा जाय वी ३ या ४ इंच का गोल या वर्गाकार चुम्बक होना चाहिए या अर्द्ध चन्द्राकार दो स्थायी चुम्बक, जिनकी लम्बाई लगभग ५ सेंटीमीटर हो, दूध के गिलास के साथ लगा दिये जायं तो उस दूध में चुम्बकत्व का प्रवेश हो जाता है।

चुम्बकों और चुम्बकीय पानी के प्रभाव के बारे में २१ अगस्त १९७५ के टाइम्स आफ इण्डिया और हिन्दुस्तान टाइम्स में निम्नलिखित समाचार छपा:

"नई दिल्ली, अगस्त २०, रूस के अनुसंधानकर्ताओं ने यह पाया है कि जब गायों पर चुम्बकों का प्रभाव डाला जाय तो वे अधिक दूध देने लगती हैं।

रूस की समाचार एजेंसी— ए०पी०एन०— ने समाचार दिया है कि चुम्बकों से दूध का उत्पादन बढ़ता है और दूध में घी का अंश भी बढ़ जाता है। उन्होंने यह भी बताया है कि चुम्बकीय चिकित्सा से स्तनों की सूजन कम हो जाती है और इस रोग से बचा भी जा सकता है। चुम्बकीय जल का प्रयोग मानवों के रोगों के इलाज में भी होता है। रूस के दवाखानों में पीड़ा और सूजन को घटाने और पथरी को निकालने के लिए चुम्बकीय जल का प्रयोग होता है।

रूस के कुछ जीव - विज्ञान शास्त्रियों का विचार है कि जीवों पर चुम्बकत्व का प्रभाव पानी के माध्यम से पडता है— पी०टी०आई०।

चुम्बकीय जल कैसे तैयार करें

चुम्बकीय जल कैसे तैयार किया जाय इसके बारे में कई विचार हैं। यह जल तैयार करने के कुछ तरीके नीचे दिए जा रहे हैं।

कुछ चुम्बक चिकित्सा शास्त्रियों का विचार है कि लोह से बनी चुम्बक को जो ढाई सौ ग्राम लोहे को उठा सकता हो, लेकर साफ कर लीजिए। यदि उस पर कोई रोगन हो तो उसे पोंछ दीजिए। उसके बाद कांच के गिलास में पीने का पानी भर लीजिए। फिर चुम्बक को पानी में डुबो दीजिए और गिलास को ढक दीजिए। यह काम शाम के समय किया जा सकता है। पानी में शीघ्र ही चुम्बक के तत्व आ जाते हैं। लेकिन चुम्बक को बारह घण्टे तक पानी में डूबा रहने दीजिए जिससे कि उससे निकलने वाली तरंगें पानी में आ जायें। अगले दिन प्रात: इस पानी को छान कर किसी पारदर्शी कांच की बोतल में डाल लीजिए।

कुछ अन्य चिकित्सा शास्त्रियों का विचार है कि एक किलो वजन उठा सकने वाले चुम्बक का प्रयोग किया जाय जिसे २ या ३ लिटर पानी वाले कांच या चीनी मिट्टी के मर्तबान में डाला जा

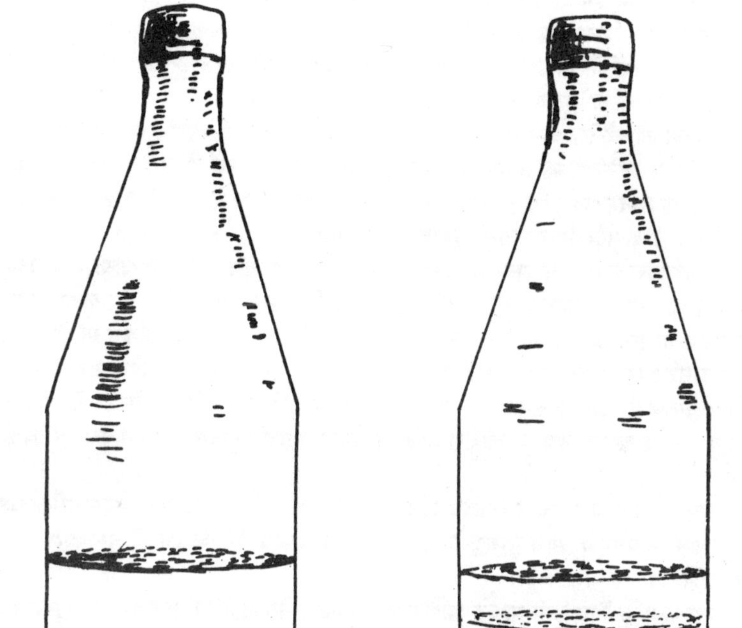

चुम्बकित जल: दोनों ध्रुवों पर जल को चुम्बकित किया जाता है। यह जल भूख एवं पाचन क्रिया में सुधार लाता है, दस्तों और गैस बनने को कम करता है। इसके अलावा मूत्र-त्यागने में तथा गुर्दे से पथरी बाहर निकालने में सहायता करता है।

सकता है। लेकिन इन दोनों दशाओं में चुम्बकीय पानी तैयार करने की विधि एक समान है। मर्तबान में तैयार किया गया पानी छान कर कई बोतलों में डाला जा सकता है और उसे कई लोग इस्तेमाल कर सकते हैं या एक ही व्यक्ति कई दिन तक इस्तेमाल कर सकता है। इस विधि में भी चुम्बक को उतने ही समय तक पानी में डुबोए रखना पड़ता है।

चुम्बक को चौबीस घण्टे तक पानी में डुबोए रखा जा सकता है लेकिन अधिक समय तक रखने में एक कठिनाई यह है कि अगर चुम्बक को मोर्चा लग गया तो पानी गंदा हो जाएगा। इसलिए यह आवश्यक है कि चुम्बक और कांच के गिलास को हर बार अच्छी तरह धोकर साफ कर लिया जाय और फिर उसमें चुम्बक डाला जाय।

अगर कांच के गिलास, मर्तबान या बोतलों में लाल रंग की कोई तलछट दिखायी दे तो बोतल के नीचे का एक सेंटीमीटर पानी छोड़कर बाकी का पानी पिया जा सकता है। और लाल रंग की तलछट वाला पानी पौधों या पेड़ों की जड़ों में डाला जा सकता है। उसके बाद मर्तबान या बोतल को फिर अच्छी तरह धोकर साफ कर लेना चाहिए जिससे कि उसमें फिर चुम्बकीय पानी रखा जा सके। चुम्बक को अधिक समय तक पानी में रखने का कोई लाभ नहीं क्योंकि उसमें पानी के खराब होने का ख़तरा रहता है। चौबीस घण्टे का समय पानी को चुम्बकीय बनाने के लिए काफी है।

चुम्बक को मोर्चे से बचाने के लिए और पानी को शुद्ध रखने के लिए एक अच्छा तरीका यह है कि पानी के बर्तन के साथ चुम्बक के ऊपर रख देना चाहिए जैसे कि दूध को चुम्बकीय बनाने का तरीका बताया गया है।

इस काम के लिए उसी या बड़े आकार का चुम्बक इस्तेमाल किया जा सकता है। चुम्बकत्व की धारा कांच में से होकर निकल जाती है और यदि बर्तन के बाहर से चुम्बक का प्रभाव पड़े तो उसमें पड़ा पानी, शराब या फलों आदि का रस चुम्बक के प्रभाव को ग्रहण कर लेगा। कांच के गिलास या मर्तबान को चुम्बक के पास या उसके ऊपर बारह घण्टे, बल्कि चौबीस घण्टे तक रखा जा सकता है और पानी में मोर्चा या अन्य कोई गन्दगी नहीं आती। इस उद्देश्य के लिए साढ़े सात से दस सेंटीमीटर व्यास के चपटे, गोल या वर्गाकार चुम्बक सबसे अच्छे हैं जिनके ऊपर ग्लास या मर्तबान को रखा जा सकता है और उनके तलों से होकर चुम्बकत्व की धाराएं पानी में प्रवेश कर सकती हैं।

हमने स्वय यह तरीका अपनाया है कि चुम्बकों को गिलास या मर्तबान के बाहर रखा जाय और पानी में न डाला जाय।

चुम्बकीय जल बनाने के लिए हम ७ से १० सेंटीमीटर व्यास के गोल और चपटे चुम्बकों का प्रयोग करते हैं जिनके अलग - अलग ध्रुव उनके केन्द्र में होते हैं। बोतलों या मर्तबानों को पानी से भर लिया जाता है, उनमें से एक बोतल एक चुम्बक के मध्य में और दूसरी दूसरे चुम्बक के मध्य में शाम के समय रख दी जाती है। बोतलों और मर्तबानों को ढक दिया जाता है। रातभर में पानी में चुम्बकीय तत्व आ जाते हैं। इस बात का प्रबंध करने के लिए कि पानी बिल्कुल शुद्ध हो, उसे उबाल कर ठण्डा कर लिया जाता है और बोतलों या मर्तबानों में भरा जाता है। उसके बाद दोनों बोतलों का पानी एक तीसरी बोतल में डाल दिया जाता है। अब वह पानी पीने के लिए तैयार हो जाता है।

इस तरीके में न तो चुम्बकों को मोर्चा लगने का ख़तरा रहता है और न पानी में किसी गंदगी के आने का।

हम लोग पानी को चुम्बकीय बनाने के लिए उन्हीं चुम्बकों का प्रयोग करते हैं जिनका इस्तेमाल हथेलियों या तलवों के नीचे रखने के लिए किया जाता है। धातु के आवरण में लिपटे इन चुम्बकों का व्यास १० सेंटीमीटर होता है। इनके ऊपर भरी बोतलें या मर्तबान बड़ी आसानी से रखे जा सकते हैं। चुम्बकों से निकलने वाली तरंगें बोतलों के तलों से होकर उनमें पहुंचती हैं और पानी में चुम्बकत्व के सारे गुण आ जाते हैं।

चुम्बकीय पानी की खुराक

व्यस्कों के लिए चुम्बकीय पानी की खुराक दो औंस या पचास मिलीलिटर है। यह पानी प्रात: नाश्ते से पहले और दोपहर और रात के खाने के बाद पिया जा सकता है। बच्चों के लिए एक बार २५ मिलीलिटर पानी की खुराक है जो दिन में तीन बार देनी चाहिए। दूध पीते बच्चों के लिए इसे और घटा कर दो छोटे चम्मच कर देना चाहिए और दिन में तीन बार यह पानी पिलाना चाहिए।

यदि बुखार हो तो हर दो घण्टे बाद चुम्बकीय पानी पिलाना चाहिए। लेकिन इस बात की सावधानी बरतनी चाहिए कि चुम्बकीय पानी में चुम्बक के तत्व आने पर वह एक दवाई बन जाता है और उसे सादे पानी की तरह अधिक मात्रा में नहीं पीना चाहिए।

रूसियों का चुम्बकीय पानी तैयार करने का तरीका

पता चला है कि रूसी बड़े अजीब तरीके से चुम्बकीय पानी तैयार करते हैं। वे पानी की बोतल लटका देते हैं और उसके तले में इतना छोटा छेद रखते हैं कि एक - एक बूंद टपके, पानी की धार नहीं। पानी की बूंद घोड़े के नाल के आकार के चुम्बक के दोनों ध्रुवों के बीच गिरती हैं। फिर उस पानी को उस बोतल में इकट्ठा कर लिया जाता है जो चुम्बक के नीचे रखी होती है। उस पानी को पीने से स्वास्थ्य में सुधार होता है।

रूस में चुम्बकीय पानी के लिए चाहे कोई भी तरीका इस्तेमाल किया जाता हो, असली बात तो यह है कि पानी चुम्बक के दोनों ध्रुवों के बीच से गुजरता है। यह तरीका भी उसी के अनुरूप है जिसका इस्तेमाल हम करते हैं।

चुम्बकीय पानी का अमरीकी तरीका

अमरीकनों ने रूसियों की इस राय की पुष्टि की है कि जब पानी में चुम्बकत्व आ जाता है तो उसके गुण बदल जाते हैं। उन्होंने इस बात की भी पुष्टि की है कि रूसी कई वर्षों से चुम्बकीय पानी का प्रयोग अपने अस्पतालों में करते आ रहे हैं। लेकिन अमरीकन चुम्बकीय पानी के लिए अलग प्रक्रिया अपनाते हैं। वहां छड़ या बेलन के आकार में बने चुम्बक के उत्तरी ध्रुव से पानी गुजारा जाता है। कहते हैं कि इस एक ही ध्रुव से गुजारे गए पानी से अधिक समय से रोगशैया पर पड़े

व्यक्ति की पीठ पर पड़े फोड़े धोए जाएं तो वे जल्दी दूर हो जाते हैं। उसके बाद वे फोड़े फिर नहीं होते।

बाद में अमरीकनों ने यह पाया कि पानी को चुम्बकीय बनाने का एक आसान तरीका है। इसमें एक गैलन का प्लास्टिक का बना जग सादे पानी से भर कर बीस या तीस मिनट तक छड़ के रूप में बने या बेलनाकार चुम्बकके उत्तरी ध्रुव के पास रख दिया जाता है। इस चुम्बक की शक्ति एक हजार गॉस होती है। इस प्रकार एक गैलन चुम्बकीय पानी तैयार हो जाता है। अमरीकनों ने यह पाया कि जग के आस - पास दो चुम्बक रख दिए जाएं जो दिन रात पड़े रहें। ज्यों - ज्यों जग का पानी इस्तेमाल किया जाय, उसमें और पानी मिलाते जायें। उन्हें यह तरीका सबसे अधिक व्यावहारिक लगा। कई वर्षों के अनुभव के बाद उन्होंने यह पाया कि उसके बड़े गुणकारी प्रभाव होते हैं।

अमरीकनों ने चुम्बकीय पानी के बारे में अपने अनुभवों का वर्णन किया है।

जब अमरीकनों ने पानी का रासायनिक परीक्षण किया तो यह देखा कि चुम्बकीय पानी में आक्सीजन की मात्रा कम है। उसमें हाइड्रोजन के कणों में भी परिवर्तन पाया गया। वे कण चुम्बक के सम्पर्क में आकर अधिक सक्रिय हो गए। इस बात की जांच बार - बार की गई और हर परीक्षण में यही निष्कर्ष निकाला गया।

इस बात का प्रमाण मिल चुका है कि चुम्बकीय पानी में हाइड्रोजन के कण अधिक सक्रिय होते हैं। ऐसे पानी में हाइड्रोजन और आक्सीजन की प्रतिक्रिया भिन्न हो जाती है। यदि चुम्बकत्व का क्षेत्र अधिक शक्तिशाली हो तो ये परिवर्तन और भी अधिक हो जाते हैं।

यह भी देखा गया है कि यदि पानी का सम्पर्क उत्तरी या दक्षिणी ध्रुव से हो तो वह पीने के अधिक योग्य बन जाता है चाहे वह कितना ही बासी क्यों न हो।

जापान में चुम्बकीय जल

जापान के वैज्ञानिकों का कहना है कि जब तरल पदार्थों को चुम्बकीय क्षेत्रों में रखा जाता है तो उनके वजन में परिवर्तन हो जाता है। अभी तक यह पता नहीं है कि यह परिवर्तन क्यों होता है। इसके कारणों की जांच अभी चल रही है।

अध्याय - 12
चुम्बक चिकित्सा के लाभ

तेज दवाइयों की तेज प्रतिक्रिया

यह बात तो सभी जानते हैं कि आज के युग में बहुत - सी तेज दवाइयां इस्तेमाल की जाती हैं जिनकी प्रतिक्रिया इतनी अधिक होती है कि रोगी की मृत्यु भी हो सकती है। इस प्रकार के हानिकारक प्रभाव केवल उन चिकित्सा पद्धतियों में नहीं होते जो प्रकृति के नियमों पर आधारित हैं।

प्रत्येक चिकित्सा पद्धति के डाक्टर इस बात पर जोर देते हैं कि जब तक रोगी उनसे दवाई ले रहा हो, वह उसके साथ ही किसी ओर प्रकार का इलाज न करवाये। लेकिन चुम्बक चिकित्सा पद्धति में इस बात पर बल नहीं दिया जाता।

चुम्बक चिकित्सा पद्धति प्राकृतिक है

यह पद्धति प्रकृति के नियमों के अनुसार चलती है और उससे मेल खाती है। इससे प्रकृति की रोग को दूर करने की शक्ति को बल मिलता है। इस कारण इसका कोई ऐसा हानिकारक प्रभाव नहीं पड़ता जिससे रोगी का जीवन खतरे में पड़ जाय।

चुम्बकों से चिकित्सा कराते समय किसी अन्य पद्धति का सहारा लेने में भी कोई हर्ज नहीं है। कारण यह है कि चुम्बक चिकित्सा किसी अन्य चिकित्सा पद्धति में बाधक नहीं होती। बल्कि रोग के उपचार के लिए जो दवाइयां दी जाती हैं उनका असर चुम्बक चिकित्सा से बढ़ जाता है।

चुम्बकत्व से रक्त संचार सुधरता है

कुछ समय तक चुम्बक लगातार शरीर के सम्पर्क में रहे तो शरीर में गर्मी उत्पन्न होती है। उसकी सारी क्रियाएं सुधर जाती हैं और रक्त संचार बढ़ जाता है। इस कारण सारे शरीर को शक्ति मिलती है, रोग दूर होने में सहायता मिलती है, थकावट और दुर्बलता दूर होती है जिससे रोगी शीघ्र स्वास्थ्य लाभ करता है और शरीर के प्रत्येक अंग की पीड़ा और सूजन भी दूर हो जाती है।

चुम्बक चिकित्सा साधारण और गंभीर दोनों प्रकार के रोगों में गुणकारी

चुम्बक चिकित्सा उन लोगों के लिए गुणकारी है जो अपने जीवन से संतुष्ट नहीं हैं। उन्हें लाभ मिलता है जो भरपूर जीवन जीना चाहते हैं और उनको भी जो विषदग्रस्त होते हैं और बेहतर जीवन की खोज में होते हैं। कंपनियों में काम करने वाले प्रबंधक, जो सदा तनाव की स्थिति में रहते हैं, चिंताग्रस्त गृहिणियां और काम करने वाली महिलाएं भी लाभान्वित होती हैं। जिस बच्चे को गुस्सा बहुत आता हो या जो नर-नारी गोलियां और दवाइयां खाकर तंग आ चुके हों, एकाकी और वहम से पीड़ित लोग— सभी को चुम्बक चिकित्सा एक नया जीवन प्रदान करती है। ऐसे लोग चुम्बकों से चिकित्सा करवाते हैं तो उन्हें बहुत लाभ होता है और उनका जीवन एक नई दिशा ले लेता है।

लेकिन चुम्बक चिकित्सा केवल इन्हीं साधारण लोगों में गुणकारी नहीं है, इससे कई गंभीर रोग भी दूर होते हैं जिन्हें असाध्य मान लिया गया हो और जिन से अच्छे-अच्छे डाक्टरों ने अपना हाथ खींच लिया हो। कैंसर, जोड़ों की पुरानी सुजन, दाद, ऊंचा ब्लड प्रैशर, पोलियो, प्रोस्टेट ग्रन्थि का बढ़ना, गठिया, अनिद्रा जैसे रोग, जिन्हें असाध्य कह दिया जाता है, चुम्बक चिकित्सा से ठीक हुए हैं। इसका ब्यौरा अध्याय १४ और १५ में दिया गया है। दस या पन्द्रह मिनट तक चुम्बक लगाकर दांत की पीड़ा का इलाज एक सामान्य बात है।

हर आयु के नर - नारियों के लिए गुणकारी

चुम्बकों के माध्यम से इलाज इतना सीधा - सादा है कि यह किसी भी समय, किसी भी स्थान पर और शरीर के किसी भी अंग पर आजमाया जा सकता है। पुरुष हो या स्त्री, जवान हो या बूढ़ा, सभी इससे लाभान्वित हो सकते हैं।

कुछ मामलों में लाभ बड़ी तेजी से

यह पद्धति इतनी शक्तिशाली है और इसका प्रभाव इतनी तेजी से पड़ता है कि कई बार एक ही बार चुम्बक लगाना रोग को सदा के लिए समाप्त करने के लिए काफी होता है। कई मामलों में दूसरी बार चुम्बक लगाने की आवश्यका नहीं पड़ती, जैसे कि दांत की पीड़ा और मोच आदि में।

पहले से किसी तैयारी की आवश्यकता नहीं

चुम्बकों से चिकित्सा के लिए कोई तैयारी नहीं करनी पड़ती। कुछ समय तक चुम्बकों को छूने-भर देने से आराम मिलता है।

इलाज दिन में केवल एक बार, सामान्यतया दस मिनट के लिए करना काफी है।

चुम्बक घर में, दुकान में या दफ्तर में रखे जा सकते हैं जहां रोगी काम कर रहा हो। लम्बी यात्रा के दौरान भी उनका प्रयोग किया जा सकता है।

इस इलाज के लिए पानी, चाय या दूध जैसे किसी पदार्थ की आवश्यकता नहीं होती क्योंकि न तो कोई पुड़िया खानी होती है और न गोली निगलनी पड़ती है।

चुम्बकों का जोड़ा बिना धोए या साफ किए एक दिन में कई रोगियों पर इस्तेमाल किया जा सकता है। यदि उनका आकार, डिजाइन और शक्ति उचित हो तो उनका प्रयोग शरीर के विभिन्न अंगों पर भी किया जा सकता है।

बार - बार कोई खर्चा नहीं करना पड़ता

आपके पास चुम्बकों का एक जोड़ा हो तो उन पर बार-बार खर्च करने की आवश्यकता नहीं। इस कारण इस पद्धति में दवाइयों का खर्चा बचता है।

समय की बचत

अस्पतालों, दवाखानों और डाक्टरों तक जाने में जो समय लगता है वह चुम्बक चिकित्सा के माध्यम से बचाया जा सकता है। रोगी को घण्टों पंक्ति में खड़े होकर प्रतीक्षा नहीं करनी पड़ती।

चुम्बक चिकित्सा का प्रभाव बहुत समय तक रहता है। क्योंकि वैज्ञानिक ढंग से शरीर की क्रियाएं चुम्बकत्व की सहायता से सुधर जाती हैं।

इसकी लत नहीं पड़ती

चुम्बक चिकित्सा की लत या आदत नहीं पड़ती जैसा कि कई दवाइयों के मामले में देखा गया है। कोई व्यक्ति कुछ दिनों या हफ्तों तक चुम्बकों का प्रयोग न करे तो उसे ऐसा नहीं लगता कि उसके जीवन में कोई कमी आ गई है।

चुम्बकों की सहायता से व्यक्ति तरोताज़ा और जवान बना रहता है

चुम्बकों की सहायता से पुरुष हों या स्त्रियां, या बच्चे, तरो-ताजा, ओजस्वी और जवान बने रहते हैं। इस कारण उनका स्वास्थ्य बना रहता है और वे सुन्दर और ओजस्वी दीखते हैं।

चुम्बक शरीर के किसी भी भाग पर लगाया जा सकता है और उसका प्रभाव रक्त के संचार के माध्यम से सभी अंगों तक पहुंच जाता है। इसमें सन्देह नहीं कि जहां चुम्बक लगाया जाता है उस अंग पर तुरन्त और बाकी अंगों की अपेक्षा अधिक प्रभाव पड़ता है।

चुम्बक शरीर से पीड़ा को खींच लेता है

प्रत्येक रोग में कोई न कोई पीड़ा अवश्य होती है। पीड़ा चाहे किसी कारण से हो, चुम्बक में उसे घटाने बल्कि समाप्त तक करने का गुण है। उसकी सहायता से शरीर की सारी क्रियाएं सामान्य हो जाती हैं। इसी कारण सभी रोगों पर चुम्बकों का प्रभाव पड़ता है। पीड़ा दूर हो जाती है और शरीर की क्रियाओं के विकार ठीक हो जाते हैं। रोग चाहे कोई भी हो, रोगी को लाभ पहुंचता

है। इस कारण जिन रोगों से शरीर में पीड़ा उत्पन्न होती है उनमें चुम्बक विशेष रूप से गुणकारी होते हैं।

चुम्बक चिकित्सा से रोग बढ़ता नहीं है जैसा कि कुछ दवाइयों के प्रयोग से बढ़ता देखा गया है।

स्थायी चुम्बक जिनसे इलाज किया जाता है, कई वर्ष तक प्रभावी रहते हैं। यदि कुछ वर्ष बाद उनका प्रभाव कम हो जाय तो बैटरी की तरह उन्हें फिर से चार्ज किया जा सकता है। इस कारण चुम्बक कभी इतने पुराने नहीं होते कि उन्हें फैंकना पड़े।

रोगों की रोक - थाम में चुम्बकों का प्रयोग

स्वस्थ व्यक्ति भी प्रति दिन या कभी - कभी चुम्बकों का प्रयोग कर सकते हैं जिससे कि उन्हें कोई रोग न होने पाये। उन्हें अपूर्व शान्ति की अनुभूति होगी और दिन के अंत में वे थक नहीं जायेंगे।

यदि चुम्बक चिकित्सा कराई जाय तो छूत के रोग जैसे खसरा, छोटी माता और इन्फ्लूएंज़ा से बचा जा सकता है। चुम्बकीय पानी भी हर बीमारी के इलाज में कामा आता है। अगर महामारी फैली हुई हो तो हर चार घण्टे बाद चुम्बकीय पानी पीने से वह रोग नहीं होता। अगर कोई रोग लग भी जाय तो उस का समय और प्रकोप, दोनों आश्चर्यजनक हद तक कम हो जाते हैं। चुम्बकीय पानी बड़ी आसानी से हर घर में तैयार किया जा सकता है। उसके लिए केवल चुम्बकों की एक जोड़ी की आवश्यकता है जैसा कि चुम्बकीय पानी वाले अध्याय में बताया गया है।

दूसरे प्रभाव

नई हट्टी, पश्चिम बंगाल के डा० ए० के० भट्टाचार्य ने अपनी पुस्तक **मैग्नेट एण्ड मैगनेटिक फ़ील्ड** में डेलावेयर लेबोरेट्रीज लिमिटेड, आक्सफोर्ड, इंगलैण्ड की जीव - चुम्बकत्व सम्बन्धी एक रिपोर्ट के आधार पर लिखा है कि चुम्बकत्व पर जो परीक्षण किए गए उनमें रोगियों पर किसी बुरे प्रभाव का प्रमाण नहीं मिला है। लेकिन इस प्रयोगशाला में यह पाया गया कि निम्नलिखित कुछ प्रभाव पड़ सकते हैं:

(१) प्रारंभ में चुम्बक लगाने से तनिक थकावट की अनुभूति हुई लेकिन वह बाद में समाप्त हो गई।

(२) इलाज के प्रारंभ में रोगी को मूत्र बहुत आया लेकिन बाद में सामान्य हो गया।

(३) जिन रोगियों को कब्ज की शिकायत रहती थी उनकी कब्ज खुल गई।

(४) कटी हुई त्वचा और छिली हुई त्वचा के घाव शीघ्र भर गए और सूजन भी जल्दी ही घट गई।

(५) जिन युवक युवतियों के चेहरों पर मुहासे थे उन्हें चुम्बक चिकित्सा से लाभ हुआ।

(६) कुछ महिलाओं ने यह देखा कि चुम्बक चिकित्सा के दौरान उनका वजन घट गया और जंघाओं की चर्बी छंट गई।

आप देखेंगे कि संख्या १ में बताया गया प्रभाव भी तनिक हानिकारक कहा जा सकता है

लेकिन वह प्रभाव भी कुछ ही समय तक रहा, उसके बाद नहीं। बाकी सारे प्रभाव गुणकारी थे।

इन प्रभावों पर विचार करते समय इस बात का फिर उल्लेख करना जरूरी है कि न्यूयार्क के डाक्टर मैकलीन ने देखा कि अगर मानवों पर चुम्बकत्व का प्रभाव अधिक समय तक रहे तो उसके बड़े रोचक परिणाम होते हैं। उनके कुछ रोगियों के सफेद बाल चुम्बक लगाने के बाद पहले के समान काले हो गए।

सभी प्रकार के दोषों और गुणों वाले व्यक्तियों के लिए चुम्बक चिकित्सा लाभकारी

महान चुम्बक चिकित्स पैरासेल्सस के ग्रन्थों में दी गई निम्नलिखित बात का उल्लेख करना आवश्यक है:

> चुम्बकों का एक गुण यह है कि वे मानव शरीर से सारे हानिकारक द्रवों को निकाल देते हैं। किसी ऐसे केन्द्र से आ रही हानिकारक किरणें, जो बाहर की ओर फैलती हों, जिन रोगों को जन्म देती हैं उनका कारण यह है कि उस केन्द्र से आने वाले प्रभाव केन्द्र छोड़े बिना शरीर पर बुरा प्रभाव डालते हैं।
>
> ऐसे मामलों में चुम्बक रोग के केन्द्र पर रखना चाहिए और तब वह रोग को केन्द्र की ओर आकृष्ट करेगा जिससे कि वह वहीं पर सीमित होकर रह जायेगा और वहां से समाप्त किया जा सकेगा। इस प्रकार हम विभिन्न रोगाणुओं के समूहों को नष्ट कर सकते हैं। और रोगी को स्वास्थ्य लाभ करा सकते हैं। उस दशा में हमें प्रकृति के लिए अपने समय में रोग का उपचार करने का अवसर देने की आवश्यकता नहीं है।
>
> इस कारण सभी प्रकार की सूजन और स्रावों आदि में चुम्बक बड़ा गुणकारी है। रोग अंतड़ियों का हो या गर्भाशय का या कि शरीर के किसी बाहरी अंग का, वह चुम्बक चिकित्सा के माध्यम से दूर किया जा सकता है।

जिन द्रवों की ओर उपरोक्त कथन में इशारा किया गया है वे तरल या अर्द्ध तरल पदार्थ हैं जिनमें लोहे की कुछ न कुछ मात्रा अवश्य होती है।

शरीर के चार मुख्य स्रावों, अर्थात् रक्त, श्लेष्मा, पित्त, काली और लाल, को अत्यधिक महत्वपूर्ण द्रव कहा गया है। इन्हीं को प्राचीन चिकित्सा ग्रन्थों में रसों की संख्या दी गई है जिनसे मिल कर शरीर बनता है।

इस प्रकार पेरासेल्सस के कथन से पता चलता है कि चुम्बक उन सभी तरल और अर्द्ध तरल पदार्थों को आकृष्ट करता है जिनमें थोड़ी - बहुत मात्रा में लोहे का तत्व पाया जाता है।

इन्हीं चार रसों के सम्मिश्रण पर निर्भर करता है कि व्यक्ति की त्वचा का रंग कैसा होगा, उसका स्वभाव कैसा होगा और उसमें शारीरिक तथा मानसिक गुण किस प्रकार के होंगे। उनमें से किसी एक रस का प्राधान्य हो तो व्यक्ति आशावादी, धीरजवाला या निराशावादी बन जाता है क्योंकि प्रत्येक रस का अपना विशेष गुण है।

प्राचीन काल के यूनानी हमीकों ने जिस सिद्धान्त का प्रतिपादन किया उसके अनुसार शरीर के इन्हीं द्रवों पर स्वास्थ्य का आधार है और इन्हीं का संतुलन बिगड़ जाने से रोग की उत्पत्ति होती है।

उन्होंने रक्त, श्लेष्मा (बलगम), पीला पित्त (सफरा) और काला पित्त (सौदा) — ये चार द्रव माने हैं। आज भी भारत के यूनानी हकीम इसी सिद्धान्त में विश्वास रखते हैं। उन का विश्वास है कि इन द्रवों की मात्रा और शक्ति ठीक अनुपात में होती है तो स्वास्थ्य बना रहता है। लेकिन जब उनमें से कोई द्रव कम या अधिक हो जाता है तो रोग उत्पन्न होता है। इन चार द्रवों के गुणों का वर्णन नीचे किया गया है।

द्रव या रस १	रंग और स्वाद २	स्वभाव ३	व्यक्तित्व का प्रकार ४	कृत्य ५
रक्त	लाल, थोड़ा मीठा	गर्म और गीला (दायमी मिज़ाज)	आशावादी और स्नेहिल, त्वचा का रंग लाल, भूख अच्छी लगती है, सक्रिय; तनावपूर्ण; मोटा और हृष्ट-पुष्ट; मूत्र लाल रंग का।	शरीर में पोषक तत्व पहुंचाता है, विकास में सहायक है, सारे शरीर को पहुंच कर गर्मी प्रदान करता है।
श्लेष्मा (बलगम)	सफेद; बदल-कर रक्त भी बन जाती है	ठण्डी और गीली (बलगमी मिज़ाज)	धीरज वाला; सोया-सा; बाल पतले; सफेद त्वचा; मोटा; धीरे-धीरे चलने वाला; मूत्र बेरंग; प्यास नहीं लगती	मस्तिष्क के एक भाग को पोषक तत्व पहुंचाता है; जोड़ों को चलता-फिरता रखता है; ऊतकों और अंगों को गीला रखता है जिससे कि उनके चलने में कोई रुकावट न हो।
पीला पित्त (सफराह)	चमकदार जाल; कड़वा और तीखा	गर्भ और सूखा सफ़रावी मिज़ाज	झगड़ालू; सारे शरीर पर बाल, दुबला पतला; त्वचा पीली; शीघ्र गुस्सा आता है और बदला लेने पर उतर आता है; चुस्त, मेधावी और चालाक; शरीर में सुइयां चुभने की अनुभूति; पेशाब पीला और गर्म	हड्डियों को पोषक तत्व पहुंचाता है और रक्त में गाढ़ापन लाता है आमाशय में पहुंचते समय उसी के कारण भूख की अनुभूति होती है। यह शरीर के सभी अंगों तक पहुंच जाता है। अंतड़ियों को साफ रखता है और उन्हें सक्रिय बनाता है। पाचन में सहायक है और कीड़ों को मारता है।
काला पित्त (सौहाद)	गहरा भूरा, रक्त का रंग	ठण्डा और सूखा (सौदावी मिज़ाज)	निराशावादी; सांवला और दुबला जिसकी रक्तवाहिनियां संकरी हैं; नींद नहीं आती; मूत्र काला या कालापन लिए लाल होता है।	कुछ हड्डियों को पोषक तत्व पहुंचाता है।

इसलिए पेरासेल्सस के इस कथन का यह मतलब है कि चुम्बक चिकित्सा का प्रभाव सभी द्रवों पर पड़ता है और सभी व्यक्तियों पर भी जिनमें उपरोक्त गुण हों। अधिकतर मानवों में इनमें से कोई न कोई गुण पाया जाता है इसलिए चुम्बक चिकित्सा सभी के लिए लाभदायक है।

यह सभी जानते हैं कि जो हवा आप सांस के रूप में ग्रहण करते हैं, ठण्डी होती है। लेकिन जब आप सांस छोड़ते हैं तब वह गर्म होता है क्योंकि वह गर्म प्रदेशों से गुजरता है। हवा सांस के माध्यम से जाती है तो सूखी होती है और लौटती है तो तनिक भीगी हुई। यदि किसी व्यक्ति का शरीर बहुत ठण्डा हो जाय या शरीर में द्रवों की मात्रा बहुत बढ़ जाय तो कुछ समय तक चुम्बक लगाने से दोनों कष्ट दूर हो जाते हैं, क्योंकि चुम्बकों की तरंगें शरीर में गर्मी उत्पन्न करती हैं।

इसलिए चुम्बकों की जोड़ी में कई गुण निहित हैं। यदि एक भी गुण होता तो भी हर घर में उसका होना आवश्यक होता,लेकिन उसमें तो कई गुण हैं। चुम्बक अपने आप में डाक्टर भी है और दवाई भी। इसलिए प्रत्येक परिवार को चुम्बकों की जोड़ी घर में रखनी चाहिए और यह जानना चाहिए कि उनका इस्तेमाल छोटे - मोटे रोगों में किस प्रकार करना चाहिए।

भारत गरीब देश है और इसके लोगों के पास खाने तक को पैसा नहीं होता, बीमार पड़ने पर दवाइयां खरीदने के लिए पैसा तो दूर की बात है। इसलिए चुम्बक चिकित्सा निर्धन लोगों के लिए वरदान बन सकती है। दानी व्यक्तियों को चाहिए कि गरीब लोगों के निःशुल्क इलाज के लिए चुम्बक चिकित्सा केन्द्र खोलें। ऐसे केन्द्रों में कुछ चुम्बक रखने से ही काम चल जाएगा और रोज का खर्च नहीं होगा जैसा कि दवाइयों और डाक्टरों पर होता है।

अध्याय - 13
रोगों की रोक - थाम में चुम्बक की भूमिका

स्वास्थ्य सबसे बड़ा वरदान

विश्व स्वास्थ्य संगठन के घोषणा पत्र में स्वास्थ्य की परिभाषा इस प्रकार की गई है: "शारीरिक, मानसिक और सामाजिक कल्याण की वह अवस्था जिसमें कोई समस्या न रहे, स्वास्थ्य केवल रोग - मुक्त होने को ही नहीं कहते।"

अच्छा स्वास्थ्य सबसे बड़ा वरदान है जो ईश्वर मानव को देता है। यदि स्वास्थ्य ठीक न हो तो व्यक्ति सुखी नहीं रह सकता और जीवन उसके लिए बोझ बन जाता है। इसलिए हरेक व्यक्ति का यह स्वाभाविक और पवित्र कर्तव्य है कि अपने स्वास्थ्य को बनाए रखे और उसके लिए उत्पन्न होने वाले खतरों की रोकथाम करे। हार्वे डबल्यू, बाईले ने ठीक ही कहा है: "हमें उस जीवन को सावधानी से बचा कर रखना चाहिए जो सृष्टि के रचियता ने हमें वरदान के रूप में दिया है।"

चिकित्सा विज्ञान हमें रोग - मुक्त कर सकता है परन्तु अच्छा स्वास्थ्य नहीं दे सकता। लोग आपको मकान दे सकते हैं लेकिन आपका घर नहीं बना सकते। इसलिए अच्छा स्वास्थ्य चिकित्सा सेवाओं पर निर्भर नहीं है बल्कि स्वयं व्यक्ति पर निर्भर करता है। स्वास्थ्य की रक्षा के लिए कई प्रकार की सावधानी बरतनी पड़ती है और रोगों की रोक -थाम करनी पड़ती है।

इलाज से रोक - थाम अधिक अच्छी

रोग होने पर उसका इलाज करने के बजाय उसकी रोक - थाम करना सस्ता पड़ता है और सच्चा स्वास्थ्य इन दोनों से अच्छा है। अगर रहने को ठीक मकान हो, पोषक भोजन मिले, ताजी हवा और थोड़ा - बहुत व्यायाम, तो हम उन परिस्थितियों को उत्पन्न होने से रोक सकते हैं जिनमें रोग जन्म लेते हैं। अगर हम ऐसा कर पायें तो हमें इलाज पर इतना अधिक पैसा खर्च न करना पड़े और न बीमारियों के उन्मूलन के लिए भाग - दौड़ करनी पड़े।

सबसे अच्छा डाक्टर तो वह है जो न केवल बीमारी का इलाज कर सकता है बल्कि उसकी रोक -थाम भी किसी व्यक्ति के बीमार होने तक प्रतीक्षा करना कोई अच्छी बात नहीं है। बीमारी होने के बाद दवाइयां देना और विद्रोह भड़क उठने के बाद उसे दबाने की कोशिश करना ऐसे ही है जैसे प्यास लगने पर कुआं खोदना। यही कारण है कि सरकार ने चेचक और वैसी ही अन्य बीमारियों की रोकथाम के लिए कदम उठाए हैं।

बहुधा ऐसा होता है कि लोग बीमार तो नहीं होते लेकिन उनका स्वास्थ्य उतना अच्छा नहीं होता जितना कि होना चाहिए। चिकित्सा विज्ञान की दृष्टि से यह बीमारी की प्रारंभिक अवस्था है और उसी समय बीमारी की रोकथाम के लिए कदम उठाना आवश्यक है। यदि उस समय ऐसे व्यक्ति का ठीक इलाज हो तो न केवल थकावट और भला - चंगा न होने की अनुभूति नहीं रहेगी बल्कि कोई गंभीर रोग जन्म भी नहीं ले सकेगा।

स्वस्थ माता - पिता की संतान भी स्वस्थ होती है। जो बच्चे जन्म से स्वस्थ हों उन्हें बड़े होकर बीमारी का उतना सामना नहीं करना पड़ता,जितना कि ओरों को और उनका दृष्टिकोण भी स्वस्थ ही रहता है। स्वस्थ बच्चे बड़े होकर बीमार हो जायें तो उनका इलाज आसान है।लेकिन जो जन्म से ही कमजोर थे या बचपन में बीमार रहे उनकी बीमारी का इलाज अधिक कठिन होता है।

आज के युग में लोग शराब पानी की तरह पीते हैं, अनियमित और असंयमित जीवन व्यतीत करते हैं, अपनी कामेच्छा को खुला खेलने देते हैं और इस प्रकार उनकी जीवन की शक्ति का ह्रास होता रहता है। आज का मानव अपनी ऊर्जा का सत्यानाश करता है और केवल शारीरिक सुख की तलाश में रहता है। ये सब बातें प्रकृति के नियमों के विरुद्ध हैं। यही कारण है कि मानव, जिसकी आयु हमारे प्राचीन ग्रन्थों में सौ वर्ष की लिखी है, पचास वर्ष की आयु से ही बूढ़ा होना शुरू हो जाता है। यदि नियमित जीवन बिताया जाय और थोड़ा व्यायाम भी किया जाय तो स्वास्थ्य बना रह सकता है और व्यक्ति अधिक समय तक जी सकता है।

डेसकार्टेस(१५९६ - १६५०) एम हान खगोल शास्त्री और दार्शनिक थे। उन्होंने लिखा है: "यदि मानवता की समझ - बूझ और योग्यता को बढ़ाने का कोई तरीका खोजना है तो वह चिकित्सा शास्त्र के माध्यम से ही संभव है। यह बात बिल्कुल सच है क्योंकि चिकित्सा शास्त्र" मानवता और जीवन का विज्ञान" है। इस संदर्भ में फ्रांस के डाक्टर एफ०बी० ब्रूसाई की बात याद आती है जिन्होंने कहा था: "यदि चुम्बकत्व एक सत्य है तो चिकित्सा शास्त्र फिजूल - सी चीज है। यह बात निर्विवादरूप से सच्ची साबित हो चुकी है। इसका प्रमाण दिया है विश्वभर के बहुत से वैज्ञानिकों के परीक्षणों ने जिनसे पता चलता है कि चुम्बकत्व सच्चा विज्ञान है। इन महानुभावों के अनुसार स्वास्थ्य के क्षेत्र में चुम्बकों के माध्यम से सब प्रकार के लाभ प्राप्त किए जा सकते हैं।

रोग की रोक - थाम में चुम्बक

अब हम इस बात पर विचार करेंगे कि रोगों की रोक - थाम में चुम्बकों का प्रयोग किस प्रकार किया जा सकता है। यह देखा गया है कि जब जीवन ख़तरे में होता है तो मानव में उस खतरे से भागने या उसे रोकने के लिए प्रयत्न करने की सहज प्रवृत्ति क्रियाशील हो जाती है। लेकिन मानव अपने शरीर में बढ़ती हुई बीमारी से भाग नहीं सकता। हां, वह आने वाली बीमारी की रोक - थाम के लिए आन्तरिक और बाहरी मोर्चे बना सकता है। दोनों प्रकार के मोर्चों का उद्देश्य यही है कि शरीर में रोग से लड़ने की शक्ति को बढ़ाया जाय। इस शक्ति को निम्नलिखित दो तरीकों से बढ़ाया जा सकता है:

(क) शरीर में जमा हुए अनावश्यक तत्वों को बाहर निकाला जाय और शरीर की क्रियाओं को नियमित करने के लिए उनमें आने वाली रुकावटों को दूर किया जाय; और

(ख) शरीर की शक्तियों को प्रेरित किया जाय और उन्हें बढ़ाया जाय।

होमियोपैथी में इलाज के लिए जिन दवाओं का प्रयोग होता है वही उन रोगों की रोकथाम के लिए भी इस्तेमाल होती हैं। इसी प्रकार चुम्बकों का प्रयोग भी रोगों की रोकथाम के लिए वैसे ही किया जा सकता है जैसे कि उनके इलाज के लिए। यह इस कारण है कि चुम्बक चिकित्सा का आधार यह सिद्धान्त है कि शरीर की रोग से लड़ने की शक्ति और उसके ओज को बढ़ाया जाय।

चुम्बक चिकित्सा में इस बात को नहीं माना गया कि बीमारी से लड़ने के लिए टीके लगाकर बाहरी पदार्थ शरीर में प्रविष्ट किए जाएं। इस कारण चुम्बक का प्रयोग रोगों को रोक - थाम के लिए करना वास्तव में गुणकारी है और उनसे कोई बुरा या हानिकारक प्रभाव नहीं पड़ता।

यह कहा जा सकता है कि उचित शक्ति के चुम्बक नियमित रूप से लगाए जाएं तो सवेरे या शाम किसी प्रकार का व्यायाम करना अनावश्यक हो सकता है। इसका यह मतलब नहीं है कि व्यायाम करना अनावश्यक हो सकता है। इसका यह मतलब नहीं है कि व्यायाम से जो मानसिक और प्राकृतिक लाभ होते हैं उनकी उपेक्षा की जाय। विशेष रूप से युवकों को ऐसा नहीं करना चाहिए। लेकिन चुम्बकों की सहायता से शरीर को स्वस्थ बनाए रखने में सहायता मिलती है और ढलती आयु के व्यक्तियों को इससे अधिक लाभ होता है। इसलिए स्वस्थ व्यक्तियों को नियमित रूप से या बार - बार अपने स्वास्थ्य को बनाए रखने के लिए बल्कि उसे सुधारने के लिए चुम्बकों का प्रयोग करना चाहिए। यह बात उन लोगों पर लागू होती है जिनके पास सैर करने या व्यायाम के लिए समय नहीं रहता।

अध्याय ८ में हमने बताया है कि चुम्बक मानव शरीर पर किस प्रकार अपना प्रभाव डालते हैं। चुम्बकों का प्रभाव कई तरीकों से पड़ता है। लेकिन सबसे अधिक रक्त संचार के माध्यम से पड़ता है। यदि हम अपने रक्त को शुद्ध रख सकें और उसमें विषाक्त पदार्थों को इकट्ठा न होने दें तो बहुत-सी बीमारियों को रोकने में सफल होंगे। इस उद्देश्य की पूर्ति चुम्बकों के माध्यम से हो सकती है। वे रोगों को दूर करते हैं, रोग से मुक्ति के बाद रोगी को शक्ति देते हैं और स्वस्थ व्यक्ति उनका प्रयोग करें तो वे रोग से बचे रहते हैं।

चुम्बक का प्रयोग - इलाज और रोक - थाम के लिए

चुम्बक का प्रभाव मानव शरीर के प्रत्येक अंग में व्याप्त हो जाता है और इसलिए सभी रोगों को दूर करने में साथ देता है। रोगों को दूर करने के साथ - साथ चुम्बक उन्हें रोकता भी है।

चुम्बकीय चिकित्सा के लाभकारी प्रभाव को देखते हुए हम दिल्ली के एक महान चिकित्सा शास्त्री डा० आर० एस० ठाकुर की इस राय पर अमल करेंगे कि दो चुम्बक ले लीजिए और उनके दोनों ध्रुवों का इस्तेमाल हर रोज करने का उद्देश्य बना लीजिए।

संक्षेप में, हम यह कह सकते हैं कि जो व्यक्ति नियमित रूप से चुम्बकों का प्रयोग करता है वह जवान बना रहता है और उसकी आयु बढ़ जाती है। कम से कम खर्च करके वह अधिकाधिक लाभ उठा सकता है।

अध्याय - 14
भारतीय चुम्बक चिकित्सा शास्त्रियों के अनुभव

चुम्बक चिकित्सा को इलाज की एक नई पद्धति माना जा रहा है, यद्यपि, जैसा कि हम अध्याय २ में कह आए हैं, यह कोई नई चिकित्सा प्रणाली नहीं है। जहां तक लेखकों को मालूम है, भारत में सबसे पुराने चुम्बक चिकित्सा शास्त्री दिल्ली के डा० आर० एस० ठाकुर हैं। वे व्यापारी हैं लेकिन पिछले बीस वर्ष से हर रोज प्रात: तीन घण्टे तक चुम्बकों की सहायता से रोगियों का मुफ्त इलाज करते आ रहे हैं। उन्होंने विभिन्न रोगों से पीड़ित हजारों रोगियों का इलाज किया है। कुछ रोग तो ऐसे थे जिन्हें डाक्टरों और अस्पतालों ने असाध्य मान कर छोड़ दिया था। इस पुस्तक में उन सभी मामलों की लम्बी सूची देना तो संभव नहीं लेकिन लगभग २५ ऐसे रोगियों का ब्यौरा दिया जा रहा है जो चुम्बक चिकित्सा से ठीक हुए।

डा० आर० एस० ठाकुर के कुछ रोगियों का ब्यौरा

१— एग्जीमा— भारत सरकार के एक वरिष्ठ अधिकारी श्री के० सी० गुप्ता (आयु लगभग ५२ वर्ष) एक बार अपने बंगले में पौधों की देखभाल कर रहे थे कि उनके हाथ में एक कांटा चुभ गया। कुछ दिन बाद जहां कांटा चुभा था वहां एग्जीमा बन गया और उसमें से मवाद रिसने लगा। उसके बाद एग्जीमा सारे शरीर में फैल गया और उनके प्रत्येक अंग से मवाद रिसने लगा। सरकारी डाक्टरों ने, जिनमें चर्म रोगों के विशेषज्ञ भी थे, उनका इलाज करने की कोशिश की लेकिन रोग दूर होना तो क्या, उन्हें थोड़ा - सा भी फर्क नहीं पड़ा। तब उन्हें किसी ने चुम्बक चिकित्सा कराने को कहा। वे डा० ठाकुर के पास गए जिन्होंने उनका इलाज शुरू किया। डा० ठाकुर ने ऊंची शक्ति के चुम्बकों से हर रोज दस मिनट तक उनका इलाज शुरू किया। उन्होंने बारी - बारी से विधि १ और विधि ५ का प्रयोग किया। तीन-चार दिन में ही एग्जीमा सूखने लगा और लगभग तीन सपताह बाद बिना किसी दवा के खाए उनका यह भीषण रोग दूर हो गया।

— काशीराम बिल्डिंग, काशीराम लेन, दरीबा कलां, दिल्ली।

इसी चमत्कारी इलाज से इस ग्रन्थ के लेखकों को इस चिकित्सा पद्धति को सीखने की प्रेरणा मिली जिससे कि वे जन-साधारण की सेवा कर सकें।

२– दुर्घटना– दिल्ली के श्री अविनाश कुमार शुक्ल मोटर साइकिल पर जा रहे थे कि एक कार से उनकी टक्कर हो गई। इस दुर्घटना के परिणामस्वरूप उन्हें भीषण पीड़ा हुई। लेकिन चुम्बक चिकित्सा से उन्हें पूरी तरह आराम आ गया। चिकित्सा के बाद उन्हें नींद आने लगी और वे बहुत शीघ्र ही भले-चंगे हो गए। यद्यपि उनके घावों पर टांके लगे हुए थे, वे अगले ही दिन अपने काम पर जा सके। वे सीधा चल सकते थे और ऐसा महसूस करते थे कि उन्हें घाव लगे ही नहीं।

३– दुर्घटना— दिल्ली के एक छात्र राजीव जैन क्रिकेट खेलते समय घायल हो गए। उनका निचला होंठ लगभग छः मिलिमीटर तक अंदर घुस गया। इस दुर्घटना के बाद केवल तीन तक चुम्बक चिकित्सा कराने से वे ठीक हो गए।उन्होंने बाद में बताया कि चुम्बक चिकित्सा एक चमत्कारी चिकित्सा पद्धति है।

४– घुटनों की सूजन— शाहदरा के श्री एल० डी० गुप्ता की पत्नी के घुटने सूजे हुए थे और इस कारण उन्हें चलने-फिरने में बहुत अधिक कठिनाई होती थी। उन्होंने बहुत दिनों तक एलोपैथी और यूनानी इलाज कराया लेकिन उन्हें कोई लाभ नहीं हुआ। उन्होंने चुम्बक चिकित्सा कराई और शीघ्र ही अच्छी होने लगीं। कुछ समय में इस चिकित्सा से उनकी पीड़ा दूर हो गई और टांगों में सुन्न होने की जो अनुभूति थी वह भी दूर हो गई।

५– जल जाना— डा० ठाकुर की साली, जिसके पति शिमला में सैशन जज थे, बुरी तरह जल गईं और उनकी दाईं छाती पर जले का घाव हो गया। घाव से पानी निकलता था और पीड़ा के कारण सो नहीं पाती थी। सबसे अच्छे एलोपैथिक इलाज से भी उन्हें कोई लाभ नहीं हुआ। डा० ठाकुर शक्तिशाली चुम्बकों की एक जोड़ी लेकर शिमला गए और वहीं उनका इलाज करने लगे। वे दिन में दो बार पन्द्रह-पन्द्रह मिनट तक उनके हाथों पर चुम्बक लगाते थे जिस से उन्हें अपने शरीर पर चुम्बकों के प्रभाव की अनुभूति तो हुई लेकिन घाव ठीक नहीं हुआ। डा०ठाकुर ने एक चुम्बक उनके कमरे की छत पर टांग दिया और कहा कि कुर्सी पर बैठ कर पन्द्रह - पन्द्रह मिनट तक चुम्बक को घाव के पास रखे रहें। वे दिन में दो बार ऐसा करते थे। कुछ ही दिनों के इलाज के बाद घाव सूखने लगा और उन्हें इस कष्टप्रद रोग से छुटकारा मिल गया। चुम्बक छत से इसलिए टांग दिया गया कि उन्हें अपने घाव पर चुम्बक का भार न सहना पड़े।

६– कोरिया— यह एक स्नायु रोग है जिसमें शरीर का कोई अंग अनायास हिलने लगता है और रोगी के नियंत्रण में नहीं रहता। साठ वर्षीय श्री वृन्दावन शर्मा के हाथों में यह रोग था। आठ दस वर्ष से उनके हाथ यूं ही कांपा करते थे। उन्हें विधि १ के अनुसार प्रति दिन सवेरे चुम्बक चिकित्सा दी गई लगभग एक महीने के समय में यह पुराना रोग दूर हो गया।

७– मधुमेह—(१) श्री शर्मा (आयु लगभग ४५ वर्ष) को मधुमेह था वे डा० ठाकुर के पास गए जिन्होंने विधि १ के अनुसार उनका इलाज किया। इलाज के दौरान उन्हें कश्मीर जाना पड़ा और वे डा०ठाकुर से दो चुम्बक मांग कर ले गए और वहीं उनका इस्तेमाल करते रहे। जब वे दो महीने बाद लौटे तो उनका रोग दूर हो चुका था।

(२) श्री शर्मा के पिता (लगभग ७५ वर्ष) को भी मधुमेह का रोग था। उन्होंने भी चुम्बक चिकित्सा कराई और विधि १ के प्रयोग से लगभग दो महीने में ठीक हो गए।

८– घावों के बाद दौरे— २० - २१ वर्ष की एक लड़की को दौरे पड़ते थे और वह बेहोश हो जाया करती थी। हुआ यह था कि पांच या छः वर्ष की आयु में वह छत से गिर पड़ी थी और उसके

बाद से दौरे पड़ने शुरू हो गए थे। उसका इलाज भी विधि १ से किया गया। दो महीने के बाद दौरे कम हो गए। पहले जहां उसे हर रोज दौरा पड़ता था, अब सप्ताह में एक बार पड़ने लगा। दो - तीन महीने के इलाज के बाद दौरे पड़ने बिल्कुल बन्द हो गए।

९–**हर्निया**— लगभग चालीस वर्ष की एक महिला को हर्निया का रोग था जिसमें आंत गिर जाती है और बड़ी घोर पीड़ा होती है। डाक्टरों ने उसे आपरेशन करवाने की सलाह दी। लेकिन उसे आपरेशन से डर लगता था इसलिए उसने चुम्बकी चिकित्सा शुरू की। चार शक्तिशाली चुम्बक एक ही समय लगाए गए। दो चुम्बक विधि ५ के अनुसार उनके तलवों के नीचे रखे गए, तीसरे चुम्बक का उत्तरी ध्रुव नाभि के ऊपर और चौथे का दक्षिणी ध्रुव उनकी पीठ पर। लगभग तीन महीने तक इलाज के बाद उनका रोग बिना किसी दवाई या आपरेशन के ठीक हो गया।

१०–**हिचकी**— एक बार एक वृद्धा अपनी नव - विवाहिता बहू को डा० ठाकुर के पास लाईं। उस युवती को कई वर्ष से कभी - कभी हिचकी आनी शुरू हो जाती थी तो रुकती ही नहीं थी। वृद्धा ने बताया कि अगर उसे बहू के इस रोग का पता होता तो वह उसे कभी भी अपने घर में ब्याह कर न लाती। डा०ठाकुर ने उसे विश्वास दिलाया कि यह बीमारी दूर हो जाएगी। उन्होंने एक शक्तिशाली चुम्बक का उत्तरी ध्रुव उस लड़की के नाभि के ऊपर लगाया और दक्षिणी ध्रुव पीठ पर। यह इलाज प्रति दिन सवेरे एक बार किया जाता था। लगभग एक सप्ताह में उसका रोग जाता रहा।

११–**ऐसा मामला जिसमें कोई आशा नहीं थी**— एक मिस्त्री ज़ियाउद्दीन थे जो डा० ठाकुर का चांदी का सामान बनाने के कारखाने में काम करते थे। ज़ियाउद्दीन की मां बहुत बीमार थीं और उनके बचने की कोई आशा नहीं थी। उनके सारे रिश्तेदार बुढ़िया का अंत जोह रहे थे। ज़ियाउद्दीन ने अपनी करुण कथा डा०ठाकुर को बताई और उन्हें अपने घर ले गए। उनकी मां को विधि २ के अनुसार दो चुम्बक लगाए गए। चुम्बक लगाने के बाद उसे शौच हुआ। पाखाने की बदबू बहुत असहय थी लेकिन उसके तुरन्त बाद उसे आराम आ गया। कुछ दिनों बाद वह मुरादाबाद में अपने मायके गई और कब्रिस्तान नहीं, जैसा कि आशंका थी।

१२–**टांगों में चोट**— सी० आर०(आयु ५५ वर्ष) नाम के एक व्यक्ति दुर्घटना में बुरी तरह घायल हो गए। उन्हें देसी दवाइयां दी गई और फिर एलोपैथिक इलाज कराया गया लेकिन कोई फर्क नहीं पड़ा। उनकी टांगों में हर समय पीड़ा रहती थी। एक बार वे लंगड़ाते हुए डा० ठाकुर के पास आए। उन्होंने विधि ५ से उनका इलाज किया। लगभग तीस मिनट बाद उन्हें कुछ आराम महसूस हुआ और इलाज डेढ़ घण्टे तक चला। इससे उन्हें इतना आराम मिला कि वे बिना किसी पीड़ा के चल कर वापस गए। लेकिन उन्होंने कुछ और समय तक इलाज करवाया और बिल्कुल भले - चंगे हो गए।

१३–**एक और घायल की कथा**— डा०ठाकुर के छोटे भाई(आयु लगभग ४०) एक बार तांगे की अगली सीट से गिर पड़े और उनकी दायीं टांग में बहुत बुरा घाव लगा। हड्डी तो नहीं टूटी थी लेकिन वे चल नहीं पा रहे थे। वे किसी प्रकार अपने भाई के पास पहुंच गए। डा० ठाकुर ने पहले तो लगभग ४५ मिनट तक मध्यम शक्ति के चुम्बक उनके तलवों से लगाए। उसके बाद लगभग एक घण्टे तक दो शक्तिशाली चुम्बक जो बीस किलो लोहा उठा सकते थे, घाव के स्थान पर एक घण्टे तक लगाए। पीड़ा और सूजन बड़ी जल्दी दूर हो गई और उन्हें कोई दवाई नहीं देनी पड़ी।

१४–मासिक धर्म का अभाव— २१ वर्ष की एक लड़की को मासिक धर्म नहीं होता था। डा० थैकर ने गोलाकार उच्च शक्ति के दो चुम्बक, जिनके दक्षिणी ध्रुव ही थे, उसके हाथों में रख दिए। यह इलाज बीस-पच्चीस दिन तक चला। उसके बाद उसे नियमित रूप से मासिक धर्म होने लगा। डा० ठाकुर का कहना है कि ऐसे मामलों में दोनों चुम्बकों का एक ही ध्रुव, अच्छा हो कि वह दक्षिणी ध्रुव हो, उनके केन्द्र होना चाहिए।

१५–क्षीण बुद्धि— नई दिल्ली के एक बारह वर्षीय बालक का मानसिक विकास नहीं हुआ था। मध्यम शक्ति का एक चुम्बक हर रोज पांच मिनट तक उसके माथे पर लगाया जाने लगा। और पीने के लिए चुम्बकीय जल दिया गया। यह इलाज तीन महीने तक चला और वह लड़का मानसिक विकास की दृष्टि से सामान्य हो गया।

१६–मानसिक रोग— २७ वर्ष के सरदार बी० एस० कोई दिमागी काम नहीं कर सकते थे। सदा चुप बैठे रहते और बोलते बहुत कम थे। कभी - कभी बेहोश भी हो जाते थे। उन्होंने लगभग छः महीने तक चुम्बक चिकित्सा करवाई और इस बीच चुम्बकीय पानी भी पीते रहे। उसके बाद वे मानसिक दृष्टि से न केवल सामान्य हो गए बल्कि उनमें एक नई स्फूर्ति आ गई। वे अब अपना कारोबार स्वयं चलाते हैं।

१७–मोटापा—(१) एक युवती की सगाई उसके मोटापे के कारण नहीं हो रही थी। उसकी चुम्बकीय चिकित्सा की गई और लगभग दो महीने में उसका वजन चार किलोग्राम घट गया। उसके बाद उसकी शादी हो गई।

(२) दिल्ली का एक दूध बेचने वाला, जिसकी आयु लगभग ५५ वर्ष थी, इतना मोटा था कि उसका वजन उसके कद के लिहाज से दुगुना था। उसे अपना काम करने और चलने-फिरने में कठिनाई होती थी। उसने चुम्बक चिकित्सा करवाई। दो शक्तिशाली चुम्बक उसकी हथेलियों पर लगाए गए, दो तलवों के नीचे रखे गए और एक उसकी रीढ़ के निचले भाग पर। ये पांचों चुम्बक एक - साथ लगाए जाते थे। शुरू में यह इलाज दस मिनट तक होता था और उसके बाद हर रोज पांच - पांच मिनट बढ़ा कर ४५ मिनट प्रति दिन तक किया जाने लगा। एक महीने में ही उसका वजन घट गया और वह फुर्ती से काम करने लगा। उसने दो शक्तिशाली चुम्बक खरीद लिए और लगभग चार महीने तक उनका प्रयोग करता रहा। इस अवधि में उसका वजन इतना घट गया कि लोगों के लिए उसे पहचानना मुश्किल हो गया।

१८–बांह में पीड़ा— एक बार डा० ठाकुर की दायी बांह के ऊपरी हिस्से में बड़े जोर का दर्द उठा। उन्होंने एक शक्तिशाली चुम्बक का दक्षिणी ध्रुव वहां पर लगाया जहां पीड़ा थी। उसके बाद यह पीड़ा नीचे चल कर कोहनी के पास आ गई। वहां पर चुम्बक लगाया तो पीड़ा नीचे को चल दी। अब उन्होंने अपनी कलाई पर चुम्बक लगाया तो पीड़ा फिर कन्धे के पास जा पहुंची। जहां - जहां पीड़ा होती, वे वहीं पर चुम्बक लगा देते। उसके बाद पीड़ा बंद हो गई और फिर कभी नहीं हुई।

१९–पीठ में पीड़ा— दस वर्ष के एक लड़के को गर्दन से थोड़ा नीचे रीढ़ की हड्डी में इतने जोर की पीडा होती थी कि बेचारा हर समय रोता रहता था। उसे डा० ठाकुर के पास इलाज के लिए लाया गया। एक चुम्बक का दक्षिणी ध्रुव पीड़ा के स्थान पर लगाया गया तो वह कहीं और होने लगी। फिर वहां चुम्बक लगाया गया। लगभग आधे घण्टे में पीड़ा बिल्कुल दूर हो गई। जब

वह बच्चा आया तो रो रहा था और उसके पिता ने उसे गोदी में उठा रखा था। लेकिन गया तो खुद चल कर और मुस्कराता हुआ।

२०–पक्षाघात— चार वर्ष की एक कन्या को पक्षाघात था। उसके पिता उसे गोद में उठा कर डा० ठाकुर के पास लाए। बच्ची को विधि १ और ५ के अनुसार हर रोज दस मिनट तक चुम्बक लगाए गए और साथ ही चुम्बकीय जल पीने को दिया गया। लगभग एक महीने में उसका रोग जाता रहा।

२१–पोलियो—(१) एक बार एक वर्ष - भर की बच्ची को पोलियो हो गया। उसका इलाज कलावतीशरण अस्पताल और अन्य स्थानों पर किया गया। लेकिन कोई लाभ नहीं हुआ। डा० ठाकुर ने चुम्बकों के प्रयोग से उसका इलाज किया और बच्ची स्कूल जाने लगी। चुम्बकीय चिकित्सा का यह एक चमत्कारी उदाहरण है।

(२) बरखा नाम की एक लड़की को पोलियों हुआ था। लेकिन किसी भी डाक्टरी इलाज से लाभ नहीं हुआ था। डा० ठाकुर के इलाज से वह शीघ्र ही ठीक हो गई।

२२–फेफड़ों का क्षय रोग— दिल्ली की श्रीमती डी० एस० (आयु ४० वर्ष) फेफड़ों के क्षय रोग से पीडित थीं। वे इतनी दुर्बल हो गई थीं कि बिना किसी सहारे के बैठ भी नहीं सकती थीं। खांसी, बुखार और बलगम आदि के सभी लक्षण थे और डाक्टरों ने कह दिया था कि वे अच्छी नहीं हो सकतीं। उनका इलाज प्रति दिन दस मिनट तक विधि १ से किया गया। साथ में दिन में तीन - चार बार चुम्बकीय जल भी पिलाया गया। वे डा० ठाकुर के दवाखाने नहीं आ सकती थीं इसलिए उनका पुत्र चुम्बक घर ले जाता था और वहीं लगाता था। लगभग दो महीने बाद वे ठीक हो गईं और उनकी भूख बढ़ गई। बाद में क्षयरोग अस्पताल में उनका मुआयना किया गया तो पता चला कि अब उन्हें यह रोग नहीं है।

२३– ७० वर्षीया श्रीमती एस० डी० एक बार किसी मकान की तीसरी मंजिल पर रातभर देवी जागरण में बैठी रहीं। अगले दिन सवेरे जब आरती होने लगी तो उनके पैर इतने सुन्न हो चुके थे कि वे न तो खड़ी हो सकती थीं और न चल सकती थीं। उनके पुत्र उन्हें उठाकर नीचे लाए। उन्हें डा० ठाकुर के पास लाया गया। डा० ठाकुर ने विधि ५ के अनुसार दो शक्तिशाली चुम्बक उनके तलवों के नीचे रख दिए। लगभग ३० मिनट बाद वे न केवल खड़ी होने में समर्थ हो गईं बल्कि बिना सहारे के चलने भी लगीं। उन्हें बाद में कोई कष्ट नहीं हुआ और फिर कोई इलाज कराने की जरूरत नहीं पड़ी।

२४— चर्म रोग— दिल्ली के श्री आर० अग्रवाल को सात - आठ वर्ष से चर्म रोग था और अच्छे से अच्छे चर्म रोग विशेषज्ञ भी उनका उपचार करने में असफल रहे थे। उन्होंने डा० आर० एस० ठाकुर से चुम्बकीय चिकित्सा कराई। और वे यह देख कर हैरान रह गए कि दस ही दिन में उन्हें बहुत आराम मिला। इतनी छोटी अवधि में उनका रोग जाता रहा।

२५–गले के रोग— श्री बी० के० नैयर ने अपनी चिट्ठी में डा० ठाकुर को लिखा कि उनकी माता श्रीमती राजेन्द्रपाल नैयर के गले में कोई रोग था जिसके कारण उनकी आवाज़ निकलनी बंद हो गई थी। वे एलोपैथी, होमोपैथी और आयुर्वेद पद्धतियों से इलाज कराके हार गई थीं लेकिन कोई फर्क नहीं पड़ा था। इसलिए उनके पुत्र ने डा० ठाकुर का सहारा लिया। डा० ठाकुर ने उनका इलाज किया और कुछ ही दिनों में उनका रोग जाता रहा।

डा० ठाकुर ने चुम्बक लगा कर और चुम्बकीय जल पिला कर कई युवतियों और युवकों का कद दो से तीन सेंटीमीटर तक बढ़ाया है।

डा० ठाकुर ने पाकिस्तान के साथ अंतिम युद्ध के बाद १९७१ - ७२ में छ: महीने तक दिल्ली के सैनिक अस्पताल में भर्ती हुए जवानों का इलाज भी चुम्बक चिकित्सा के माध्यम से किया। कई मामलों में उन्हें अपूर्व सफलता मिली है।

लेखकों द्वारा किए गए कुछ इलाज

हमें रीढ़ की हड्डी की सूजन और पीड़ा (सर्वाइकल स्पोंडिलाइटस) का इलाज चुम्बकों की सहायता से करने में बहुत मदद मिली है। इस रोग में गर्दन को ऊपर नीचे-या दायें-बायें घुमाने में बड़ा कष्ट होता है। ऐलोपैथी या किसी अन्य चिकित्सा पद्धति में इसका कोई अच्छा या स्थायी इलाज नहीं है। अस्पतालों में बिजली से गर्मी पहुंचाई जाती है, रीढ़ की हड्डी को खींचा जाता है, गर्म मोम लगाया जाता है, कई प्रकार के व्यायाम कराए जाते हैं और कभी - कभी अल्ट्रासोनिक किरणों का प्रयोग भी किया जाता है। उसके बाद डाक्टर रोगी को गले में एक पट्टा - सा बांधने की राय देते हैं। लेकिन इन सभी प्रकार के इलाजों से कुछ ही समय तक आराम मिलता है और तकलीफ फिर लौट आती है। रोगी कई बार वर्षों तक अस्पतालों में जाकर यह इलाज कराते रहते हैं लेकिन उन्हें स्थायी रूप से आराम नहीं मिलता।

यह रोग इस कारण होता है कि रोगी घण्टों तक गर्दन झुकाए बैठा पढ़ता-लिखता रहता है और उसकी पीठ का ऊपरी भाग एक ही ओर झुका रहता है। गर्दन की पीड़ा कई बार दायें कंधे से दाईं बांह तक और बायें कंधे से बाईं बांह तक पहुंचती है। कई बार पीठ में नीचे भी पीड़ा होने लगती है। जो लोग हाथ से कार करते हैं या काफी परिश्रम करते हैं उनमें यह रोग बहुत कम देखा गया है। कहा जाता है कि यह खाते-पीते लोगों का रोग है। लेकिन एक बार हो जाये तो बहुत परेशान करता है।

हमें इसके इलाज में ९५ प्रतिशत तक सफलता मिली है। उनमें से कुछ रोगियों का विवरण नीचे दिया जा रहा है।

सर्वाइकल स्पोंडेलाइटिस के कुछ मामले

इलाज की विधि—

मेरा तरीका यह रहा है कि में रोगी की गर्दन का एक्स - रे करवा लेता हूं जिससे कि यह पता चले कि रीढ़ की हड्डी की कौन - सी कड़ी में कष्ट है। सामान्यतया हड्डी की दो - तीन कड़ियों में रोग होता है लेकिन कई बार पांच कड़ियां तक रोग - ग्रस्त पाई गई हैं।

हम ऊंची शक्ति के चुम्बक का उत्तरी-ध्रुव रोगग्रस्त कड़ी पर लगाते हैं और दक्षिणी ध्रुव उस स्थान पर जहां तक पीड़ा जाती है। वह दायीं ओर जाये या बायीं ओर या कमर के नीचे तक— दोनों चुम्बक एक ही समय दस या बारह मिनट तक लगाए जाते हैं। पुराने रोगों की दशा में यह समय बढ़ा कर बीस मिनट तक किया जा सकता है। यदि आवश्यकता पड़े तो संध्या समय भी यह इलाज किया जा सकता है।

इस रोग में खाने - पीने की ठण्डी चीजें या वायु उत्पन्न करने वाली चीजें वर्जित हैं।

१. एक सरकारी अधिकारी श्री एस० के० बी० (आयु ४५ वर्ष) को दो वर्ष से यह रोग था। उनकी गर्दन के बाईं ओर, बाएं कंधे और बाईं बांह में पीड़ाथी और उन्हें बांह हिलाने में भी कष्ट का अनुभव होता था। वे हर प्रकार के इलाज करा चुके थे लेकिन स्थायी रूप से फायदा नहीं हुआ था। लगभग एक महीना चुम्बक चिकित्सा कराने के बाद उनका रोग दूर हो गया और अब वे बिल्कुल ठीक हैं।

२. नई दिल्ली की श्रीमती पी० जी० गोखले को लगभग दो वर्ष से स्पोंडिलाइटिस का रोग था। पीड़ा के कारण उन्हें नींद नहीं आती थी और उनकी बाहें विशेष रूप से बाईं बांह नहीं चलती थी। फरवरी - मार्च १९७६ में उन्होंने ३५ दिन तक चुम्बक चिकित्सा कराई। उसके बाद उनके पति ने बताया कि इस इलाज से उन्हें पूरी तरह फायदा हुआ है।

३. नई दिल्ली के एक चालीस वर्षीय व्यक्ति बी० डी० नागपाल को १९७२ से गर्दन, बायें कन्धे और पांउ में दर्द था। वे लगभग तीन सप्ताह तक अखिल भारतीय आयुर्विज्ञान संस्थान में भर्ती रहे और डेढ़ वर्ष तक वहां इलाज कराते रहे। लेकिन उन्हें कोई फायदा नहीं हुआ। उसके बाद उन्होंने लेखकों के चिकित्सा केन्द्र में आकर चुम्बक चिकित्सा कराई और लगभग पूरी तरह ठीक हो गए।

४. बंबई की कुछ बड़ी कंपनियों के नई दिल्ली प्रतिनिधि और सम्पर्क अधिकारी श्री के० पी० अग्रवाल को बायें कन्धे में दर्द शुरू हुआ जो सारी बांह में फैल गया। उन्हें इसमें बड़ी असुविधा होती थी, विशेष रूप से नहाते समय, क्योंकि वे अपनी बांह नहीं हिला सकते थे। उन्होंने राष्ट्रपति के हृदय रोग विशेषज्ञ को दिखाया तो उन्होंने बताया कि यह स्पोंडिलाटिस है। श्री अग्रवाल ने सुन रखा था कि आधुनिक चिकित्सा व्यवस्था में इस बीमारी का कोई इलाज नहीं लेकिन चुम्बक चिकित्सा से बहुत लाभ होता है। इसलिए उन्होंने लगभग दो सप्ताह तक चुम्बक चिकित्सा कराई और उनका रोग पूरी तरह जाता रहा।

५. नई दिल्ली के एक डाक्टर, श्री गुलशन आर० विरमानी, जो एम० बी०बी०एस०, एफ०आर०सी०एस० और डी०सी०जी० हैं, लगभग एक वर्ष से रीढ़ की हड्डी की एक कड़ी के अपने स्थान से हट जाने के कारण बड़ी परेशानी में थे। उन्हें हर समय घोर पीड़ा हुआ करती थी और उन्हें परम्परागत एलोपैथिक इलाज से कोई फायदा नहीं हुआ। अंततोगत्वा वे हमारे पास आए और हमारी सलाह पर उन्होंने कुछ दिन तक चुम्बक चिकित्सा करवाई। दो सप्ताह तक इस चिकित्सा के बाद उनकी पीड़ा जाती रही।

६. दिल्ली कैंट के मेजर डी०एम० चीमा(आयु लगभग ४५ वर्ष) चार वर्ष से स्पोंडिलाइटिस से पीड़ित थे। उन्होंने दो महीने तक चुम्बक लगवाए। तीन सप्ताह के बाद ही उनकी हालत सुधर गई और दो महीने में नब्बे प्रतिशत रोग जाता रहा। उनकी गर्दन में न तो पीड़ा रही और न कोई अकड़न।

स्पोंडिलाइटिस के और भी बहुत से रोगी थे जो हमारे पास इलाज के लिए आए और एक - दो महीनों में ही रोग-मुक्त हो गए। कुछ लोगों ने चुम्बक चिकित्सा के साथ-साथ होमियोपैथिक दवाइयां भी खाईं और कुछ ने नहीं खाईं। इस रोग के इलाज में चुम्बक चिकित्सा की सफलता इस कारण और भी उल्लेखनीय है कि एलोपैथी में इसका कोई इलाज नहीं। इसी कारण हमने इन

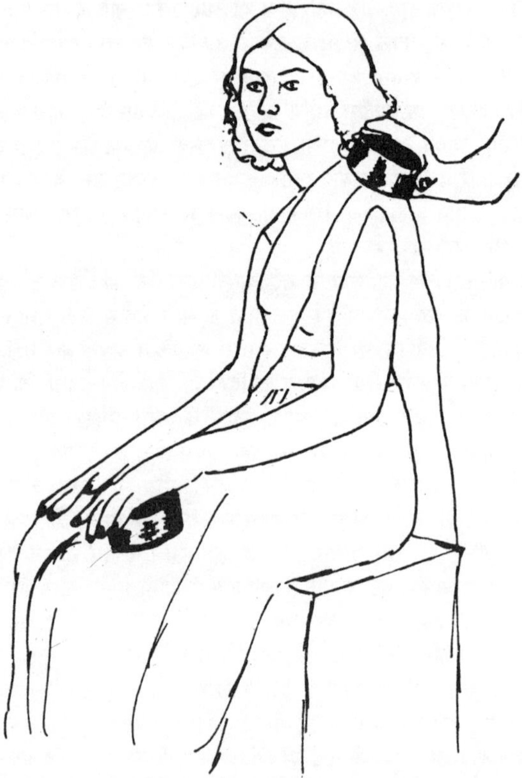

गर्दन का स्पोंडेलाईटिस: उत्तरी ध्रुव उच्चशक्ति चुम्बक प्रभावित भाग पर तथा दक्षिणी ध्रुव उस स्थान पर जहां तक दर्द आगे बढ़ता है।

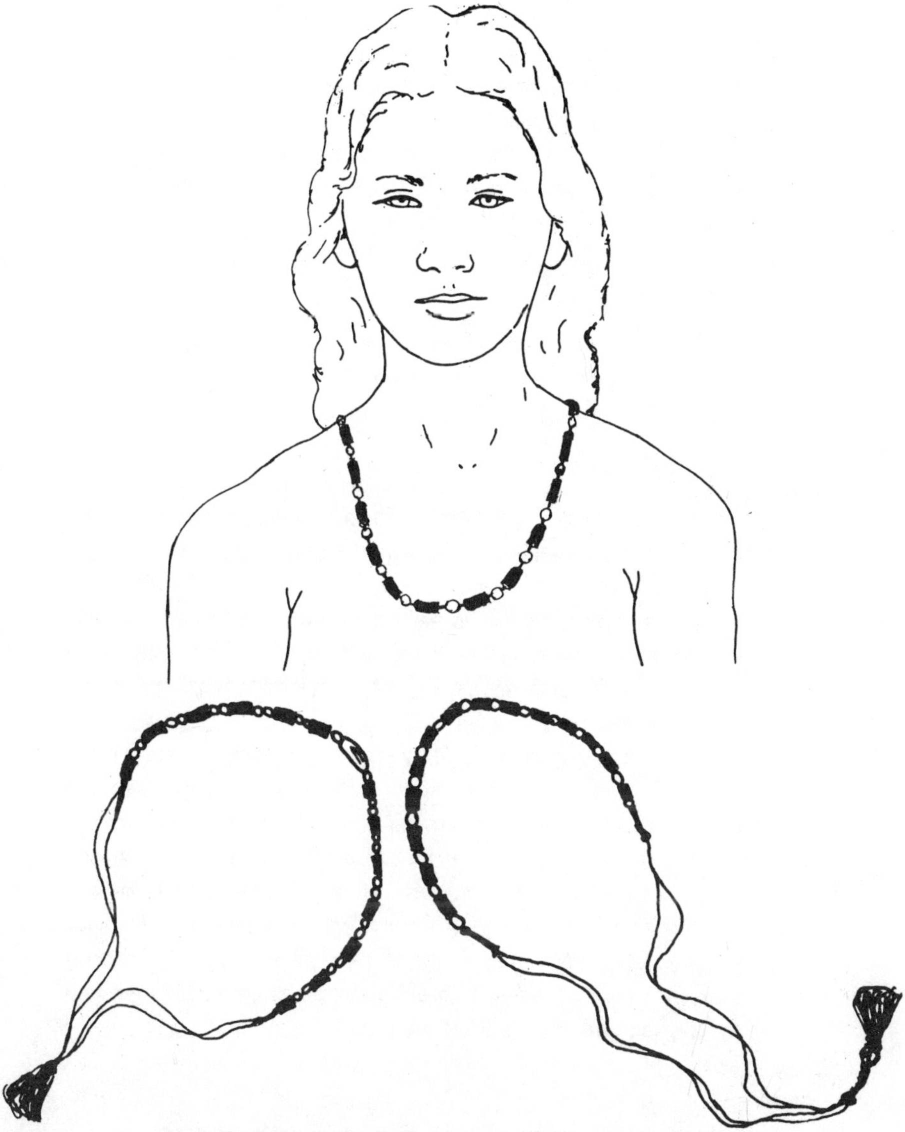

चुम्बक हार: वक्ष और गर्दन के दर्द को ठीक करने के लिये इस हार को प्रभावित हिस्से से छूता हुआ पहनें। इसका प्रयोग दमा व खांसी आदि रोगों के लिये भी लाभप्रद है।

पृष्ठों में इस बीमारी और अन्य बीमारियों के कुछ ही रोगियों की चर्चा की है जिससे कि पाठकों को विश्वास हो सके कि चुम्बक चिकित्सा कई प्रकार के रोगों में बहुत सहायक होती है।

एक और प्रकार का स्पोंडिलाइटिस होता है जिसे एंकीलोसिंग स्पोंडिलाइटिस कहते हैं। इसमें दो हड्डियां या जोड़ आपस में जुड़ जाते हैं और उन्हें हिलाया नहीं जा सकता। इसका भी किसी चिकित्सा पद्धति में कोई इलाज नहीं। चुम्बक चिकित्सा इसमें भी काफी हद तक सहायक होती है। इस रोग की पीड़ा सूजन और अकड़न दूर हो जाती है लेकिन यह पूरी तरह किसी भी चिकित्सा पद्धति से बिना ईश्वर की सहायता के ठीक नहीं होता।

एपेंडेसाइटिस

७. चालीस वर्षीय कुमारी यू०एम० के अपेंडिक्स से पीड़ित थीं। एक शक्तिशाली चुम्बक का दक्षिणी ध्रुव कुछ दिन तक दस से पन्द्रह मिनट तक हर रोज उनके अपेंडिक्स पर लगाया गया। पीड़ा धीरे - धीरे कम होने लगी और चार - पांच दिन में पूरी तरह जाती रही।

दमा

८. नई दिल्ली के श्री प्रमोद त्यागी लिखते हैं कि उन्हें १५ साल से दमा था। यह रोग अक्तूबर, नवंबर में जोर पकड़ लेता था और सर्दी-भर वे इससे परेशान रहते थे। १९७७ में उन्होंने हमारे कहने पर चुम्बकों का प्रयोग शुरू किया और इलाज जारी रखा। नियमित रूप से चुम्बक लगाने का परिणाम यह हुआ कि उन्हें सर्दी के मौसम में दमे का दौरा नहीं पड़ा। उनका कहना है कि चुम्बक लगाने से उन्हें अपने शरीर में बड़ी अजीब अनुभूति होती थी और ऐसा लगता था कि उनकी सक्रियता बढ़ गई है। चुम्बक चिकित्सा का यह प्रभाव देख कर वे आश्चर्यचकित थे।

९. ५६ वर्ष की श्रीमती गंगा देवी को पिछले २५ वर्ष से दमा था, लगभग छः वर्ष से सिर में पीड़ा थी और दो - तीन वर्ष से घुटनों में पीड़ा थी। उन्होंने तीन महीने तक चुम्बकों का प्रयोग किया तो ये सारे रोग दूर हो गए। उन्होंने चुम्बकों की एक जोड़ी खरीद ली और यदा - कदा उनका इस्तेमाल करती रहती हैं जिससे कि उन्हें वृद्धावस्था में कोई रोग न हो।

१०. एक २७ वर्षीय युवक, आर०आर० बहल, को हर गर्मी के शुरू में दमे के दौरे पड़ने लगते थे और हर वर्ष अप्रैल और मई में दफ्तर से छुट्टी लेनी पड़ती थी। मार्च, १९७८ में उन्होंने चुम्बक चिकित्सा शुरू करवाई जो कुछ महीने तक जारी रही। उस गर्मी के मौसम में उन्हें एक भी दिन छुट्टी नहीं लेनी पड़ी। वे चौबीस घण्टे में एक बार दस मिनट तक उच्च शक्ति के चुम्बकों पर अपनी हथेलियां रखते थे।

फोड़े

११. एक ४५ वर्षीय अध्यापक, श्री आर०, को छः महीने तक नितंबों पर बार - बार फोड़े निकलते थे। दो बार उन्होंने आपरेशन करवाये लेकिन कोई लाभ नहीं हुआ। आपरेशन के बाद भी और फोड़े निकल आते, पीड़ा भी होती और उन्हें बैठने या साइकिल चलाने में भी

कष्ट होता। उनके तलवों पर चुम्बक लगाए गए जिससे कुछ फोड़े फूट गए और कुछ दब गए। इस प्रकार तीन महीने में उन्हें इस कष्टप्रद रोग से पूरी तरह छुटकारा मिल गया।

१२. श्री पी०डी० श्रीवास्तव, एम०एस०-सी०, डी०-फिल, कृमि विज्ञान के शास्त्री को हिन्दुस्तान टाइम्स के एक प्रकाशन **मार्निंग इको** के माध्यम से चुम्बक चिकित्सा के बारे में पता चला और उन्होंने अपने परिवार के कई व्यक्तियों का इलाज किया।

(क) उनकी पत्नी को शियाटिका का रोग था जो चार वर्ष से उन्हें परेशान कर रहा था। चुम्बक चिकित्सा से यह चार महीने में ही पूरी तरह दूर हो गया।

(ख) उनकी २४ वर्षीया पुत्री चार वर्ष से चश्मा लगा रही थीं, छ: महीने तक चुम्बक लगाने के बाद उनका चश्मा उतर गया।

(ग) उनकी चौदह वर्षीया पुत्री को दायें कूल्हे के जोड़ में गठिया का दर्द था। मई १९७७ में उस कन्या ने चुम्बक चिकित्सा शुरू की। जब यह देखा कि उससे लाभ हो रहा है तो उसने चुम्बकों की एक जोडी खरीद ली जिससे कि वह बाद में भी उनका इस्तेमाल कर सके। अब उसे गठिए का दर्द नहीं रहा।

कुछ महीने पहले उनके दायें हाथ पर फुलबहरी के दाग दिखाई देने लगे। चुम्बक चिकित्सा से उनमें भी काफी लाभ हुआ।

(घ) उनके सबसे बड़े लड़के को जब भी सिर दर्द होता है, वह चुम्बक लगाता है और उससे कुछ ही मिनट में उसे लाभ होता है।

एग्ज़िमा

१३. सर्वोच्च न्यायालय के एक एडवोकेट, श्री पी०एस०के०(४८ वर्ष) के पैर में पिछले ३५ वर्ष से एग्ज़िमा था। पहले तो उससे पानी निकलता था। लेकिन कुछ वर्ष से वह सूख गया था। उसमें खुजली और जलन होती थी और त्वचा खुरदरी और काली हो गई थी। लगभग डेढ़ महीने तक दस मिनट हर रोज चुम्बक उनके तलवों के नीचे रखे गए। उससे खुजली और जलन बिल्कुल दूर हो गई और त्वचा का रंग भी पहले जैसा हो गया। इतने कम समय में इतना लाभ विशेष रूप से संतोषजनक था।

१४. नई दिल्ली के स्वर्गीय श्री सूर्यनारायण के पैरों में दो साल से एग्ज़िमा था और वे त्वचा रोग विशेषज्ञ से इलाज करवा रहे थे। उन्हें एक वरिष्ठ डाक्टर ने बताया कि एलोपैथी में एग्ज़िमा का कोई इलाज नहीं है। जब उन्हें पता चला कि चुम्बक चिकित्सा से लाभ हो सकता है तो वे हमारे पास आए। उनका एग्ज़िमा बिल्कुल दूर हो गया, केवल त्वचा थोडी खुरदरी बनी रही।

१५. नई दिल्ली के श्री एन० कृष्णमूर्ति अपनी पत्नी को लेकर आए जिनकी दायीं हथेली में तीन साल से एग्ज़िमा था। वे सभी प्रकार के इलाज करा चुकी थीं लेकिन उन्हें आराम नहीं आया था। श्री कृष्णमूर्ति ने टाइम्स आफ इण्डिया में चुम्बक चिकित्सा के बारे में पढ़ा था और वे हमारे पास आए। उन्हें कोई भी आशा नहीं रही थी। श्रीमती कृष्णमूर्ति को लगभग एक पखवाड़े तक चुम्बक चिकित्सा करके देखने की राय दी गई। उतने समय में ही उन्हें

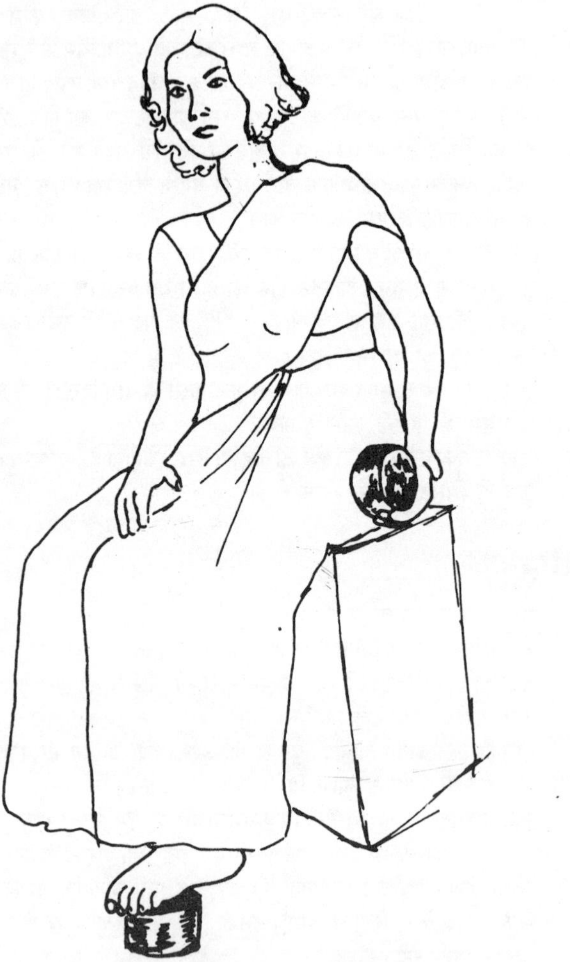

साइटिका बायीं ओर का: उत्तरी ध्रुव चुम्बक बायें नितंब पर और दक्षिण ध्रुव बायें तलवे के नीचे। दायीं ओर के साइटिका में चुम्बक दायीं ओर प्रयोग करें।

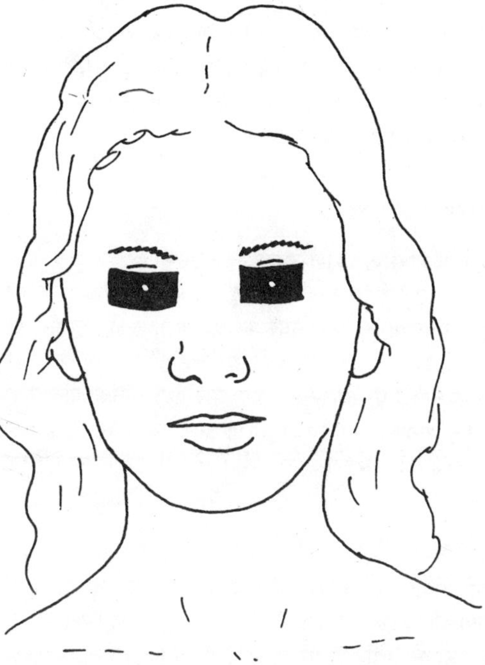

सेरेमिक चुम्बक आंखों पर: आंखों की पीड़ा, जैसे दर्द, लालिमा, पानी बहना, सूजन, मोतियाबिन्द की शुरू की अवस्था तथा नेत्र-ज्योति ठीक करने में लाभदायक है। उत्तरी ध्रुव चुम्बक दायीं आंख व दक्षिणी ध्रुव बायीं आंख पर लगायें।

आराम आना शुरू हो गया और दो महीने के नियमित इलाज से रोग पूरी तरह चला गया। बाद में उन्होंने और कई रोगियों को हमारे पास इलाज के लिए भेजा।

१६. नई दिल्ली के श्री एच०एस० मदान को १९५८ से बायें पैर में एग्ज़िमा था जो सोलह वर्ग इंच त्वचा पर फैला हुआ था। उससे पीव बहती रहती थी और खुजली भी होती थी। कई बार खून भी बहने लगता था। उनका जीवन नारकीय हो गया था और वे यह समझने लगे थे कि इसका कोई इलाज नहीं। उन्होंने कई प्रकार के इलाज कराये थे लेकिन रोग वैसे का वैसा बना हुआ था। उन्होंने मई १९७७ में चुम्बक चिकित्सा शुरू करवाई जिसका एग्ज़िमा पर चमत्कारी प्रभाव पडा और उनके घाव सूख गए। चुम्बक चिकित्सा लेते समय उन्होंने न तो कोई दवाई खाई और न एग्ज़िमा वाले स्थान पर लगाई। इसलिय यह निश्चित रूप से कहा जा सकता है कि चुम्बक चिकित्सा से ही उनका रोग दूर हुआ। वे कहते हैं कि पुराने रोगियों के लिए चुम्बक वरदान के समान है।

आंख के रोग

१७. दिल्ली के श्री सुरेश प्रकाश लिखते हैं कि उनकी ३७ वर्षीया पत्नी श्रीमती किरण कुमारी को लगभग दो वर्ष से कई प्रकार के आंख के रोग थे और आंखें कमजोर हो गई थी। डाक्टरों ने उन्हें यह राय दी थी कि ऊंचे नंबर का चश्मा पहन लें। उन्होंने चश्मा पहनना शुरू कर दिया। इसी बीच उन्होंने हमारे केन्द्र से सम्पर्क स्थापित किया और उन्हें चीनी मिट्टी के बने दो चुम्बक दोनों आंखों पर लगाने के लिए दिए गए। उनका परिवार यह देख कर हैरान रह गया कि एक सप्ताह में ही उनका चश्मा उतर गया और आंख के सभी रोग दूर हो गए। अब वे रात में भी अखबार पढ़ सकती हैं जो उनके लिए पहले बहुत कठिन था।

गलगंड

१८. बीस वर्षीया युवती कुमारी बी०बी० को लगभग एक वर्ष से गलगंड की बीमारी थी। उन्होंने लगभग चार महीने तक नियमित रूप से चुम्बक चिकित्सा कराई। दो उच्च शक्ति के चुम्बक उनकी हथेलियों पर लगाए गए और दो चीनी मिट्टी के बने अर्द्ध - चन्द्राकार चुम्बक उनकी सूजी हुई थायरायड ग्रन्थि पर लगाए गए। ये चुम्बक दिन में दस मिनट तक लगाए जाने थे। इसके थायरायड ग्रन्थि की सूजन दूर हो गई और रोग काफी हद तक चला गया। उसके बाद अपने विवाह के कारण उन्हें चिकित्सा छोड़नी पडी।

सिरदर्द

१९. दिल्ली के श्री राधेश्याम को पांच वर्ष से सिर के दायीं ओर का दर्द था। यह कष्ट इतना अधिक था जिसका वर्णन करना आसान नहीं। किसी भी इलाज से कोई लाभ नहीं हो रहा था और लम्बी बीमारी के कारण उन्हें गुर्दे की कमज़ोरी भी महसूस होने लगी। उन्होंने दो छोटे चुम्बक अपने सिर में लगाए और दो उच्च शक्ति के चुम्बक उनके तलवों के नीचे

रखे गए। इससे उनका स्वास्थ्य बहुत सुधर गया और रोग लगभग दूर हो गया।

हर्निया

२०. दस महीने के एक बालक को बाईं ओर का हर्निया था। उसकी अंतडी कई बार पेट से बाहर आ जाती थी और फिर अपने स्थान पर चली जाती थी। इससे उसे बहुत कष्ट होता था। अर्द्ध चन्द्राकार चुम्बक का दक्षिणी ध्रुव प्रात: पांच से दस मिनट तक हर्निया के स्थान पर लगाया गया। लगभग एक महीने बाद हर्निया ठीक हो गया और बच्चे का कष्ट जाता रहा।

घाव

२१. डा० एम०टी०एस०(३५ वर्ष) बस में चढ़ते समय गिर पड़े और उनके बायें पैर में भीषण मोच आ गई। अत्यधिक पीडा और सूजन के कारण उनके लिए चलना असम्भव हो गया। एक शक्तिशाली चुम्बक का दक्षिणी ध्रुव लगभग बीस मिनट तक मोच के स्थान पर लगाया गया। दो बार ऐसा करने के बाद उनकी पीड़ा और सूजन जाती रही और वे आराम से चलने-फिरने लगे।

चोट के कारण अनिद्रा

२२. श्री पी०डी०(साठ वर्ष) एक दुर्घटना में बुरी तरह घायल हो गए। अस्पताल में उनकी दाईं टांग पर प्लस्तर लगा दिया गया। लेकिन उन्हें इतनी अधिक पीड़ा होती थी कि रात को सो नहीं पाते थे। कुछ दिनों तक रात को दस बजे एक चुम्बक लगभग बीस मिनट तक उनके माथे पर लगाया जाने लगा। कुछ ही दिनों में वे आराम से सोने लगे।

एक आंख से पानी जाना

२३. एक चालीस वर्षीया महिला श्रीमती पी०डी० की दाईं आंख से लगभग दो वर्ष से पानी जा रहा था जिसका कोई कारण किसी को समझ में नहीं आता था। एक शक्तिशाली चुम्बक उनकी दायीं हथेली पर लगाया गया और एक छोटा गोल चुम्बक उनकी उस आंख पर, जिससे पानी जाता था। यह इलाज लगभग डेढ़ महीने चला और उसके बाद आंख से पानी जाना बन्द हो गया।

मासिक धर्म में सुधार

२४. एक महिला, श्रीमती जे०के०(४० वर्ष) पीठ में दर्द के इलाज के लिए आया करती थीं जो उन्हें कई वर्ष से था। दो शक्तिशाली चुम्बक हर शाम उनके तलवों के नीचे रखे गए। लगभग १५ दिन के बाद न केवल उनका पीठ का दर्द ठीक हो गया बल्कि उनका मासिक धर्म भी नियमित रूप से होने लगा।

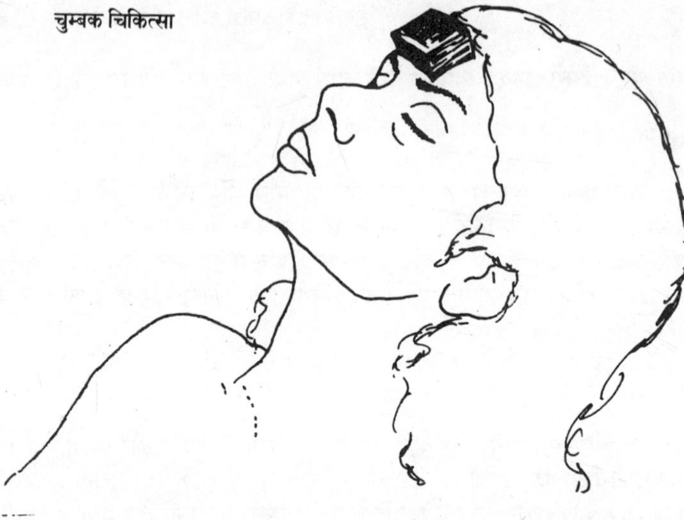

सेरेमिक चुम्बक का दक्षिणी ध्रुव माथे पर: नींद लाने में बिस्तर पर जाने से आधे घंटे पूर्व प्रयोग करें।

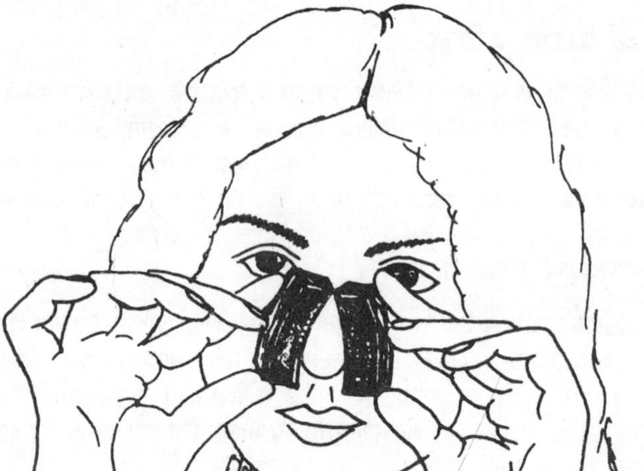

सेरेमिक चुम्बक नाक पर: लगातार सर्दी-जुकाम, छींक आना, नाक का आबुर्द, नाक बन्द होना इत्यादि में उत्तरी-ध्रुव चुम्बक दायीं ओर तथा दक्षिणी ध्रुव बायीं ओर लगाएं।

नाक का बन्द होना

२५. दिल्ली की श्रीमती गौरीशंकर लखोटिया की नाक की हड्डी बढ़ी हुई थी और उन्हें सांस लेने में कठिनाई होती थी। रात को वे उठ जातीं और उन्हें छींकें शुरू हो जातीं। साथ ही नाक से पानी भी बहने लगता था जिस कारण उन्हें बड़ी असुविधा होती थी। उन्होंने एलोपैथी और आयुर्वेद का सहारा लिया लेकिन ठीक नहीं हुईं। अंत में डाक्टरों ने उन्हें नाक का आपरेशन कराने की सलाह दी। उन्होंने हमारे केन्द्र में आकर चुम्बक चिकित्सा शुरू करवाई। धीरे - धीरे नाक की बढ़ी हुई हड्डी सिकुड़ने लगी। नथुनों में रुकावट दूर हो जाने के कारण उन्हें सांस लेने में जो कठिनाई होती थी वह जाती रही। धीरे - धीरे उनका रोग जाता रहा।

मोटापा

२६. नई दिल्ली की श्रीमती जुगिन्दर कौर का कद १५७ सेंटीमीटर था और वजन ६६ किलोग्राम था। उन्होंने ३ जून, १९७७ को हमारे केन्द्र में मोटापा कम करने के लिए चुम्बक चिकित्सा शुरू करवाई जो २ जुलाई,१९७७ तक जारी रही। उनका वजन घट कर ६२ किलो हो गया। उन्हें किसी कमजोरी या थकावट की अनुभूति नहीं होती थी बल्कि अपने को अधिक सक्रिय और तरोताजा पाती थीं। दिन भर काम करके थक जाती थीं तो शाम को चुम्बक लगाने के बाद थकावट दूर हो जाती थी। वे चौबीस घण्टे में केवल दस मिनट— पांच मिनट हथेलियों पर और पांच मिनट तलवों के नीचे चुम्बक लगाती थीं। उन्होंने देखा कि चुम्बक लगाने का प्रभाव, इलाज छोड़ने के बाद भी बना रहा। एक महीने में इतना वजन कम करने का यह असाधारण मामला है। हर किसी का वजन इतना जल्दी नहीं घटता। लेकिन जो व्यक्ति यह इलाज कराता है उसका वजन महीने में एक-आध किलो तो घटता ही है।

२७. बीस वर्षीया युवती कुमारी एस०एम० कद १५० सेंटीमीटर और वजन ६४ किलोग्राम ने बीस दिन तक चुम्बक चिकित्सा कराई तो उनका वजन आधा किलो घट गया। उन्हें शहर से बाहर जाना था इसलिए वे इलाज जारी नहीं रख सकीं।

२८. सोलह वर्ष की कुमारी ए०एस० कद १६५ सेंटीमीटर, वजन ७० किलोग्राम ने एक महीने तक चुम्बक चिकित्सा कराई जिससे कि उनका वजन आधा किलो कम हो गया। कुछ कारणों से वे इलाज जारी नहीं रख सकीं। वजन घटाने के लिए दो शक्तिशाली चुम्बक हथेलियों पर और दो तलवों के नीचे लगाए गए। चुम्बकों से फालतू चर्बी कम हो जाती है और शरीर की सक्रियता, फुर्ती और शक्ति में कोई कमी बिना वजन घट जाता है। इस पद्धति में खाने-पीने का कोई परहेज नहीं करना पड़ता।

अण्डकोषों की सूजन

२९. ६ वर्ष के एक लड़के को कुछ वर्ष से दायें अण्डकोष की सूजन का रोग था। उसके अण्डकोष की थैली बढ़ गई थी और उसका रंग असाधारण रूप से नारंगी था। यह बाईं थैली की तुलना में लगभग ढाई सेंटीमीटर नीचे लटकी हुई थी। डाक्टरों ने आपरेशन की सलाह

दी थी लेकिन उसके माता - पिता आपरेशन नहीं करवाना चाहते थे। अर्द्ध चन्द्राकार चुम्बक का दक्षिणी ध्रुव लगभग छ: महीने तक हर रोज १५ मिनट के लिए उसके दायें अण्डकोष की थैली पर लगाया जाता था इससे उस थैली का आकार लगभग तीन चौथाई घट गया और त्वचा का रंग सामान्य हो गया।

बांह में पीड़ा

३०. एक महिला अपनी दस वर्ष की लड़की को लेकर आई जिसकी बाईं बांह में असह्य पीड़ा हो रही थी। एक शक्तिशाली चुम्बक का दक्षिणी ध्रुव पीड़ा के स्थान पर लगाया गया और लगभग पन्द्रह मिनट में पीड़ा बिल्कुल जाती रही।

उंगली में पीड़ा

३१. एक होमियोपैथ, स्वीर्गीय डा० टी०एन०जी० के दायें हाथ की तर्जनी में पीड़ा थी जिसका कोई स्पष्ट कारण दिखायी नहीं पड़ रहा था। छड़ के रूप में बने चुम्बक का दक्षिणी ध्रुव दिन में तीन-चार बार दस मिनट के लिए उंगली पर लगाया जाता था और दो-तीन दिन में ही यह पीड़ा जाती रही।

हाथ में पीड़ा

३२. २४ - २५ वर्ष की एक युवती को एक बार अपने दायें हाथ के अंगूठे और तर्जनी के बीच अचानक असह्य पीड़ा होने लगी। उन्होंने अपना दायां हाथ बायें हाथ से कस कर पकड़ लिया और जब वे हमारे केन्द्र में आयीं तो असह्य पीड़ा के कारण उनकी आंखों में आंसू थे। उनके पीड़ा वाले स्थल को उत्तरी ध्रुव और दक्षिणी ध्रुवों के बीच रखा गया और पन्द्रह मिनट में ही पीड़ा जाती रही।

जबड़े में दर्द

३३. ५५ वर्ष की श्रीमती टी० को कई वर्ष से दायें जबड़े में असह्य पीड़ा और जकड़न थी। पीड़ा दायें कान और वहां से सिर तक पहुंच गई थी। उनके लिए पूरा मुंह खोलना असम्भव था और खाने - पीने में बहुत अधिक कठिनाई होती थी। यह रोग तीन दांत निकलवाने के बाद शुरू हुआ था और किसी भी इलाज से दूर नहीं हो पाया था, हालांकि उन्होंने अच्छे से अच्छे डाक्टर को दिखा लिया था। छड़ के रूप में बने चुम्बक का दक्षिणी ध्रुव १५ मिनट तक हर रोज पीड़ा के स्थल पर लगाया गया। सप्ताह में एक बार एक शक्तिशाली चुम्बक लगाया जाता था। डेढ़ महीने तक यह इलाज करने के बाद उनका रोग पूरी तरह दूर हो गया।

घुटने में पीड़ा

३४. श्री एस०एन० शर्मा (७८ वर्ष) एक बार नाली में गिर पड़े थे और तब से उनके दायें घुटने में पीड़ा होती थी। बेलनाकार एक छोटे चुम्बक का दक्षिणी ध्रुव उनके घुटने पर आधे - आधे घण्टे के लिए तीन दिन तक बांधा गया। धीरे - धीरे पीड़ा कम होती गई और चौथे दिन बिल्कुल गायब हो गई।

छाल रोग

३५. २४ वर्षीया कुमारी वी०के० को पिछले सोलह वर्ष से छाल रोग था। आठ वर्ष की आयु में उन्हें फोड़े - फुन्सियों के लिए एक टीका लगाया गया था जिसके बाद यह बीमारी शुरू हो गई थी। चेहरे को छोड़ कर उनकी सारी त्वचा पर लगभग एक सेंटीमीटर व्यास के चिकत्ते पड़े हुए थे जहां त्वचा छिली हुई थी। कई बार उस पर अंगूर आ जाता और फिर उतर जाता। कई प्रकार के इलाज किए गए थे लेकिन उससे कोई लाभ नहीं हुआ था। उन्होंने एक महीने तक चुम्बक चिकित्सा कराई। यद्यपि वे नियमित रूप से इलाज नहीं करवा सकीं फिर भी अधिकतर चिकत्ते दूर हो गए और बाकियों का आकार पहले की अपेक्षा बहुत कम हो गया।

३६. नई दिल्ली की श्रीमती सुभद्रा सिंगल के दायें पैर में छाल रोग हुआ जो शरीर के अन्य भागों में भी फैल गया। दो महीने में ही उनके सिर, पीठ और हाथ - पांव पर इस रोग ने अपना प्रकोप दिखाना शुरू कर दिया। वे कई महीने तक बिस्तर पर पड़ी रहीं और कई प्रकार के इलाज कराये। इतने में उन्हें किसी ने बताया कि चर्म रोगों पर चुम्बक चिकित्सा का अच्छा पड़ता है और उन्होंने चुम्बकों का प्रयोग शुरू कर दिया। कुछ ही दिनों में उन्हें आराम आना शुरू हुआ और उनका सारा रोग जाता रहा। चुम्बक चिकित्सा का इस प्रकार का चमत्कारी प्रभाव होता है।

गठिया रोग

३७. श्रीमती के०एम० (६२ वर्ष) के दोनों घुटनों में गठिए का दर्द था और उनके लिए चलना दूभर था। उनके पैरों के नीचे पन्द्रह - पन्द्रह मिनट तक दो शक्तिशाली चुम्बक हर रोज रखे जाते थे। लगभग दो महीने के इलाज के बाद पीड़ा और अकड़न दूर हो गई और वे चलने-फिरने लगीं।

३८. नई दिल्ली की श्रीमती कमला घोष (५०) को बारह वर्ष से गठिया और शियाटिका, दोनों रोग थे। उन्होंने अपने घुटने, कमर और शरीर के अन्य अंगों पर चुम्बकों का प्रयोग किया तो तीन महीने के इलाज के बाद पीड़ा जाती रही। उसके दो साल बाद भी उनको कभी पीड़ा नहीं हुई।

दांत की घोर पीड़ा

३९. ३३ वर्ष की श्रीमती बी० के दांतों में छः वर्ष से पीड़ा थी। एक दिन शाम को पीड़ा असह्य हो गई और उन्होंने अगले दिन पांच-छः दांत निकलवाने का फैसला कर लिया। उनके पति दवाई लेकर आए जिससे कि वे रात को सो सकें। अर्द्ध चन्द्राकार चुम्बक उनके जबड़े के बाहर लगाए गए और यह राय दी गई कि चुम्बक चिकित्सा जारी रखें और तीन दिन तक दांत न निकलवाएं। वे हर रोज शाम को पन्द्रह मिनट तक चुम्बक लगाती थीं। तीन दिन में उनकी पीड़ा इतनी कम हो गई कि उन्होंने दांत निकलवाने का विचार छोड़ दिया। एक महीने तक चुम्बक लगाते रहने पर दांत का दर्द सदा के लिए गायब हो गया।

गर्दन में अकड़न

४०. पन्द्रह वर्ष की कुमारी पी०ए० को एक दिन प्रातः गर्दन में पीड़ा हुई और वह अकड़ गई। वह स्कूल तो चली गई लेकिन जब लौटी तो पीड़ा बढ़ गई थी और बढ़ती ही जा रही थी। शाम के समय पीड़ा असह्य हो गई और उसके लिए गर्दन मोड़ना असम्भव हो गया। जब वह इलाज के लिए आईं तो बुरी तरह रो रही थीं। चुम्बक का दक्षिणी ध्रुव आधे घण्टे तक उसकी गर्दन पर लगाया गया और उससे पीड़ा और अकड़ाव बहुत हद तक कम हो गया। अगले दिन प्रातः फिर चुम्बक लगाने के बाद वह बिल्कुल ठीक हो गईं।

पेट में अम्लता और गैस

४१. नई दिल्ली के कप्तान रघुवीर सिंह सात वर्ष से पेट की अम्लता और गैस से परेशान थे। उन्होंने एलोपैथी, होमियोपैथी और आयुर्वेद का सहारा लिया था लेकिन उन्हें कोई लाभ नहीं हुआ था। उन्होंने हमारे केन्द्र में चुम्बक चिकित्सा शुरू करवाई तो लगभग एक महीने में उनका रोग तीन - चौथाई कम हो गया। उन्हें चुम्बक लगाने के साथ - साथ चुम्बकीय जल भी पीने को दिया गया जिससे उनकी दशा और सुधरी। उन्होंने यह देखा कि चुम्बक चिकित्सा का जादू जैसा असर हुआ है।

घुटने में सूजन

४२. श्री टी०सी०जे०(५६ वर्ष) के घुटनों में तीन - चार महीने से पीड़ा थी और वे सूजे हुए थे। रात के समय एक बेलनाकार चुम्बक उनके घुटने से बांध दिया जाता था। लगभग पन्द्रह दिन के बाद सूजन और पीड़ा, दोनों समाप्त हो गए।

थकावट और दुर्बलता

४३. लखनऊ के श्री बालकृष्ण अग्रवाल अपने काम से दिल्ली आए और मेरे पास ठहरे। शाम के समय दिनभर के भारी काम के बाद उन्हें बहुत अधिक थकावट हो गई और सिर

चकराने लगा। उन्हें ऐसा लगा कि उनके आस - पास सभी चीज़ें घूम रही हैं। मैंने दो चुम्बक उनके पैरों के नीचे रख दिए। लगभग पन्द्रह मिनट बाद उनकी सारी थकावट दूर हो गई और वे तरोताजा महसूस करने लगे। अगले दिन भी काम करने के बाद वे फिर बुरी तरह थक गए। फिर दो चुम्बक उनके तलुवों के नीचे रख दिए और उन्हें उससे बहुत लाभ हुआ।

टॉसिल की सूजन

४४. अर्द्ध चन्द्राकार चुम्बक टॅांसिल की सूजन, पीड़ा और खुजली के लिए बड़े गुणकारी होते हैं। कनपेड़ों पर भी इनका असर लाभकारी सिद्ध हुआ है। गले से उठने वाली खांसी और गर्दन के आस - पास की ग्रन्थियों की सूजन में भी उनसे बहुत लाभ होता है। कई मामलों में इस इलाज से बिना आपरेशन के टॅांसिल की सूजन का इलाज किया गया है।

दांत की पीड़ा

४५. बीसियों ऐसे रोगियों का इलाज किया गया है जिनके दांतों में असह्य पीड़ा थी। एक या दो बार ही चुम्बक लगाने से दांत की पीड़ा दूर हो जाती है।

ऊपर जिन रोगियों का विवरण है वे उन सैकड़ों में से हैं जिनके विभिन्न रोगों का इलाज चुम्बकों से किया गया है। कई मामलों में डाक्टरों ने आपरेशन कराने की सलाह दी थी लेकिन चुम्बक चिकित्सा से आपरेशन की जरूरत नहीं पड़ी और रोगी आपरेशन की समस्या से बच गए।

एग्ज़िमा, स्पोंडिलाइटिस और दांतों की पीड़ा के इलाज में चुम्बक चिकित्सा विशेष रूप से प्रभावी सिद्ध हुई है जैसा कि लेखकों का अनुभव है।

एक भारतीय कैंसर विशेषज्ञ की राय

एक भारतीय कैंसर रोग विशेषज्ञ श्री पेशोतन महता हैं जिन्होंने अमरीका के स्वीडिश अस्पताल, सेंट फ्रांसिस अस्पताल और फ्रेड हचिन्सन हस्पताल में अनुसंधान कार्य किया है और बंबई के टी०आई०एफ०आर० केन्द्र में "कैंसर विज्ञान की शिक्षा" विषय पर प्रशिक्षण प्राप्त किया है। उन्होंने कैंसर रोग में शोध कार्य किया है और उनका कहना यह है कि कैंसर कोई रोग नहीं है बल्कि विकास की बिगड़ी हुई प्रक्रिया है। वे कैंसर के इलाज में दी जाने वाली दवाइयों के विरोधी हैं और उनका कहना है कि कोबाल्ट या एक्स-रे की किरणों का प्रयोग कैंसर के इलाज में किया जाता है तो उससे शरीर के ऊतकों को हानि पहुंचती है और रोग की बजाय यह इलाज अधिक घातक सिद्ध होता है। उनका यह विचार है— जैसा कि विश्वभर के कैंसर रोग विशेषज्ञों का है— कि कैंसर का आपरेशन जितना गंभीर होगा उतना ही रोगी के बचने की आशा कम होती है।

उनका कहना है कि कैंसर के लिए एकमात्र युक्तियुक्त इलाज चुम्बक चिकित्सा है। वे लिखते हैं: "सामान्य रूप से स्वस्थ व्यक्ति के सभी सैल एक विशेष अन्तराल पर हिलते हैं। लेकिन जिस सैल में कैंसर हो उसकी सिहरन बढ़ जाती है। चुम्बक चिकित्सा से उसे सामान्य स्थिति में लाया जा सकता है।" इस विशेष क्षेत्र में शोध कार्य चल रहा है।

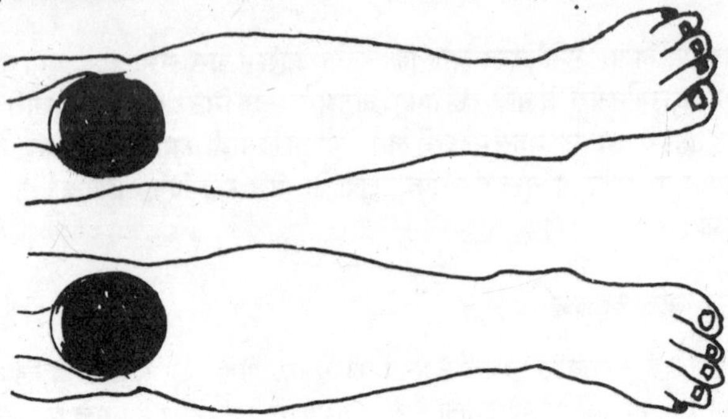

घुटनों का इलाज: उत्तरी ध्रुव दायें घुटने पर और दक्षिण ध्रुव बायें घुटने पर गठिया व सूजन आदि में प्रयोग करें।

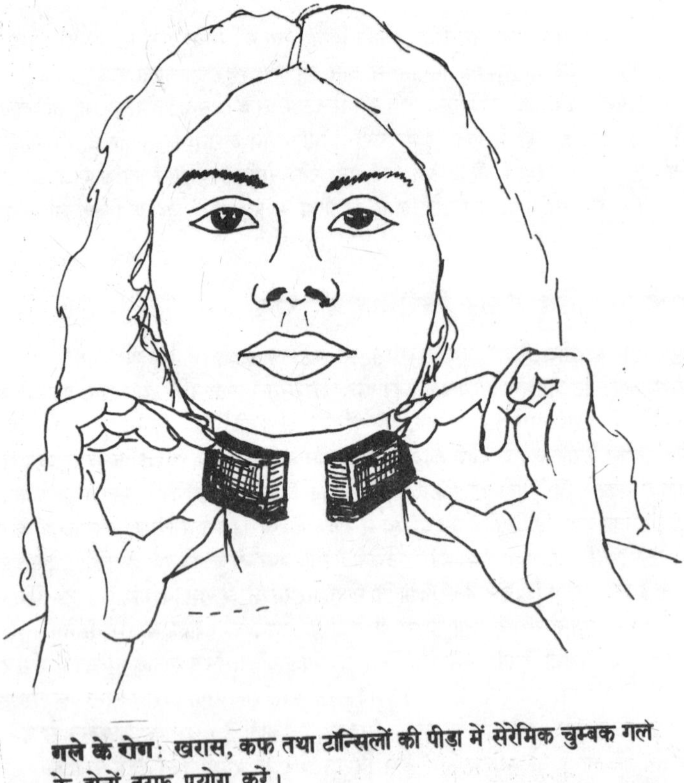

गले के रोग: खरास, कफ तथा टॉन्सिलों की पीड़ा में सेरेमिक चुम्बक गले के दोनों तरफ प्रयोग करें।

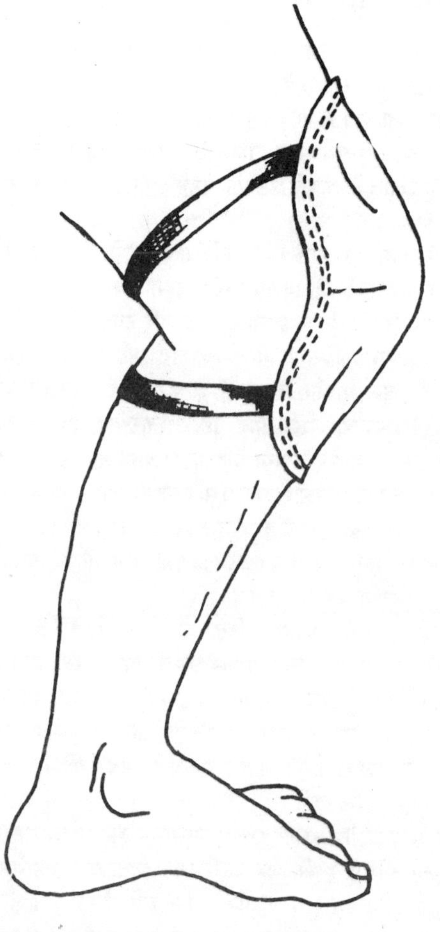

घुटने की पट्टी: किसी भी घुटने की पीड़ा में, या सूजन में इसका प्रयोग दर्दभरे घुटने पर आधे घंटे से एक घंटा तक करें।

एक होमोपैथ और चुम्बक चिकित्सा शास्त्री डा० एम० टी० सन्तवानी के अनुभव

१. पक्षाघात— मेरी ६५ वर्षीया सास को एक दिन अचानक पक्षाघात हो गया और उनका दायां भाग मारा गया। उनके शरीर के दायें अंग ठंडे पड़ गए। अब वे रोग शैया पर पडी थीं और उन्हें उठाकर ले जाना पड़ता था। दो शक्तिशाली चुम्बक प्रात: पन्द्रह मिनट तक उनके तलवों के नीचे रखे जाते थे और उतने ही समय तक संध्या के समय उनकी हथेलियों पर। नियमित रूप से लगभग तीन महीने के इलाज के बाद वे उठ कर बैठने लगीं और छड़ी की सहायता से अकेली ही घूमने - फिरने लगीं।

२. गठिया— मेरे पास एक साठ वर्षीया महिला इलाज के लिए आईं जिनके दोनों घुटनों में गठिया था। उन्हें घोर पीड़ा होती थी, विशेष रूप से बरसात के दिनों में, और वे चल नहीं सकती थीं। रात को सोते समय उनके मुंह से इतनी अधिक लार टपकती थी कि उन्हें कई बार उठ कर मुंह पोंछना पड़ता था। मध्यम शक्ति के दो चुम्बक लगभग आधे घण्टे तक हर रोज सवेरे उनके तलवों के नीचे रख दिए जाते थे और सप्ताह में दो बार उनकी हथेलियों के नीचे। लगभग ढाई महीने के इलाज के बाद उनकी पीड़ा और मुंह से लार का टपकना बहुत कम हो गया।

३. बांह में पीड़ा— एक ५२ वर्षीया महिला की दायीं बांह में एक दिन बड़े जोर की टीस उठी। उनकी बाईं टांग सुन्न हो गई और उन्हें ऐसा लगा कि मानो उनके घुटने से पानी टपक रहा है। ऊंची शक्ति के तीन नंबर के चुम्बक हर रोज आधे घण्टे तक उनकी दायीं हथेली और बायें पैर पर लगाए जाते थे। दो बार लगाने के बाद ही उनकी पीड़ा तीन-चौथाई कम हो गई और वे लगभग एक सप्ताह के बाद पूर्णतया स्वस्थ हो गईं।

४. सिर का दर्द— ५४ वर्ष की एक महिला को १५ वर्ष से सिर दर्द की शिकायत थी। उन्हें बहुधा अनिद्रा रोग भी हो जाता था। उन्हें यह सलाह दी गई कि सोते समय सिर उत्तरी की ओर रखें और पैर दक्षिणी की ओर जिससे कि पृथ्वी का चुम्बकत्व उन पर अपना गुणकारी प्रभाव डाल सके। इसके अतिरिक्त उन्हें दिन में दो बार चीनी मिट्टी के बने चुम्बक अपने सिर से लगाने के लिए कहा गया। नियमित रूप से तीस दिन तक इलाज के बाद उनके सिर के दर्द में बहुत आराम मिला और वे आराम से सोने लगीं।

५. मसूढ़ों की सूजन और उनसे रक्त बहना— ३५ वर्ष के एक सज्जन मेरे पास आए जिनके मसूढ़ों में सूजन और पीड़ा थी और उनसे रक्त बहता था। मुआयना करने पर पता चला कि उनके मसूढ़े दांतों को छोड़ने लगे थे और सूजन बड़ी गंभीर थी। उनके जबड़ों पर मद्धिम आकार के चुम्बक लगाए गए। लगभग बीस मिनट के बाद पीड़ा कम हो गई और पन्द्रह दिन तक नियमित इलाज के बाद सूजन और पीड़ा जाती रही। मैंने उन्हें राय दी कि सप्ताह में दो बार चुम्बक लगा लिया करें जिससे कि फिर उन्हें यह कष्ट न हो। उन्हें यह भी कहा गया कि चुम्बकीय पानी से गरारे करें। इससे उनके मसूढ़ों से रक्त बहना बहुत कम हो गया।

६. कन्धे में पीड़ा— एक ६५ वर्षीय सज्जन के दायें कंधे में पीड़ा थी और वह अकड़ गया था। पीड़ा कोहनी और उंगलियों तक जाती थी। जब रोगी मेरे पास आया तो उसकी उंगली में सूजन थी। उसे अपना हाथ उठाने में भी घोर पीड़ा होती थी। वह अमरीका में अपना इलाज करा

चुका था और उनके सभी परीक्षण— जैसे रक्त, थूक आदि— किए जा चुके थे लेकिन कोई परिणाम नहीं निकला। दो शक्तिशाली चुम्बक उनके कन्धे और हाथ पर लगाए गए। चुम्बक का उत्तरी ध्रुव कन्धे पर और दक्षिणी ध्रुव हाथ पर लगाया गया। लगभग एक सप्ताह के इलाज के बाद कोहनी और उंगलियों की सूजन बिल्कुल दूर हो गई। तीन महीने तक नियमित रूप से इलाज करने के बाद कन्धे की पीड़ा और अकड़न दूर हो गई और उन्हें अपना हाथ उठाने में अब कोई कष्ट नहीं होता था। उन्हें इलाज करवाये चार साल हो गए लेकिन फिर यह रोग नहीं हुआ।

७. **गुर्दे का दर्द**— एक बार सवेरे साढ़े पांच बजे मेरे दायें गुर्दे में बड़े जोर का दर्द उठा। मैंने देखा कि मूत्र त्याग करने में भी कठिनाई हो रही है और वह बूंद - बूंद करके आ रहा है। दर्द बढ़ता गया तो मैंने तुरन्त एक शक्तिशाली चुम्बक दायें गुर्दे के ऊपर और एक दूसरा चुम्बक ठीक उसके पीछे पीठ पर लगा लिया। लगभग बीस मिनट बाद मुझे थोड़ा पेशाब आया और चालीस मिनट के बाद खुल कर आया जिसके बाद मेरी पीड़ा कम हो गई। अब गुर्दे में हल्का दर्द था जिसे मैं सह सकता था। मैंने उसी प्रकार शाम के समय फिर चुम्बक लगाए और अगले दिन मेरा रोग सदा के लिए जाता रहा।

८. **टॉंसिल की सूजन**— एक चौदह वर्ष की स्कूल की बच्ची को टॉंसिल की सूजन का पुराना रोग था जिसके कारण घोर सिर दर्द होता था, जुकाम रहता था और छींकें आया करती थीं। चीनी मिट्टी के बने दो चुम्बक उसके गले पर लगाए गए जिससे टॉंसिल और सिर में पीड़ा बहुत कम हो गई। नियमित रूप से लगभग दो वर्ष के इलाज के बाद उसके सारे कष्ट दूर हो गए। उसे इलाज कराए चार वर्ष से अधिक का समय हो गया है लेकिन उसका पुराना रोग फिर नहीं उभरा।

९. **टांग में दर्द**— एक ९ वर्ष की बच्ची की दायीं टांग में घोर पीड़ा होती थी। वह न बैठ सकती थी और न ठीक ढंग से चल पाती थी। पीड़ा के कारण उसे झुक कर चलना पड़ता था। टांग को दबाने से पीड़ा बढ़ जाती थी। उसकी टांग और पैर पर मद्धिम आकार के चुम्बक लगाए गए और दो बार लगाने के बाद ही उसका दर्द जाता रहा।

१०. **फुलबहरी**— आजकल एक तेरह वर्षीय लड़की फुलबहरी का इलाज करा रही है। उसके सारे शरीर पर, विशेष रूप से टांगों, बाहों और कनपटियों पर सफेद दाग हैं । दो शक्तिशाली चुम्बक प्रातः पंद्रह मिनट तक उसके तलवों के नीचे रख दिए जाते हैं और शाम को भी पंद्रह मिनट तक उसकी हथेलियों से चुम्बक लगाए जाते हैं। लगभग एक महीने के इलाज के बाद उसने बताया है कि सफेद दाग गुलाबी होने लगे हैं और उनका रंग बाकी की त्वचा जैसा होने लगा है। उसके पैरों, टांगों, हाथों और कनपटियों पर सफेद दागों का रंग त्वचा के रंग जैसा हो रहा है। उसका इलाज अभी जारी है।

११. **शियाटिका**— एक ३५ वर्षीया महिला को अचानक बाईं टांग में बड़े जोर का दर्द उठा जो कूल्हे से लेकर घुटनों तक जाता था। उससे पहले वह बारिश में बुरी तरह भीग गई थी। उसने सरकारी दवाखाने और एलोपैथिक डाक्टरों से इलाज करवाया लेकिन बिल्कुल आराम नहीं आया। उसके बाद वह मेरे पास इलाज के लिए आई तो मैंने शक्तिशाली चुम्बक का उत्तरी ध्रुव कूल्हे के जोड़ पर और दक्षिणी ध्रुव घुटने पर लगाया जहां दर्द जाता था। उसके दर्द की भीषणता कम हो गई और वह चलने योग्य हो गयी। बारह घण्टे बाद उसे फिर चुम्बक लगाने के लिए कहा गया। दो दिन तक चुम्बक लगाने के बाद उसकी पीड़ा समाप्त हो गई और पिछले एक वर्ष से दोबारा नहीं हुई है।

डा० ए० सी० गुप्ता, बी० एस-सी०, डी० एच० एम० एस० (दिल्ली), नेहरू होमोपैथिक मेडिकल कालेज और अस्पताल, डिफेंस कालोनी, नई दिल्ली

१. गर्दन का स्पोंडेलाइटिस— अधेड़ आयु की एक महिला मेरे पास आई जिसकी गर्दन और कन्धों में पीड़ा थी जो बाहों तक जाती थी। बाईं ओर पीड़ा अधिक थी। एक्स - रे से पता चला कि रीढ़ की हड्डी की चौथी और पांचवीं कड़ी में विकार है। रीढ़ की हड्डा को सीधा करने और बिजली से इलाज के बाद भी कोई फर्क नहीं पड़ा और मैंने चुम्बक चिकित्सा की सलाह दी। उन्हें कहा गया कि गर्दन के पीछे रीढ़ की हड्डी पर उत्तरी ध्रुव लगाएं और बाईं हथेली के नीचे दक्षिणी ध्रुव रखें। तीन सप्ताह के इलाज के बाद पूरा आराम आ गया। इस बात को तीन महीने हो गए हैं लेकिन उन्हें फिर यह तकलीफ नहीं हुई।

२. टॉंसिल की पुरानी सूजन— १२ वर्ष की एक लड़की को टॉंसिल की पुरानी सूजन के लिए आपरेशन कराने की सलाह दी गई। वह एलोपैथिक और होमियोपैथिक इलाज करा चुकी थी। होमियोपैथिक इलाज से उसके रोग की भीषणता कुछ कम हो गई थी लेकिन टॉंसिल फिर भी बढ़े हुए थे। एक महीने तक हर रोज दस मिनट तक अर्द्ध चन्द्राकार चुम्बक उसके गले पर लगाए गए तो टॉंसिल की सूजन तीन - चौथाई कम हो गई।

३. प्रोस्टेट ग्रन्थि का बढ़ना— एक अधेड़ उम्र के रोगी की प्रोस्टेट ग्रन्थि बहुत बढ़ी हुई थी। उसे दिल्ली के एक प्रसिद्ध अस्पताल में दाखिल कराया गया था और उसका पेशाब रुका हुआ था। एक नली डाल कर पेशाब निकलने का रास्ता बनाया गया। लेकिन उसे कोई आराम नहीं मिला। उसका पुत्र मेरे पास होमोपैथिक दवाई के लिए आया। मैंने उससे कहा कि अस्पताल मे अपने पिता को छुट्टी दिलवा दे ताकि होमोपैथिक इलाज शुरू किया जा सके। उसे छुट्टी नहीं मिली क्योंकि लगातार नली के रास्ते पेशाब निकालना जरूरी था। जब फिर उसके रिश्तेदार मेरे पास आए तो मैंने उनसे हर घण्टे दो औंस चुम्बकीय पानी पिलाते रहने को कहा। इससे उसे खुल कर पेशाब आने लगा और दो दिन में ही अस्पताल से छुट्टी मिल गई।

४. कीड़े-मकोड़ों का काटना— मेरी मां को किसी कीड़े ने दायीं आंख के नीचे काट लिया था जिससे सूजन हो गई थी और भयंकर कष्ट हो रहा था। मैंने उन्हें कीड़े-मकोड़ों के काटने की होमोपैथिक दवाइयां **एपिस** और **लेडम** दीं लेकिन उनका कष्ट कम नहीं हुआ। उसके बाद मैंने उनकी आंख पर पांच मिनट के लिए चुम्बक का दक्षिणी ध्रुव रख दिया जिसका आश्चर्यजनक प्रभाव हुआ। एक दिन में दो बार ऐसा किया गया तो सूजन और पीड़ा बहुत कम हो गई। उन्हें दो दिन और चुम्बक लगाया गया तो कष्ट बिल्कुल जाता रहा।

५. कष्टप्रद फोड़ा— एक चालीस वर्षीया महिला को दुर्घटना में चोट लगने पर निचले अंगों का पक्षाघात हो गया था और अस्पताल में उसका इलाज चल रहा था। एक दिन उनका बयां घुटना सूज गया उसमें पीड़ा होने लगी और साथ में बुखार बढ़ गया। डाक्टरों का निदान यह था कि उन्हें फोड़ा हो गया है।एलोपैथी और होमियोपैथी के इलाज से कोई आराम नहीं

मिला। तीन सप्ताह तक कष्ट झेलने के बाद उस महिला ने अपने तलवों के नीचे दस-दस मिनट तक दिन में दो बार चुम्बक रखे। दस दिन में सूजन और पीड़ा गायब हो गई। इसके अतिरिक्त घुटनों की अकड़न भी गायब हो गई। ये बैसाखियों की सहायता से बड़े आराम से चलने - फिरने लगीं। धीरे - धीरे उनकी टांगों में शक्ति आ गई जो पहले बिल्कुल नहीं थी।

चुम्बक लगाते समय उनकी टांगों में सुइंया सी चुभने की अनुभूति होती थी। साथ ही पैरों और पेट के निचले भाग पर फुन्सियां - सी निकल आई थी लेकिन वे कुछ ही दिनों में ठीक हो गई।

डा० एम० सी० वर्मा, डी० एच० एम० एस०, डब्ल्यू० जैड० ६-बी०, नारायणा, नई दिल्ली, नेहरू होमोपैथिक मेडिकल सदस्य कालेज और अस्पताल, डिफेंस कालोनी के भूतपूर्व मानद डाक्टर, होमोपैथिक डाक्टर; सदस्य, होमोपैथिक मेडिकल एसोसिएशन, चुम्बक चिकित्सा शास्त्री और वर्ण चिकित्सा शास्त्री

१. मेरी दादी की कलाई का जोड़ टूट गया था। उन्होंने अखिल भारतीय आयुर्विज्ञान संस्थान के अस्पताल में इलाज कराया लेकिन पीड़ा बनी रही। कलाई के जोड़ पर लहू का एक थक्का सा बन गया। उन्होंने एक महीने तक चुम्बक चिकित्सा कराई। कलाई के जोड़ के ऊपर उत्तरी ध्रुव और नीचे दक्षिणी ध्रुव लगाया जाता था। एक महीने के बाद पीड़ा बिल्कुल समाप्त हो गई और मैं यह देख कर हैरान रह गया कि लहू का थक्का भी समाप्त हो गया। इससे मुझे चुम्बक चिकित्सा में और अधिक विश्वास हो गया।

२. श्रीमती शशि दीप (आयु २५ वर्ष) तीन वर्ष से गर्दन के स्पोंडिलाइटिस से पीड़ित थीं। पीड़ा पहले वक्षस्थल में शुरू हुई और बाएं हाथ तक पहुंच गई। मैंने उनके वक्षस्थल पर चुम्बक का उत्तरी ध्रुव और बाएं हाथ की हथेली पर दक्षिणी ध्रुव लगाया। यह इलाज पन्द्रह मिनट प्रति दिन होता था और ४५ दिन चला। उनकी गर्दन पर दाद थी। यह देख कर मेरी हैरानी का कोई ठिकाना न रहा कि न केवल पीड़ा दूर हो गई बल्कि दाद का भी इलाज हो गया।

३. छ: वर्ष का एक बच्चा, रणधीर सिंह, अंगों के अनायास कंपन और टांगों की कमजोरी से पीड़ित था। यह रोग उसे एक ही वर्ष की आयु में लग गया था। लिखते या कुछ भी करते समय उसके हाथ कांपा करते थे। कलावती शरण अस्पताल में दो वर्ष के इलाज के बाद भी उसकी हालत में कोई सुधार नहीं हुआ।

उसके पिता ने संयोगवश मुझ से सलाह ली और मैंने बच्चे का चुम्बकीय इलाज शुरू किया। बच्चे के पैरों पर एक दिन चुम्बक लगाए जाते और दूसरे दिन उसकी हथेलियों के नीचे रखे जाते। स्वास्थ्य लाभ की गति बहुत धीमी थी लेकिन नियमित रूप से एक वर्ष के इलाज के बाद बच्चे की टांगों की कमजोरी बहुत कम हो गई और उसके हाथों की कंपन भी हट गई। कुछ समय बाद यह कंपन बिल्कुल दूर हो गई। यह वास्तव में चुम्बक चिकित्सा का चमत्कार था।

४. पंडित बोधराज वशिष्ठ नाम के एक व्यक्ति को तीन - चार वर्ष से आधे सिर का दर्द था। उन्हें नियमित रूप से सप्ताह में दो या तीन बार सिरदर्द के दौरे पड़ते थे। तंग आकर उसने सारे इलाज

बंद कर दिए और मेरे पास चुम्बक चिकित्सा के लिए आया। मैंने उस के माथे के दाईं ओर उत्तरी ध्रुव और बाईं ओर दक्षिणी ध्रुव लगाया। हर रोज पांच से आठ मिनट तक चुम्बक लगाए जाते थे और यह इलाज नियमित रूप से चार महीने तक चला। इससे आधे सिर का दर्द सदा के लिए गायब हो गया।

डा० ए०के० गुप्ता, डी०एच०एम०एस०, एम०आई०एच०एल० (जिनेवा), होमोपैथ और चुम्बक चिकित्सा शास्त्री, नई दिल्ली

गर्दन का स्पोंडेलाइटिस

१. दिल्ली विद्युत प्राधिकरण के एक इंजीनियर डी०पी० ग्रोवर (आयु ५३ वर्ष) की गर्दन में अकड़ाव था और पीड़ा रहती थी। इसके साथ ही सिर में दर्द और कभी - कभी चक्कर भी आने लगते। डाक्टरों ने कहा था कि उन्हें गर्दन का स्पोंडिलाइटिस है। यह कष्ट उन्हें ६ वर्ष से था। लेकिन किसी भी दवाई से लाभ नहीं हुआ था। चारों ओर से निराश होकर उन्होंने चुम्बक चिकित्सा का सहारा लिया। यह देख कर उनकी खुशी और आश्चर्य का पारावार नहीं रहा कि इलाज के २३वें दिन उन्हें लगा कि पीड़ा हर समय नहीं होती। उसकी भीषणता भी कम हो गई। चार महीने के लगातार इलाज के बाद रोग सदा के लिए उनका पीछा छोड़ गया और उसके बाद फिर कभी नहीं हुआ।

जकड़ा हुआ कन्धा

२. ५३ वर्ष की श्रीमती पुष्पा दत्त को कन्धे में पीड़ा होती थी जो बाहों तक फैल जाती थी। कन्धे जकड़े हुए थे और कभी-कभी सुन्न भी हो जाते थे। डाक्टरों ने कहा कि कन्धा जकड़ गया है। बहुत देर तक इलाज कराने से भी कोई फायदा नहीं हुआ था। जब तक वे दवाई लेती रहतीं, तनिक आराम मिलता। लेकिन दवाई बन्द करने के बाद फिर शुरू हो जाता। लगभग एक महीने तक चुम्बक चिकित्सा कराने के बाद कन्धे की पीड़ा सदा के लिए चली गई और उसके बाद नहीं हुई।

हड्डियों और जोड़ों की सूजन

३. ६८ वर्ष के एक भूतपूर्व सैनिक श्री बलदेवराज के दोनों घुटनों में सूजन, अकड़न और पीड़ा थी। जब वे चलते तो घुटनों से कट - कट की आवाज़ आया करती। उन्हें यह रोग बारह - तेरह वर्ष से था। डाक्टरों का निदान यह था कि उनकी हड्डियों और जोड़ों में स्थायी सूजन आ गई है। सर्दियों और बरसात में उनका कष्ट बहुत बढ़ जाता था। उन्होंने हर प्रकार के इलाज कराए थे लेकिन कोई फायदा नहीं हुआ। तंग आकर उन्होंने चुम्बक चिकित्सा का सहारा लिया और यह देख कर हैरान रह गए कि एक महीने के इलाज में ही काफी लाभ हुआ। तीन-चार महीने तक इलाज के बाद उनका रोग दूर हो गया। मुझे पता चला कि सर्दी के मौसम में वे अपने पुत्र और पुत्र वधू से मिलने गए और वहां से उन्होंने मुझे चिट्ठी लिखी कि बारह - तेरह वर्ष के बाद मैं बर्फ गिरने का आनन्द ले रहा हूं।

मांस-पेशियों का सूखना

४. ४३ वर्ष की एक महिला श्रीमती छाबड़ा के हाथों और टांगों की मांस - पेशियां पिछले कई वर्ष से सूखने लगी थीं। गर्मी के मौसम में भी उनके हाथ और टांगे बर्फ जैसी ठण्डी रहती थीं। उनकी शक्ति दिनों - दिन घट रही थी और बड़ी तेजी से उनकी हालत बिगड़ती जा रही थी। किसी भी प्रकार के इलाज से उन्हें कोई लाभ नहीं मिला। उन्होंने चुम्बकीय चिकित्सा शुरू की और ढाई महीने के बाद उनके हाथों और टांगों में गर्मी आ गई। अब ये अंग भी दिन भर शरीर के बाकी अंगों के समान गर्म रहते थे। पांच महीने के बाद इन अंगों में थोड़ी शक्ति आ गई है। अब वे हाथों से कोई भी चीज़ उठा सकती हैं जो पहले गिर पड़ा करती थी।

रोग के बाद नसों की सूजन

५. बारह वर्ष के एक लड़के जगजीत सिंह को, जो एकमात्र संतान थी, आठ वर्ष की आयु में बड़ा तेज़ बुखार चढ़ा था। किसी एलोपैथिक डाक्टर ने उसे एक टीका लगा दिया जिससे बुखार बहुत अधिक पसीना आने के बाद उतर गया। लेकिन अब वह न बोल सकता था और न अपना कोई अंग हिला सकता था। बेहोशी की हालत में पड़ा था। उसे इर्विन अस्पताल ले जाया गया तो तीसरे दिन उसे होश आया। लेकिन उसके बायें हाथ और दाईं टांग की मांस - पेशियों ने काम करना बन्द कर दिया। वह कलाई के जोड़ों पर जोर डाले बिना अपनी बाईं मुट्ठी खोल नहीं सकता था और बिना किसी सहारे के उठ नहीं सकता था। वह दाईं टांग पर जोर नहीं डाल सकता था। इसलिए सीधा खड़ा नहीं हो सकता था और उसकी चाल बिगड़ गई थी। आठ महीने तक लगातार चुम्बक चिकित्सा कराने के बाद वह जोड़ों पर दबाव डाले बिना अपनी मुट्ठी खोलने लगा है। कभी - कभी वह बिना सहारे के खड़ा भी होने लगा है। अभी उसका इलाज चल रहा है और साथ में वह होमोपैथिक दवाइयां भी ले रहा है। यह तो निश्चित रूप से कहा जा सकता है कि चुम्बक चिकित्सा से उसे बहुत लाभ हुआ।

गठिया, जिसमें पीड़ा का स्थान बदलता रहता है

६. एक सरकारी स्कूल की अध्यापिका श्रीमती विमल कुमारी (आयु २८ वर्ष) को बराबर सिर में दर्द,गर्दन में दर्द और कोहनियों में दर्द रहता था। उसकी बाहें और टांगें सूजी हुई थी। उसे बहुधा ये कष्ट हो जाते थे। उसने गर्दन की पीड़ा से छुटकारा पाने के लिए कई महीने तक गले में पट्टा बांधे रखा लेकिन बिल्कुल आराम नहीं रहा। फिर उसने बिजली से गर्मी पहुंचाने का इलाज भी किया। इतने में उसे चुम्बक चिकित्सा के बारे में पता चला तो उसने लगभग चार महीने तक यह इलाज करवाया। उसके बाद उसे यह कष्ट कभी नहीं हुआ। पहले दिन जब वह इलाज के लिए आई तो सफे से उठ नहीं सकती थी और पीड़ा इतनी अधिक थी की लगता था कि रो देगी। अब वह मुस्कराती हुई सीढ़ियां चढ़ जाती है।

गर्दन में अकड़न

७. श्रीमती मंजु धनकली (३१ वर्ष) ने बड़ी अजीब लेकिन रोचक कहानी सुनाई। उसने बताया कि उसकी एक सहेली को गर्दन का स्पोंडिलाइटिस है। उसके साथ मित्रता के कारण वह भी मानसिक तनाव का शिकार हो गई और उसी मानसिक तनाव के कारण उसकी अपनी गर्दन में अकड़न आ गई। उसने अपनी रीढ़ का एक्स-रे करवाया लेकिन उसमें कोई विकार नहीं था। फिर भी गर्दन की अकड़न बनी हुई थी। बारह दिन तक उत्तरी ध्रुव के इस्तेमाल से गर्दन की अकड़न सदा के लिए उसका पिंड छोड़ गई।

पैर की सूजन

८. भारतीय पुलिस सेवा की परीक्षा में एक उम्मीदवार, कुमारी यशोधरा (२० वर्ष) के दायें पैर पर पिछले आठ महीने से सूजन थी। सूजन कभी बढ़ जाती थी और कभी अपने आप खत्म हो जाती थी। उसे सूजन उस समय होती थी जब वह बेडमिंटन खेलने के बाद अपने जूते उतारती थी। कई बार तो उसे जूता काट कर उतारना पड़ा। डेढ़ महीने के चुम्बकीय इलाज के बाद उसकी सूजन सदा लिए समाप्त हो गई।

श्री जी० आर० चौरसिया, प्राकृतिक चिकित्सा शास्त्री, चुम्बक चिकित्सा शास्त्री और हड्डियों के डाक्टर, ३६, नाईवाला, मकान नंबर १६७८, करोलबाग, आर्यसमाज रोड, नई दिल्ली

मैंने कई प्रकार के वनस्पति तेलों, और मरहमों को चुम्बकों की सहायता से चुम्बकीय बना रखा है। मैं चुम्बक लगाने से पहले कई रोगों में इन तेलों और मरहमों का इस्तेमाल करता हूं। चुम्बक की शक्ति के कारण तेल शरीर में प्रविष्ट हो जाते हैं और रोग का इलाज हो जाता है। इनकी सहायता से रोग का निदान हो जाने के बाद उसका इलाज कुछ ही दिनों में हो जाता है। नीचे मैं कुछ ऐसे रोगों की चर्चा कर रहा हूं जिनका इलाज मैंने किया :

१. निजामुद्दीन, नई दिल्ली के डा० ग्रोवर के पिता हार्निया के आपरेशन के लिए रामनोहर लोहिया अस्पताल में भर्ती थे। जब आपरेशन होने को था तो डा० ग्रोवर मेरे पास आए, मुझसे चुम्बकीय पानी ले गए और दो छोटे - छोटे चुम्बक, जो उन्होंने मेरे कहे अनुसार अपने पिता के अण्डकोषों के पास लगाए। इस पर उन्हें पेशाब आना शुरू हो गया। हर दो घण्टे बाद तीन मिनट के लिए यह इलाज किया गया और रोग दूर हो गया। डाक्टर महोदय को इस बात पर आश्चर्य हुआ कि आपरेशन की जरूरत नहीं पड़ी।

२. नागपुर के श्री मदन गोपाल की प्रोस्टेट ग्रन्थि सूजी हुई थी साथ में हाथों और पैरों पर भी सूजन थी और बुखार भी। चुम्बकीय तेल की मालिश करने और चुम्बक लगाने से सात दिन में ही वे भले चंगे हो गए।

३. रामकृष्णपुरम, नई दिल्ली की श्रीमती रामप्यारी को भूख लगनी बन्द हो गई थी, बुखार था और पैरों में सूजन थी। लगातार उल्टी आने से,जो रुक नहीं पा रही थी, उनके शरीर में पानी नहीं

रह गया था। विभिन्न प्रकार के चुम्बक लगाने से उनके ये सारे रोग दूर हो गए। डाक्टरों ने तो उनके जीवन की आशा ही छोड़ दी थी, लेकिन चुम्बकों ने उन्हें नया जीवन दान दिया।

४. गौतम नगर, नई दिल्ली के श्री परविन्दर सिंह को टॉंसिल की सूजन थी और उन्हें आपरेशन कराने के लिए कहा गया। अभी आपरेशन में देर थी और इसी बीच किसी ने उन्हें चुम्बक चिकित्सा कराने के लिए कहा। वे मेरे पास आए और मैंने उनका इलाज शुरू किया। चुम्बकों की सहायता से टॉंसिल की सूजन दूर हो गई और आपरेशन की जरूरत नहीं पड़ी।

६. आन्ध्रप्रदेश के नलगोंडा जिले की श्रीमती वाइ० लक्ष्मी की ग्रन्थियां सूजी हुई थी, छाती में सूजन थी और एक छाती में रसौली थी। इसके साथ-साथ सिरदर्द रहता था, नाड़ियां सूजी हुई थीं, टांगों में दर्द था और पेट भी खराब रहता था। विभिन्न प्रकार के चुम्बकों और चुम्बकीय जल की सहायता से उनके सारे रोग दूर हो गए। उनके शरीर के विभिन्न अंगों पर चुम्बकीय तेलों की मालिश की गई और चुम्बकों की सहायता से ही उनकी रीढ़ की हड्डी सीधी हो गई।

६. दिल्ली का एक नौ वर्षीय बालक, दीपू, एक शब्द नहीं बोल सकता था। उसका चुम्बकीय इलाज किया गया, पीने के लिए चुम्बकीय जल दिया गया और चुम्बकीय तेलों से मालिश की गई। उसकी गर्दन की ग्रन्थियों के विकार दूर हो गए हैं।

७. कुमारी पूनम की रीढ़ की हड्डी में कोई विकार था जिसके कारण कमजोरी, टांगों में पीड़ा, और बुखार रहता था। उसकी छाती की हड्डी ऊपर को उठी हुई थी। उसका जिगर ठीक से काम नहीं कर पा रहा था और उसकी पाचन क्रिया खराब थी। कब्ज के साथ-साथ उसके टॉंसिल सूजे हुए थे और मूत्र रोग भी था। उन्हें चुम्बकीय तेल और पानी पिलाया गया और उसकी छाती पर उत्तरी और दक्षिणी ध्रुव लगाए गए। इस प्रकार उसके सारे कष्ट दूर हो गए।

मैं इस चिकित्सा विधि में जिस प्रक्रिया का प्रयोग करता हूं उससे अन्य रोगों में भी लाभ हो सकता है, जिनके लिए डाक्टर लोग आपरेशन कराने की सलाह देते हैं। यदि ठीक ढंग से इलाज किया जाय तो आपरेशन की जरूरत नहीं रहती।

मैंने चुम्बकों की सहायता से निम्नलिखित रोगों का इलाज किया है:

बिस्तर पर पेशाब निकलना, चूचियों के रोग, श्वास नली की सूजन, जुकाम, खांसी और गले में पीड़ा, मोटापा, हिस्टीरिया, मानसिक थकान, आधे सिर का दर्द, मासिक धर्म के साथ पीड़ा, मांस - पेशियों में पीड़ा, शरीर के किसी भाग में पीड़ा, दमे का प्रारंभिक चरण, कील और मुहासे, मूत्र न आना, अनिद्रा रोग, मूत्राशय की सूजन और प्रोस्टेट ग्रन्थि का सूज जाना।

डा० पी० के० राय, एम० बी० एस०, राय फार्मेसी, ५४ सेंट्रल रोड, कलकत्ता, ३२

अण्डकोषों की सूजन

१. जाधवपुर, कलकत्ता के १५ वर्षीय दुइनेश्वर सिंह के बायें अण्डकोष में पीड़ा और सूजन थी। वह तना हुआ था और हाथ लगाने पर भी पीड़ा होती थी। मैंने २७ नवंबर, १९७६ से ३० नवंबर, १९७६ तक हर रोज आधा - आधा घण्टा चुम्बक का दक्षिणी ध्रुव सूजे हुए अण्डकोष पर

लगाया। दूसरे दिन पीड़ा जाती रही। ३० नवम्बर को पीड़ा समाप्त हो गई लेकिन सूजन थोड़ी रह गई। उसके बाद वह व्यक्ति फिर इलाज के लिए नहीं आया।

२. कलकत्ता - ३५ के श्री एस०के० दत्तगुप्त (आयु ४५ वर्ष) की कमर के निचले हिस्से में दर्द था क्योंकि रीढ़ की हड्डी में स्पोंडिलाइटिस के पहले लक्षण दिखाई पड़ रहे थे। २७ नवंबर, १९७६ से १३ जनवरी १९७७ तक हर रोज दस मिनट तक उनकी दोनों टांगों पर चुम्बक लगाए गए और वे बिल्कुल ठीक हो गए।

३. कलकत्ता की श्रीमती मनीषा सेन (आयु ३१ वर्ष) बीमार पड़ीं तो उन्होंने ५ दिसम्बर, १९७६ की शाम को पांच बजे मुझे बुलाया। उनके अचानक गर्दन में पीड़ा शुरू हो गई। मैंने उनका मुआयना किया तो यह पाया कि बाईं ओर की मांस - पेशी के जकड़ जाने के कारण वे अपना मुंह नहीं खोल पा रही थीं। ६ दिसम्बर, १९७६ को श्रीमती सेन बड़ी मुश्किल से मेरे दवाखाने में आकर मुआयना करने की मेज पर लेट पाईं। गर्दन की मांस-पेशी के जकड़ा जाने के कारण उनका चेहरा दाईं ओर को मुड़ा हुआ था। मैंने पीड़ा के स्थान पर चुम्बक लगा दिए। लगभग आधे घण्टे बाद वह अपना मुंह खोल पाईं। उनका इलाज ९ दिसम्बर तक चला जिससे उन्हें बहुत लाभ हुआ।

४. कलकत्ता - ३२ की श्रीमती अनु राय (आयु ३१ वर्ष) की बाईं हथेली पर चार महीने से एग्ज़िमा था जिससे पानी रिसता रहता था। कुछ मरहमें लगाने से उन्हें अस्थायी रूप से कुछ फायदा हुआ लेकिन रोग फिर लौट आया। २३ नवम्बर से ६ दिसम्बर १९७६ तक चुम्बक का उत्तरी ध्रुव लगाया गया और उनका रोग दूर हो गया।

५. कलकत्ता - ३६ के श्री ए०के० बोस के बारह वर्षीय पुत्र आनन्दमय घोष को अपने बायें हाथ की कलाई के पास दो महीने से एग्ज़िमा था। उनका चुम्बकीय इलाज ५ दिसम्बर से शुरू किया गया। आठ दिसम्बर को एग्ज़िमा से पीव निकलनी बन्द हो गई और १६ दिसम्बर से त्वचा की दशा सुधरने लगी।

६. कलकत्ता - ३२ की श्रीमती मंजूश्री राय (आयु ३५ वर्ष) की दायीं हथेली और दायें कान के पीछे कुछ महीने से एग्ज़िमा था। एक चर्मरोग विशेषज्ञ उनका इलाज कर रहे थे। मैंने उनसे कहा कि डाक्टर द्वारा दी गई औषधियुक्त क्रीम का इस्तेमाल करती रहें लेकिन साथ ही साथ चुम्बक चिकित्सा करायें। २३ फरवरी से ४ मार्च १९७७ तक उनकी दोनों हथेलियों पर चुम्बक लगाए गए। इस इलाज के बाद एग्ज़िमा के दोनों स्थानों पर त्वचा की दशा सुधर गई।

७. कलकत्ता - ३२ के श्री सुनील दत्त (आयु ३० वर्ष) को दोनों पैरों पर लगभग एक महीने से त्वचा की सूजन थी। १७ मार्च, १९७७ से उनकी चुम्बक चिकित्सा शुरू हुई और ६ अप्रैल को त्वचा ठीक हो गई। लेकिन मैंने उन्हें कुछ दिन और इलाज जारी रखने की राय दी।

८. कलकत्ता के आठ वर्षीय कौशिक बोस को कनपेड़े निकल आए थे। २० मार्च को उसे बुखार हुआ और गर्दन के दाईं ओर सूजन और पीड़ा। मैंने देखा कि गर्दन की दाईं ओर की ग्रन्थि सूजी हुई है और हल्का - सा छूने से भी उसमें पीड़ा होती है। उसी दिन से उसकी दोनों हथेलियों और गर्दन पर चुम्बक लगाने शुरू कर दिए गए। २३ मार्च को यह देखा कि गर्दन की बाईं ओर की ग्रन्थि में भी सूजन है। लेकिन मुझे यह देख कर हैरानी हुई कि २४ मार्च को सूजन नहीं रही और न गर्दन को छूने से कोई पीड़ा होती थी।

९. कलकत्ता की श्रीमती आशा दास (आयु ५२ वर्ष) को दोनों पैरों में दर्द होता था। यह १९६५ में शुरू हुआ था जब उन्होंने मूत्राशय का आपरेशन कराया था। तब से उन्हें ठीक से नींद नहीं आई थी। मैंने ९ फरवरी, १९७७ को उनका मुआयना किया और उनके पैरों के नीचे दस मिनट के लिए चुम्बक रखे। दो सप्ताह के इलाज के बाद उन्हें नींद आने लगी . लेकिन जिस दिन चुम्बक नहीं लगाती थी उस दिन पीड़ा होती थी। उन्होंने दो महीने तक अपना इलाज करवाया। उन्होंने कोई दवाई भी नहीं ली और बिना दवाइयों का यह इलाज उनके लिए प्रभावी सिद्ध हुआ।

१०. कलकत्ता की कुमारी सुश्मिता देव (आयु २६ वर्ष) को कुछ वर्ष से दोनों टांगों में पीड़ा होती थी जिसे दूर करने के लिए वे दिन में तीन-चार गोलियां पीड़ाहर दवाई की लेती थीं। मैंने उन्हें विश्वास दिलाया कि यह दवाई ठीक नहीं है। मैंने उनका चुम्बकीय इलाज प्रारंभ किया जो दो महीने तक चला और उनके सारे रोग दूर हो गए।

११. पूर्वी कलकत्ता के ७४ वर्षीय श्री एच० के० मित्र को कमर के निचले हिस्से में पीड़ा रहती थी और उनके हाथ - पांव कांपते रहते थे। मैंने २ मार्च, १९७७ को उनका मुआयना किया और हाथों और पैरों में चुम्बक लगाए और एक महीने बाद हाथों की कंपन जाती रही और पीठ और पैरों का दर्द बहुत हद तक कम हो गया।

१२. कलकत्ता की बोस संस्था में एम०एस-सी० के एक शोध छात्र कुणाल राय (आयु २४ वर्ष) मेरे पास आए। ५ फरवरी, १९७३ की बात है कि उसके एक साथी ने उसकी दायीं बांह के अगले हिस्से पर लगभग तीस सैकिंड के लिए सूखी बर्फ (ठोस सी०ओ०टू०) रख दी। अगले दिन मेरे पास आए तो बांह में पीड़ा और सूजन थी। मैंने देखा कि बांह सूजी हुई थी और लकड़ी के समान हो रही थी। मैंने उस पर चुम्बक का उत्तरी ध्रुव आधे घण्टे के लिए लगाया। ७ फरवरी को उनकी आधी तकलीफ दूर हो गई। एक सप्ताह के इलाज से वे पूरी तरह ठीक हो गए। इस बीच उन्होंने कोई दवाई नहीं ली।

१३. लगभग ३८ वर्ष के एक सज्जन ३० नवंबर, १९७६ को मेरे पास आए उनके पास कलकत्ता के एक प्रसिद्ध सर्जन की रिपोर्ट थी। बचपन से ही उनका दायां अण्डकोष अपनी थैली में नहीं था। मैंने मुआयना किया तो देखा कि दायां अण्डकोष नहीं है और बायां तनिक बड़ा हो गया है और उसकी नस फूली हुई है। पेट में दस सेंटीमीटर लम्बा, साढ़े सात सेंटीमीटर मोटा टुकड़ा-सा था जो दायें-बायें हिलता था लेकिन ऊपर-नीचे नहीं। एक्स-रे आदि से पता चलता था कि बायीं मूत्रनली अपने स्थान से हट गई है।

उन्हें सभी सर्जनों ने आपरेशन की सलाह दी। मैंने उनके दोनों तलवों के नीचे चुम्बक रखने शुरू किए और दायें अण्डकोष के स्थान पर उत्तरी ध्रुव लगाया। साथ में उन्हें चुम्बकीय पानी पीने के लिए दिया। हर महीने उनका मुआयना किया जाता था। लगभग छः महीने के इलाज के बाद वह गांठ कम हो गई। उसके बाद उन्होंने किसी कष्ट की शिकायत नहीं की।

१४, कलकत्ता, ३२ के श्री आर०एम० मित्र के दायें पैर का अंगूठा कुछ दिन से सूजा हुआ था और उसमें पीड़ा हो रही थी। मैंने ३१ जुलाई, १९७७ को उनका मुआयना किया। उनके रक्त में चीनी की मात्रा सामान्य थी और यूरिक एसिड ४.२ मिलिग्राम प्रतिशत। मैंने उन्हें एक लम्बूतरा चुम्बक दिया और उनसे कहा कि उसका उत्तरी ध्रुव अंगूठे पर बांध लें। अंगूठे की पीड़ा अगले ही दिन गायब हो गई और वे एक हफ्ते में बिल्कुल भले-चंगे हो गए।

१५. कलकत्ता के श्री एम० घोष को छाती और पीठ के दायीं ओर हरपीज़(इस बीमारी में बड़े कष्टप्रद छाले हो जाते हैं) हो गई थी। २४ जुलाई से ३१ जुलाई, १९७७ तक छालों के स्थान पर चुम्बक का उत्तरी ध्रुव लगाया गया जिससे वे बिल्कुल ठीक हो गए।

डा० के० वी० वी० मैनन, श्रीदेवी निवास, पलुरूथी, कोचिन - ६, एलोपैथिक डाक्टर

१. श्री एक्स०एक्स० की प्रोस्टेट ग्रन्थि १९७२ में आपरेशन करके निकाल दी गई थी और तब से उन्हें अपने मूत्र पर कोई नियंत्रण नहीं रहा था— वह अनायास ही निकल जाता था। उस बेचारे को तौलिया रखना पड़ता था और उसे थोड़ी - थोड़ी देर बाद बदलना पड़ता था। १९७३ में उनका एक और आपरेशन किया गया और उसके बाद इस रोग के लिए बंबई के डाक्टरों के पास गए। उन्होंने एक और आपरेशन की सलाह दी। लेकिन साथ में यह कहा कि इससे भी इलाज का कोई भरोसा नहीं है। वह बेचारा निराश होकर लौट आया। और उसने आपरेशन नहीं करवाया। २ मार्च, १९७७ तक यही दशा रही। जब उसने मेरे चुम्बकीय इलाज के बारे में सुना तो वह मेरे पास आया। मैंने बड़े चुम्बक उसके तलवों में लगाए और एक छोटा चुम्बक उसके पेट पर। उसका मूत्र धीरे-धीरे कम हो गया और उसका ८० प्रतिशत रोग जाता रहा। इलाज के दौरान उसे चुम्बकीय जल भी पीने के लिए दिया गया।

२. श्रीमती ए० के मूत्राशय में पथरी थी और उसका आपरेशन होना था। यह सुन कर कि मैं नि:शुल्क चुम्बकीय चिकित्सा करता हूं, वह मेरे पास आई। उन्हें चुम्बकीय जल पीने के लिए दिया गया और उसके दोनों हाथों पर हर रोज दस मिनट तक मध्यम शक्ति के चुम्बक रखे गए क्योंकि वे कमजोर थीं। उनका रोग जाता रहा और जब दोबारा एक्स - रे किया गया तो उसमें पथरी दिखाई नहीं दी।

३. ४२ वर्ष की श्रीमती एक्स. के मूत्राशय में पथरी थी। एक्स - रे में पथरी साफ दिखायी दे रही थी और उन्हें कहा गया था कि आपरेशन ही एकमात्र तरीका है। वह बेचारी आपरेशन से डरती थी। वह मेरे पास इलाज के लिए आई। मैंने उसे चुम्बकीय जल पीने के लिए दिया, कम शक्ति के चुम्बक मूत्राशय पर रखे गये और अधिक शक्ति के उसकी हथेलियों और तलवों के नीचे। यह इलाज हर रोज शाम को दस मिनट के लिए किया जाता था। दो महीने के बाद फिर एक्स - रे लिया गया तो उसमें पथरी नहीं निकली।

४. एक होमोपैथिक डाक्टर को पता चला कि चुम्बकों से भी इलाज होता है। उनके मूत्राशय में पथरी थी लेकिन उससे कोई पीड़ा या और कोई कष्ट नहीं होता था। हां, मूत्राशय पर हाथ रखने से पथरी का पता अवश्य चलता था। मैंने उन्हें पांच बोतलें चुम्बकीय जल प्रति सप्ताह पीने की सलाह दी। एक महीने के बाद पथरी गायब हो गई। उन्हें केवल चुम्बकीय जल पीने के लिए दिया गया।

५. एक अध्यापिका को दमा, क्षय रोग, मोटापा और ब्लड प्रैशर के रोग थे। मैंने उसे मध्यम शक्ति के दो चुम्बक दे दिए और बताया कि उनका इस्तेमाल किस प्रकार करना है। दो महीने बाद वह मेरे दवाखाने में आई तो मैं उसे पहचान न सका। उसका स्वास्थ्य पूरी तरह सुधर गया था।

अब भी वह पांच मिनट तक हर रोज चुम्बक लगाती है।

६. एक सेवानिवृत्त अध्यापक को दमे का भीषण रोग था। हर रोज सवेरे उसे ऐसी भयंकर खांसी होती कि लगता था कि बचेगा नहीं। छः साल तक वह अपने कमरे से बाहर नहीं निकला था। केवल दस दिन की चुम्बक चिकित्सा के बाद वह बिल्कुल भला चंगा हो गया और आज स्वस्थ व्यक्ति की तरह घूमता - फिरता दिखाई देता है।

७. १८ वर्ष का एक रोगी मेरे पास लाया गया जिसका सोते में पेशाब निकल जाता था। इस डर के मारे वह किसी सम्बन्धी या मित्र के घर में रात को नहीं ठहरता था क्योंकि उसकी बदनामी होगी। उसके मूत्राशय पर और तलवों के नीचे चुम्बक लगाए गए। १५ दिन के इलाज के बाद उसका रोग जाता रहा।

८. सोलह साल के एक लड़के की टांगें अन्दर की ओर मुड़ी हुई थीं। और चलते समय दोनों घुटने आपस में इतनी बुरी तरह टकराते थे कि उसके लिए चलना दूभर था। कई डाक्टर उसका इलाज कर चुके थे लेकिन सफलता नहीं मिली थी। मैंने दो महीने तक चुम्बकों से उसका इलाज किया वह भाग - दौड़ करने लगा।

९. ६ वर्ष के एक लड़के को किसी अनजानी जगह ले जाया जाता या अजनबी लोगों से मिलता तो घबरा जाता था और हकलाने लगता था। तीन सप्ताह तक उसके गले और हथेलियों के नीचे चुम्बक लगाए गए। उसकी घबराहट दूर हो गई और हकलाना भी बहुत कम हो गया।

१०. १७ वर्ष का एक लड़का अपने हाथ के नीचे कपड़ा रखे बिना लिख नहीं सकता था, क्योंकि उसकी हथेली पर पसीना बहुत आता था। हथेली हर समय गीली रहती थी। एक महीने के इलाज के बाद वह बिल्कुल भला - चंगा हो गया।

११. २६ वर्ष का एक मजदूर पिछले आठ वर्ष से काम पर नहीं जा सका था क्योंकि उसके सिर में घोर पीड़ा होती थी। उस के सिर पर चुम्बक लगाए गए और चुम्बकीय जल पीने के लिए दिया गया। केवल पांच दिन के बाद उस का सिरदर्द जाता रहा और वह काम पर जाने लगा।

१२. एक वृद्धा की आंख में मोतिया उतर आया था और उसे आपरेशन कराना था। लेकिन बेचारी इतनी गरीब थी कि आपरेशन के लिए पैसे नहीं थे। दो सप्ताह तक छोटे चुम्बक उसकी दोनों आंखों पर लगाए गए और उससे उसकी आंखों में काफी सुधार हो गया।

स्वर्गीय एम० श्रीनिवास राव, १३/ ३५०, आचार्य पीठ, नेल्लोर के कुछ रोगियों का वृत्तान्त

आंख की सूजन

१. ६० वर्ष के श्री एन०आर० की आंख में पीड़ा होती थी, पानी जाता था और लाल रहती थी। सभी प्रकार के इलाज रोग के उपचार में असफल रहे थे। उनकी आंखों पर हर रोग पन्द्रह मिनट के लिए कम शक्ति के चुम्बक लगाए गए जिससे उनका रोग जाता रहा।

जुकाम, खांसी, सिरदर्द और आंख से पानी

२. १७ वर्ष के श्री जी०के० को ये सारे रोग थे। दो ध्रुवों वाला एक छोटा चुम्बक उनकी

कनपटी पर, दूसरा दोनों भवों के बीच और तीसरा गले के मध्य में लगाया गया। रोगी को दो सप्ताह के इलाज के बाद काफी आराम मिला। उसे हर रोज चुम्बकीय जल भी पीने के लिए दिया गया।

कब्ज

३. चालीस वर्षीया श्रीमती एम०एस० को पिछले बीस वर्ष से कब्ज की शिकायत थी। उन्हें दिन में तीन बार दो - दो औंस चुम्बकीय जल पीने के लिए दिया गया और उनकी कब्ज दूर हो गई।

जलोदर

४. ७२ वर्ष के एडवोकेट श्री वी०वी०के० के जिगर का आपरेशन दिसंबर १९७७ में गांधी अस्पताल, हैदराबाद में हुआ था। उसके बाद उनके पेट और टांगों में पानी भर गया। कई प्रकार के इलाज किए गए लेकिन कोई फायदा नहीं हुआ। उनको नियमित रूप से दिन में दो बार चुम्बकीय जल पिलाया गया डेढ़ महीने तक (जून - जुलाई, १९७८) विधि १ और ५ से चुम्बक लगाए गए और जिगर पर चुम्बक का दक्षिणी ध्रुव लगाया गया। उनका रोग पूर्णतया जाता रहा और अब वे स्वस्थ हैं।

दस्त और बुखार

५. २३ वर्ष के श्री सी०वी० आर० को ये दोनों रोग थे। हर दो घण्टे बाद चुम्बकीय जल पिलाने से वे स्वस्थ हो गए। उन्हें कोई और दवाई नहीं दी गई।

अंतड़ियों की सूजन

६. ४५ वर्ष की श्रीमती एम०ए० को पिछले छ: वर्ष से पेट में भीषण पीड़ा होती थी और दिन में छ: या अधिक बार दस्त आता था। लगभग १५ दिन तक चुम्बकीय जल पिलाने और पेट पर चुम्बक रखने से उन्हें आराम मिला। उनके जिगर पर चुम्बक का दक्षिणी ध्रुव और पेट के बाईं ओर उत्तरी ध्रुव लगाया गया।

पेट में अम्लता का बढ़ना

७. ३३ वर्ष के श्री एच०जी० पिछले छ: वर्ष से पेट में बढ़ी हुई अम्लता और वायु के शिकार थे। दो सप्ताह तक प्रात: विधि १ और ५ से इलाज किया गया और शाम के समय उनके पेट पर दो चुम्बक लगाए गए। साथ में चुम्बकीय जल पीने के लिए दिया गया। इससे उन्हें काफी आराम मिला।

अपच

८. ३६ वर्ष के श्री एस०एन० को २० वर्ष से भी अधिक से अपच रोग था। दवाई लेते तो कुछ समय के लिए रोग कम हो जाता। लेकिन दवा छोड़ते ही फिर हो जाता। उन्हें हर रोज चुम्बकीय जल पिलाया गया जिससे उन्हें बहुत आराम मिला और उनका स्वास्थ्य बहुत कुछ सुधर गया।

अनिद्रा रोग

९. ६८ वर्ष के श्री डी०एस०आर० को नींद नहीं आती थी। एक छोटे चुम्बक का दक्षिणी ध्रुव उनकी दोनों भवों के बीच दस - दस मिनट तक दो दिन लगाया गया। अब वे बिना चुम्बक की सहायता से सो सकते हैं।

मोटापा

१०. चालीस वर्ष के श्री के०के०एम० इतने मोटे थे कि थोड़ा - सा चलते तो सांस फूल जाती। वे पालती मार कर बैठ भी नहीं सकते थे। उनका इलाज विधि १ और ५ से किया गया और उनकी पीठ पर दो महीने तक चुम्बक का दक्षिणी ध्रुव लगाया गया। एक महीने के इलाज के बाद उनकी कमर का घेरा साढ़े बारह सेंटीमीटर कम हो गया। अब वे बिना कष्ट के लम्बी दूरी तक चल सकते हैं और पालती मार कर बैठ भी सकते हैं। उन्हें दिन में चार बार चुम्बकीय जल पिलाया जाता है।

बांह में पीड़ा

११. एक महिला की बाईं बांह में अचानक जोर का दर्द उठा और उसके लिए बांह हिलाना असम्भव हो गया। मध्यम शक्ति के दोनों ध्रुव दिन में चार बार लगाए गए। २४ घण्टे में उनका दर्द जाता रहा और फिर नहीं हुआ।

कान में पीड़ा

१२. साठ वर्ष की श्रीमती के० के दोनों कानों में पिछले बीस वर्ष से एक घण्टे में चार बार बड़े जोर की टीस उठती थी और सुइयां - सी चुभती थी। किसी भी इलाज से उन्हें कोई आराम नहीं मिला था। विशेष विधि से चुम्बक लगाने के बाद एक महीने में ही उन्हें बहुत लाभ हुआ।

प्रकाश न सह सकना और मोतियाबिन्द

१३. ५५ वर्ष की श्रीमती आर० वृद्धावस्था के कारण बहुत दुर्बल हो गई हैं और आसानी से चल फिर नहीं सकतीं। उनकी आंखें रोशनी में खुलती ही नहीं हैं और मोतिया भी उतरा हुआ है। चुम्बकीय जल पिलाने से उनके शरीर में एक नई स्फूर्ति आ गई है। उनकी आंखों पर विशेष

विधि से चुम्बक रखे जाते हैं। दाईं हथेली के नीचे दक्षिणी ध्रुव और एक छोटे चीनी मिट्टी के बने चुम्बक का उत्तरी ध्रुव उनकी आंखों पर रखने से उनकी नजर सुधर गई है। अब उनके शरीर में नई स्फूर्ति है और आसानी से चल-फिर सकती हैं।

पोलियो

१४. १२ वर्ष की एक कन्या कुमारी जी० को यह रोग था। आठ वर्ष पहले इस रोग के प्रकोप से उनके बायें पैर में जड़ता आ गई थी। उसे विधि ५ से चुम्बक लगाए गए। रीढ़ की हड्डी के निचले भाग पर चुम्बक का दक्षिणी ध्रुव रखा गया। डेढ़ महीने के इलाज के बाद इतना सुधार हो गया है कि लोग देख कर हैरान होते हैं। उसे चुम्बकीय जल भी पिलाया जा रहा है।

१५. १६ वर्ष की बी०एल० की दायीं टांग पोलियो के प्रकोप से बेकार हो गई थी। विधि ५ के अनुसार घुटने पर चुम्बक का उत्तरी ध्रुव और रीढ़ की हड्डी के निचले भाग पर दक्षिणी ध्रुव लगाया गया। आठ सप्ताह के इलाज के बाद वह अब बड़ी आसानी से चल-फिर सकती है।

गठिया और जोड़ों की सूजन

१६. ६० वर्ष की श्रीमती आर०एच० के दोनों घुटने पिछले दो महीने से सूजे हुए थे। उन्हें चुम्बकीय जल पीने के लिए दिया गया और विधि ५ के अनुसार चुम्बक लगाए गए। बारी - बारी से विधि ५ और दक्षिणी ध्रुव का इस्तेमाल किया गया। यह जून, १९७८ की बात है। एक ही महीने में उन्हें बहुत आराम मिला।

हकलाना

१७. छः वर्ष का एक लड़का पिछले दो साल से हकला रहा था। विधि १ के अनुसार गर्दन के दोनों और अर्द्ध चन्द्राकार चुम्बक लगाए गए और चुम्बकीय जल भी पीने के लिए दिया गया।

जोड़ों में अकड़ाव

१८. ७४ वर्ष के श्री एम०के०आर० पिछले १५ वर्ष से घुटनों की अकड़न से पीड़ित थे। जून, १९७८ में उनका इलाज शुरू किया गया। उन्हें चुम्बकीय जल पीने के लिए दिया गया और एक महीने तक बारी - बारी से विधि १ और पांच के अनुसार चुम्बक लगाए गए। इससे उनका रोग जाता रहा।

माथे पर पत्थर लगने से सूजन

१९. २५ वर्ष की श्रीमती आर० के माथे पर अचानक एक पत्थर लगा जिससे सूजन आ गई और घोर पीड़ा होने लगी। हर छः घण्टे में एक बार दस मिनट के लिए चुम्बक का दक्षिणी ध्रुव लगाया गया जिससे उन्हें पूरा आराम मिला।

दुर्बलता

२०. ७२ वर्ष के श्री ए०एस०एम० वृद्धावस्था के कारण बड़े दुर्बल थे और घर से बाहर नहीं जा सकते थे। चुम्बकीय जल पिलाने और विधि १ तथा ५ के अनुसार चुम्बक लगाने से रोगी के शरीर में एक नई स्फूर्ति आ गई और वह चलने - फिरने लगा। यद्यपि उसकी आंखों में मोतिया उतर आया था, इस इलाज से उसकी नजर भी सुधर गई।

ऊपर २० रोगियों का वर्णन दिया गया है और नीचे कुछ रोगियों की चिट्ठियों के उद्धरण दिए जा रहे हैं। स्वास्थ्य लाभ के बाद उन व्यक्तियों को जो खुशी हुई उसका वर्णन उन्हीं के शब्दों में पढ़िए:

(१) "मैं हर समय अलसाया-सा रहता था। कुछ दिन तक चुम्बकीय जल पीने से मेरे शरीर में एक नई स्फूर्ति आ गई है और जीवन में नया उत्साह।"

(२) "मुझे भूख लगने लगी है और अपच रोग दूर हो गया है।"

(३) "एक वृद्ध ने यह कह कर मुझे आश्चर्यचकित कर दिया कि मेरे सफेद बाल काले हो गए हैं। इससे बड़ा चमत्कार और क्या हो सकता है?"

(४) "चुम्बकीय जल शरीर के हर कोने में छिपी बीमारी की जड़ तक पहुंच जाता है। ऐसा क्यों होता है यह मैं नहीं कह सकता लेकिन होता अवश्य है।"

(५) "छोटे बच्चों के माता - पिता को यह देख कर बड़ी खुशी होती है कि कुछ ही दिनों के इलाज में बच्चे की हकलाहट कम हो गई है। साथ ही यह भी बड़ी खुशी की बात है कि पोलियो के रोगियों को चुम्बक चिकित्सा से बहुत लाभ हुआ है।

डा० डी०ए० मूर्ति, आर०एच०एम०पी०, विशाखापट्टनम, आन्ध्रप्रदेश

(१) २३ वर्ष के श्री एस० बन्दरगाह में काम करते हैं। उन्हें ढाई महीने से दायीं ओर शियाटिका रोग था। शियाटिक नाड़ी में घोर पीड़ा होती थी और चलते समय ऐसा लगता था जैसे किसी ने पांव जकड़ दिए हों। एलोपैथिक दवाइयों से कोई लाभ नहीं हुआ। वे मेरे पास आए तो मैंने उत्तरी ध्रुव उनके नितम्बपर और दक्षिणी ध्रुव तलवे पर लगाया। उन्हें चुम्बकीय जल भी पीने के लिए दिया गया। एक ही महीने में वे पूर्णतया स्वस्थ हो गए।

(२) २५ वर्ष की श्रीमती पी० की पीठ, दायीं टांग और बायें हाथ में गठिया के कारण एक महीने से पीड़ा हो रही थी। वे मेरे पास आईं तो मैंने उनकी पीठ पर उत्तरी ध्रुव और हाथ और टांग पर दक्षिणी ध्रुव लगया। साथ में उन्हें चुम्बकीय जल पीने के लिए दिया गया। उनका रोग दस दिन में पूरी तरह जाता रहा।

(३) ३५ वर्ष के श्री जी० की गरदन अकड़ी हुई थी और बायें कन्धे में खिंचाव और पीड़ा थी। उन्हें घण्टों कठोर परिश्रम करना पड़ता था और उसके कारका अकड़न और पीड़ा बढ़ जाती थी। एक वर्ष पहले उन्हें अस्पताल में भर्ती करना पड़ा। और एक विशेषज्ञ ने उनकी रीढ़ की हड्डी को सीधा करने के लिए इलाज शुरू किया। तीन महीने बाद उन्हें अस्पताल से छुट्टी मिली लेकिन रोग पूरी तरह दूर नहीं हुआ। मैंने उन की गरदन के दोनों ओर उत्तरी और दक्षिणी ध्रुव लगाए। हथेलियों के नीचे भी १५ मिनट के लिए चुम्बक रखे गए और साथ में चुम्बकीय जल पीने के लिए दिया गया। तीन

महीने में उनके स्वास्थ्य में आश्चर्यजक सुधार देखा गया।

(४) ४० वर्ष के श्री एल० रेलवे कर्मचारी हैं। वैसे हृष्ट - पुष्ट हैं लेकिन पिछले तीन महीने से उनकी पीठ में दर्द था। एलोपैथी से उन्हें कोई लाभ नहीं हुआ। वे मेरे पास आए और मैंने उनकी पीठ पर उत्तरी ध्रुव और हथेली पर दक्षिणी ध्रुव लगाया। उन्हें पीने के लिए चुम्बकीय जल और साथ में होमोपैथिक दवाई भी दी गई। एक महीने में उनका रोग जड़ से चला गया।

(५) २३ वर्ष के श्री जी० का आपरेशन हुआ था। दो वर्ष तक उनके पेट में पीड़ा थी। एक विशेषज्ञ डाक्टर ने उनका आपरेशन किया। अगले दिन उनकी हालत बिगड़ गई और ऐसा लगा कि मानो पक्षाघात का दौरा पड़ने को है। डाक्टर का कहना था कि यह कष्ट आपरेशन के कारण नहीं है। एक महीने बाद उन्हें अस्पताल से छुट्टी मिली तो पेट में पीड़ा बरकरार थी जिसके लिए आपरेशन किया गया था। बायीं बांह और बायीं टांग को अधरंग मार गया था और वे बोल भी नहीं सकते थे। तब वे इलाज के लिए मेरे पास आए। मैंने घावों पर उत्तरी और दक्षिणी ध्रुव लगाए और गले के दोनों ओर चीनी मिट्टी के बने चुम्बक लगाए। पीने के लिए उन्हें चुम्बकीय जल के साथ - साथ कुछ होमोपैथिक दवाइयां भी दी गई। तीन महीने में उनके पेट और टांग में होने वाली पीड़ा दूर हो गई। इसके बाद वे पहले के समान चलने-फिरने और बोलने लगे।

(६) एक वर्ष का एक रोगी मेरे पास लाया गया जिसकी बायीं टांग छः महीने पहले के दौरे में मारी गई थी। वह खड़ा नहीं हो सकता था। नितम्ब से पैर तक उसकी सारी टांग पर हर रोज पांच मिनट के लिए चुम्बक लगाए गए और साथ में चुम्बकीय जल पीने के लिए दिया गया। तीन महीने के इलाज के बाद वह दीवार या चारपाई का सहारा लेकर खड़ा हो सकता था और चल भी सकता था।

(७) ६० वर्षीया श्रीमती एस० को तीन महीने पहले दायीं ओर का अधरंग हुआ। वह अपनी चारपाई से उठ नहीं सकती थीं। उसे होमोपैथिक दवाई के साथ - साथ चुम्बकीय जल पीने के लिए दिया गया। छः महीने के इलाज के बाद वह अपने घर में चलने - फिरने लगी।

(८) साठ वर्ष की श्रीमती एल० लगभग चार वर्ष पहले गिर पड़ी थीं और उनकी रीढ़ की हड्डी में चोट आई थी। उस हड्डी की आखिरी कड़ी अपने स्थान से हट गई थी और टेढ़ी हो गई थी। उन्हें चलने - फिरने में घोर पीड़ा होती थी। रीढ़ की हड्डी के टेढ़ी होने के कारण खाया - पिया निकलने को होता था। उनकी पीठ पर उत्तरी ध्रुव और हाथ पर दक्षिणी ध्रुव लगाया गया। तीन महीने में वह बिना झुके खड़ी हो सकती थी और जो खाती - पीती थी वह निकलता नहीं था।

डा० नेवील एस० बंगाली, एल० सी०ई० एच० (बम्बई), सदस्य आर० एस० एच० (इंग्लैण्ड), ७, फिरोज़ारा, तीसरी मंजिल, कूपरेज बैंड स्टैंड, १६०, मादाम कामा रोड़, बम्बई

डा० बंगाली मैगनेटो थैरेपी - की टू गुड हैल्थ (चुम्बक चिकित्सा— स्वस्थ्य की कुंजी) के लेखक हैं। वे होमोपैथ भी हैं और चुम्बक चिकित्सा भी करते हैं। उन्होंने लिखा है कि अन्य चिकित्सा पद्धतियों के साथ - साथ चुम्बक चिकित्सा भी की जा सकती है। इससे रोगी जल्दी अच्छा होता है और उसकी सारी बीमारियां दूर हो जाती हैं। चुम्बक चिकित्सा के बारे में सामान्य जानकारी देने के साथ - साथ उन्होंने ऐसे रोगों का वर्णन भी किया है जो चुम्बकों की सहायता से ठीक हुए हैं। पाठकों

की जानकारी के लिए उनमें से कुछ का ब्यौरा नीचे दिया जा रहा है:

पक्षाघात और शियाटिका

(१) ७८ वर्ष की श्रीमती टी० की दोनों टांगों में और विशेष रूप से दायें घुटने और पीठ में घोर पीड़ा होती है। उनकी टांगों में पीड़ा के साथ - साथ सुन्न होने की भी प्रवृत्ति है। डाक्टरों ने शियाटिका रोग का निदान किया। उनका दायां हाथ भी सुन्न होने लगा। विशेषज्ञ डाक्टरों के इलाज के बावजूद उनकी दशा बिगड़ने लगी। और अंततोगत्वा दोनों टांगे जकड़ी गई। वे डेढ़ महीने तक अस्पताल में रहीं और डाक्टरों ने कह दिया कि उनकी हड्डियां नर्म पड़ गई हैं और ठीक होने की कोई आशा नहीं। उन्हें यह राय दी गई कि डा० बंगाली से चुम्बक चिकित्सा करायें। उस समय उन्हें घोर पीड़ा हो रही थी, भीषण कब्ज थी और कमर के नीचे के अंग मारे गए थे। ३१ मार्च, १९७७ को उनकी चुम्बक चिकित्सा शुरू की गई और उन्हें चुम्बक दे दिए गए जिससे कि वे हर रोज उनका इस्तेमाल कर सकें। धीरे - धीरे उनकी पीड़ा कम हो गई। रक्त संचार सुधर गया और मांस - पेशियों में शक्ति आ गई। नवम्बर, १९७७ तक उनकी दशा में इतना सुधार हो गया कि वे उठ कर बैठ सकती थीं। जोड़ों की सूजन के कारण जो पीड़ा थी वह भी दूर हो गई। वृद्धावस्था के कारण उनके स्वास्थ्य लाभ की सारी आशा छोड़ दी गई थी लेकिन चुम्बक चिकित्सा के चमत्कार ने उन्हें ठीक कर दिया।

क्षीण बुद्धि बालक (मस्तिष्क में क्षति)

२) जी०पी० नाम का बालक २८ अगस्त, १९७४ को जन्मा था। डाक्टरों ने आपरेशन करके उसे मां के पेट से निकाला था और जन्म के तुरन्त बाद ही उसकी देख - भाल शुरू हो गई थी। डाक्टरों का कहना था कि उसके मस्तिष्क का समुचित विकास नहीं हुआ। विशेषज्ञ डाक्टरों के परीक्षणों से इस बात की पुष्टि हो गई। सितम्बर, १९७४ में उसे जुकाम और बुखार हुआ। इस बार फिर विशेषज्ञों ने मस्तिष्क की क्षति की पुष्टि की और कहा कि उसकी बोलने की शक्ति उसी क्षति के कारण कभी पूरी नहीं होगी। मद्रास के एक प्रसिद्ध मस्तिष्क विशेषज्ञ की सलाह से भी कोई फायदा नहीं हुआ। बच्चा एक भी शब्द नहीं बोल सकता था और १९७६ के प्रारंभ में यह हालत थी कि एक कदम भी चल नहीं सकता था। बम्बई के मस्तिष्क विशेषज्ञों ने उसके माता - पिता को यह राय दी कि उसे कोई दवाई न दें क्योंकि उसका कोई लाभ नहीं होगा। दो वर्ष आठ महीने की आयु में बच्चा बोल नहीं सकता था और दो ही कदम चल कर गिर पड़ता था। उसके माता - पिता ने सुन रखा था कि चुम्बक चिकित्सा अविकसित मस्तिष्क वाले बच्चों के लिए गुणकारी है। उन्होंने यह चिकित्सा शुरू करवाई तो एक महीने में ही बच्चा बोलने और खड़ा होने लग गया। अक्तूबर, १९७७ में बच्चा बोलता भी था और भाग - दौड़ भी करता था।

गठिया और जोड़ों की सूजन

(३) श्रीमती आर० बी० सी० के जोड़ों में अकड़न और पीड़ा थी। उनकी गर्दन के पीछे घोर

पीड़ा थी जो बाईं बांह तक जाती थी। डाक्टरों का कहना था कि गठिया के कारण जोड़ों में सूजन आ गई है और गर्दन का स्पोंडिलाइटिस है। वे पीड़ा - हर और सूजन दूर करने की दवाइयां लेती थीं जिनसे थोड़ा-बहुत लाभ होता था।

लेकिन पीड़ा बढ़ती गई और अकड़न भी। उनके लिए चलना - फिरना दूभर हो गया। २९ अक्तूबर, १९७७ को उन्होंने चुम्बक चिकित्सा शुरू की और साथ में चुम्बकीय जल भी पीने लगीं। कुछ ही दिन के इलाज के बाद पीड़ा - हर दवाइयों की आवश्यकता नहीं रही। गर्दन और बांह में अब पीड़ा नहीं रहती थी और स्पोंडिलाइटिस भी ठीक हो गया था। दिसम्बर, १९७७ में जोड़ों की सूजन के कारण जो पीड़ा और अकड़न थी वह भी दूर हो गई और अब वे बड़े आराम से चल - फिर सकती थीं। उनकी आयु इस समय ७३ वर्ष की थी और उन्हें यह देख कर सुखद आश्चर्य होता था कि उस आयु में भी चुम्बक चिकित्सा अपना चमत्कार दिखा रही है।

अकड़ा हुआ कन्धा

(४) ४८ वर्षीया श्रीमती एम० के दायें कन्धे में काफी समय से पीड़ा भी थी और अकड़न भी। वे अपनी बायीं बांह कन्धे से ऊपर नहीं उठा सकती थीं।

१ जून, १९७७ को उनके दायें कन्धे पर एक शक्तिशाली चुम्बक लगाया गया और दायीं कलाई पर गोलाकार चुम्बक का दक्षिणी ध्रुव रखा गया। एक महीने के इलाज से उनकी दशा में काफी सुधार हुआ और उनको चलने - फिरने में कोई कठिनाई नहीं होती थी। १० अगस्त, १९७७ को देखा गया कि उनके कन्धे की पीड़ा और अकड़न बिल्कुल गायब हो गई। अब वे बड़ी आसानी से अपनी दायीं बांह हिला - डुला सकती थीं।

गठिया और जोड़ों की सूजन (आपरेशन का मामला)

(५) ४४ वर्ष की श्रीमती एच०बी० के दायें टखने में बहुत समय से सूजन और पीड़ा थी जिसके कारण उन्हें चलने - फिरने में कठिनाई होती थी। डाक्टरों का कहना था कि गठिया के कारण जोड़ों में सूजन आ गई है और टखने के आस - पास की हड्डी बढ़ गई है। एक्स - रे से इस निदान की पुष्टि हो गई और डाक्टरों ने आपरेशन कराने के लिए कहा। वह महिला आपरेशन से डरती थी और चुम्बक चिकित्सा कराके देखना चाहती थी। एक गोलाकार चुम्बक का दक्षिणी ध्रुव उनकी दायीं एड़ी के नीचे पन्द्रह मिनट तक और दोनों ध्रुवों वाला चुम्बक उनकी बायीं एड़ी के नीचे रखा गया। इस प्रकार सप्ताह में दो बार पन्द्रह - पन्द्रह मिनट तक उन्हें चुम्बक लगाए जाते थे। चार बार के इलाज के बाद सूजन बिल्कुल दूर हो गई और टखने को हिलाने में कोई कठिनाई नहीं होती थी।

लकवा

(६) ३२ वर्ष के श्री एम०पी० के चेहरे के बाईं ओर लकवा मार गया था और मांस - पेशियों में शक्ति नहीं रही थी। साथ ही उन्हें बोलने में कठिनाई होने लगी थी। अभी इस रोग का

प्रकोप दूर हुए दो सप्ताह हुए थे। उन्हें यह सलाह दी गई कि दिन में तीन बार पन्द्रह - पन्द्रह मिनट तक दाएं कान के ऊपर चुम्बक का दक्षिणी ध्रुव लगाएं। यह भी कहा गया कि रात को सोते समय तकिए के नीचे चुम्बक का दक्षिणी ध्रुव ऊपर की ओर करके रख दें। लगभग एक सप्ताह में उनके बोलने में होने वाली कठिनाई और लकवे में काफी सुधार हुआ। एक महीने बाद रोगी ने बताया कि उसका लकवा और बोलने की कठिनाई दोनों दूर हो गए हैं।

श्री गोपाल चन्द पुरी, ८५-कमल, ६९-बलकेश्वर रोड, बम्बई - ४००००६

एलर्जी

(१) ४० वर्ष के एक व्यक्ति को पिछले तीन वर्ष से कोई एलर्जी थी जिसके कारण उसके चेहरे का रंग काला हो जाता था लेकिन बाकी शरीर की त्वचा पूर्ववत रहती थी। दस दिन की चुम्बक चिकित्सा के बाद उसके चेहरे का रंग शरीर के बाकी अंगों जैसा हो गया। उसका इलाज विधि १ और ५ से किया गया और उत्तरी ध्रुव से तैयार किया गया चुम्बकीय पानी उसे पीने के लिए दिया गया।

रक्त की कमी और कमज़ोरी

(२) ७२ वर्ष की एक वृद्धा के शरीर में रक्त की बहुत कमी थी और वह कमजोरी के कारण बिस्तर से उठ नहीं सकती थी। उसे १५ दिन तक चुम्बकीय जल पिलाया गया और विधि १ से इलाज किया गया। उत्तरी ध्रुव उसकी दायीं हथेली के नीचे और दक्षिणी बायीं हथेली के नीचे रखा गया। उसके बाद उसके शरीर में इतनी स्फूर्ति आ गई कि वह कहने लगी: "अब मेरा लेटने को बिल्कुल जी नहीं चाहता लेकिन मैं करूं क्या ?" अब वह बड़ी धर्मपरायण हो गई है और सुखी है।

जोड़ो की सूजन

(३) मेरी पत्नी पिछले बीस वर्ष से जोड़ों की सूजन से पीड़ित थी। चलती तो पहले दस पन्द्रह मिनट तक लंगड़ाती थी। जोड़ों में तनिक गर्मी आ जाने के बाद ही ठीक ढंग से चल सकती थी। अब उसके घुटनों और टखनों में पीड़ा नहीं है और वह लंगड़ाती भी नहीं। उसे तीन महीने तक चुम्बकीय जल पिलाया गया और विधि १ और ५ से चुम्बक चिकित्सा की गई।

कब्ज

(४) ५५ वर्ष की एक महिला को पिछले चालीस वर्ष से शौच के लिए जुलाब लेने की आदत थी, क्योंकि घोर कब्ज़ रहती थी। उसके चेहरे पर बहुत-सी झाइयां पड़ गई थीं और अपनी आयु से अधिक बूढ़ी लगती थी। ३० दिन की चुम्बक चिकित्सा से उसका आयु भर का यह रोग दूर हो गया और वह अधिक स्फूर्तिवान और जवान लगने लगी है। उनकी दायीं हथेली के नीचे उत्तरी

ध्रुव और बायें तलवें के नीचे दक्षिणी ध्रुव हर रोज दस मिनट के लिए दिन मे दो बार लगाया जाता था। साथ में हर चार घण्टे बाद, दिन में चार बार, पचास-पचास मिलीलिटर मात्रा में ३० दिनों के लिए जल पिलाया जाता था।

पेचिश - दस्त

(५) ३० वर्ष की एक महिला को बड़े भीषण दस्त लगे थे। उसे दिन में दस से पन्द्रह बार तक शौच जाना पडता था और दस दिन में उसका वजन चार किलो घट गया था। उसने एलोपैथिक इलाज कराया और कोई लाभ नहीं हुआ। असल में उसका रोग तब शुरू हुआ था जब उसके पिता की मृत्यु हुई। उसे मेरे पास लाया गया तो उसके शरीर का पानी सूखने लगा था। वास्तव में उसके घर वाले उसे अस्पताल ले जाते हुए मेरे पास ले आए थे।

उसका इलाज चुम्बक चिकित्सा से हुआ और तुरन्त हुआ। मैंने उसके पेट पर उत्तरी ध्रुव लगाया। हर दो घण्टे बाद उसे उत्तरी ध्रुव से तैयार किया गया चुम्बकीय पानी पिलाया गया और एक छोटे चुम्बक का दक्षिणी ध्रुव उसके माथे पर आंखों के बीच लगाता रहा। वह चौबीस घण्टों में पूर्णतया स्वस्थ हो गई और फिर उसे यह बीमारी नहीं हुई।

छोटे चुम्बक का दक्षिणी ध्रुव इसलिए उसके माथे पर लगाया क्योंकि मैं उसके मानसिक तनाव को ठीक करना चाहता था जो उसके पिता की मृत्यु के कारण हुआ और जिसके कारण दस्तों की बीमारी लगी।

एग्ज़िमा

(६) ६६ वर्ष के एक व्यक्ति की छाती पर कन्धे के पास एक गांठ - सी थी जिसका आकार कार के बल्ब जैसा था। उसमें इतनी खुजली होती थी कि वह उसे सह नहीं सकता था। उससे छुटकारा पाने के लिए वह नींद की दवाइयां खाता था जिससे कि कुछ घण्टों के लिए उस असह्य खुजली से छुटकारा मिल जाता। उस गांठ से हर समय पीव निकलती रहती थी और उसका जीवन नरक हो गया था। १५ दिन तक चुम्बक चिकित्सा से उसका रोग जाता रहा। हर रोज १५ मिनट के लिए चुम्बक का उत्तरी ध्रुव उस गांठ पर लगाया जाता था और उत्तरी ध्रुव से तैयार किया गया पानी पचास मिलीलिटर मात्रा में हर चार घण्टे बाद पिलाया जाता था।

(७) एग्ज़िमा का एक और रोगी मेरे पास आया जिसकी आयु ४० वर्ष थी और जिसे साढे चार साल से यह रोग था। यह रोग पावों से घुटनों तक फैला हुआ था। उसके लिए पेंट पहनना कठिन था क्योंकि घुटनों के नीचे सूजन भी थी और पीड़ा भी। कपड़ा हल्का - सा उस स्थान से छू जाता तो उसका कष्ट बढ़ जाता था। अब उसके लिए इस भीषण बीमारी ने नई समस्या खड़ी कर दी कि वह लोगों से मिल - जुल भी नहीं सकता था। चुम्बक चिकित्सा से उसका रोग दूर हो गया। और टांगों पर निशान भी नहीं रहे। उसका इलाज कुल १५ दिन चला। उत्तरी ध्रुव से तैयार किया गया चुम्बकीय पानी उसे पीने के लिए दिया गया और विधि ५ के अनुसार उसके पावों के नीचे चुम्बक रखे गए।

घुटने के जोड़ की सूजन

(८) ९५ वर्ष का एक वृद्ध न चल सकता था न खड़ा हो सकता था। घुटने के जोड़ की सूजन की वजह से दस वर्ष से भी अधिक समय से चारपाई पर पड़ा था। तीन महीने के इलाज के बाद वह उठ कर चलने - फिरने लगा। दक्षिणी ध्रुव वाले दो चुम्बक उसके घुटनों पर तीन महीने तक बांधे रखे गए। इसी से उसें इस रोग से राहत मिली।

सवेरे के समय जुकाम

(९) बीस वर्ष का एक युवक सवेरे उठ कर छींकने लगता तो छींकता ही चला जाता। उसे यह रोग पांच वर्ष से था। सवेरे उठते ही नाक से पानी बहने लगता और छींके आती रहती जो दोपहर बाद एक दो बजे तक जारी रहती। उसने कई वर्ष तक तरह - तरह के इलाज करवाये थे। लेकिन कोई फायदा नहीं हुआ था। साथ में उसका सांस भी फूलने लगा था। चुम्बक चिकित्सा की सहायता से १५ दिन में ही वह भला-चंगा हो गया। उसका इलाज करने के लिए दस मिनट तक विधि १ के अनुसार चुम्बक लगाए गए और दस मिनट तक विधि ५ के अनुसार। विधि ५ के अनुसार चुम्बक लगाते समय दो छोटे चुम्बक उसके दोनों नथुनों पर भी लगा दिए जाते थे। उसके साथ ही हर रोज पांच मिनट तक दोनों आंखों के बीच, माथे पर, चुम्बक का उत्तरी ध्रुव लगाया जाता था।

नाना प्रकार के रोग

(१०) एक ४२ वर्षीया महिला को एक साथ कई रोग थे। उसके पेट में अल्सर थे, दायें कान से हर समय पीव निकलती रहती थी, सिर में घोर पीड़ा होती थी जिसने उसका जीना दूभर कर रखा था, और कई बार रसोई घर में काम करते समय ऐसा लगता था कि अब गिरी कि अब मरी। इस कारण वह जीवन से निराश हो चुकी थी। उसे ये सारी रोग पांच वर्ष पहले लगे थे। उसने कई प्रकार का इलाज कराया था लेकिन कोई फायदा नहीं हुआ। और लगता था कि अब वह कभी ठीक नहीं हो पाएगी। जब किसी ने उसे चुम्बक चिकित्सा की सलाह दी तो उसने उसका मजाक उड़ाया क्योंकि उसने कभी सुना ही नहीं था कि चुम्बकों से भी बीमारी दूर हो सकती है। किसी तरह उसने अपना मन बना लिया और चिकित्सा शुरू कराई। पहले दिन से ही उसे लाभ होने लगा और तीन महीने में उसके सारे रोग दूर हो गए। तीन महीने तक उसने अपने गले में चुम्बकों की माला पहने रखी। उसके पेट पर और कान के नीचे चुम्बक का उत्तरी ध्रुव लगाया गया और उत्तरी ध्रुव से तैयार किया गया चुम्बकीय पानी पीने के लिए दिया गया। विधि १ के अनुसार हथेलियों के नीचे चुम्बक भी रखे गए। यह १९७५ की बात है और तब से वह फिर बीमार नहीं पड़ी। उसको कोई रोग नहीं है और हंसी - खुशी जीवन बिता रही है।

रात के समय शरीर में होने वाली अकड़न

(११) छः वर्ष के एक लड़के को जन्म से ही दोनों पैरों में पीड़ा होती थी। कई प्रकार का

इलाज किया गया लेकिन कोई लाभ नहीं हुआ। बच्चा रात को जाग जाता और पैरों में दर्द की शिकायत करता। नींद लाने की दवाइयों और पीड़ा - हर औषधियों से उसे सुला तो दिया जाता था लेकिन उसके माता - पिता उसकी बीमारी से बहुत चिंतित थे। एलोपैथी में इसका कोई इलाज नहीं। उसे यह बताया जाता था कि तू बड़ा होगा तो तेरा यह दर्द अपने आप चला जाएगा।

पहली ही बार बच्चे को चुम्बक लगाए गए तो उसे राहत मिली। दो शक्तिशाली चुम्बक उसके तलवों पर और दो पैरों के ऊपर रखे गए। प्रत्येक पैर में एक उत्तरी ध्रुव बांधा और दूसरा दक्षिणी ध्रुव वाला चुम्बक लगाया गया। साथ ही उसे चुम्बकीय जल भी पिलाया गया। यह इलाज दस दिन तक चला और बच्चा इस तथाकथित असाध्य रोग से छुटकारा पा गया।

गठिया

(१२) ३० वर्ष की महिला को आठ वर्ष से शरीर के हर जोड़ में पीड़ा होती थी। वह जीवन से इतनी ऊब गई थी कि आत्महत्या की बात सोचने लगी थी। इससे उसका पति भी बहुत दुखी था और उसे समझ में नहीं आता था कि क्या करे। ये सारे कष्ट उसके लड़के के जन्म के समय शुरू हुए थे। बच्चा भी दिन में चार पांच घण्टे रोता रहता था और रात को भी दो घण्टे रोने में ही बिताता था। लड़का चार वर्ष की आयु में बैठना सीखा और पांच वर्ष की आयु में बोलना। उसका हर काम देर से शुरू हुआ। महिला को विधि १ और ५ से चुम्बक लगाए गए और चुम्बकीय जल पीने के लिए दिया गया। अब वह रोग उसका पिंड छोड़ गया है। लड़के को केवल चुम्बकीय जल और स्नायुओं की शक्ति बढ़ाने वाली एलोपैथिक दवाई दी गई है। अब बच्चा नहीं रोता। मैंने उसे कभी देखा नहीं था। कुछ दिन पहले उसे लाया गया तो मैंने देखा कि वह सामान्य बच्चों जैसा है। मैंने उसका नाम पूछा तो कहने लगा कि पहले तुम अपना नाम बताओ। मैंने कहा: "मेरा नाम चाचा पुरी है"। इस पर वह हंसने लगा और बोला: "मैं तुम्हें अपना नाम नहीं बताऊंगा क्योंकि तुम मुझे मूर्ख बना रहे हो। भला पूरी भी कोई नाम होता है ? पूरी तो हम खाते हैं"। उसने मुझे अपना नाम नहीं बताया। यह पढ़ कर कोई यह कह सकता है कि १५ दिन पहले तक वह एक मन्द बुद्धि बच्चा था। अब मां और बच्चा दोनों ठीक हैं जिसका श्रेय चुम्बक चिकित्सा को जाता है।

ऊपर जिन रोगियों का वर्णन दिया गया है उन सभी का स्वास्थ्य ठीक है और वे इस बात की पुष्टि कर सकते हैं कि उनके रोग चुम्बक चिकित्सा से ही दूर हुए।

डा० संतराम दास लीलानी, पोवाई चौक, उलहास नगर, (जिला थाने), महाराष्ट्र

चुम्बक एक वरदान है जो प्रकृति ने मानव को दिया है। इसका प्रमाण कई प्रकार से मिल चुका है। यदि मानव शरीर को बीच से काट दिया जाय और उसके दो बराबर - बराबर हिस्से कर दिए जाएं तो आप देखेंगे कि दोनों भागों में एक ही शक्ति के चुम्बकीय ध्रुवों जैसे गुण हैं। शरीर का दायां भाग उत्तरी ध्रुव की शक्ति से ओत-प्रोत है और बायें भाग में दक्षिणी ध्रुव के गुण हैं। इसी चुम्बकीय शक्ति का प्रयोग कई रोगों के उपचार के लिए होता है। मेरे कुछ व्यक्तिगत अनुभवों का

ब्यौरा नीचे दिया गया है:

(१) पीठ का पुराना दर्द— विलेपार्ले (बम्बई) की एक गुजराती महिला को बहुत समय से पीठ में दर्द की शिकायत थी। कई प्रसिद्ध डाक्टरों ने लम्बे समय तक उसका इलाज करने की असफल कोशिश के बाद कह दिया था कि यह असाध्य रोग है। उसकी पीठ पर दिन में दो बार बीस - बीस मिनट तक दक्षिणी ध्रुव रखा गया। ४० दिन के इलाज के बाद उसने बताया कि उसका रोग ९० प्रतिशत तक दूर हो गया है और वह अपने आप चल - फिर सकती है जबकि पहले वह लेटी ही रहती थी।

(२) नींद ठीक से न आना— मेरी पत्नी को कभी ठीक से नींद नहीं आती थी। मैंने तीन - चार रात तक लगातार चुम्बक का दक्षिणी ध्रुव उसके तकिए के नीचे रखा। उसके बाद से उसे नियमित रूप से नींद आने लगी है।

(३) पैर के अंगूठे का अन्दर को बढ़ता नाखून— मेरे एक मित्र के नौकर के पैर के अंगूठे का नाखून अन्दर की ओर बढ़ रहा था जिससे पैर सूज गया था और रोगी को घोर पीड़ा हो रही थी। मैंने उसे सलाह दी कि उस पैर के नीचे चुम्बक का उत्तरी ध्रुव रखे। उसने ऐसा किया तो आधे घंटे में सूजन और पीड़ा जाती रही। उसे यह कहा गया कि सावधानी के लिए अगले दिन भी इस प्रकार चुम्बक लगाए।

(४) दांत निकालने के बाद का दर्द— मेरे एक मित्र ने एक दांत निकलवाया तो उसके मसूढ़े सूज गए और उनमें घोर पीड़ा होने लगी जो परम्परागत इलाज से ठीक नहीं हुई। सूजे हुए मसूढ़े पर चुम्बक का दक्षिणी ध्रुव लगाया गया तो पीड़ा और सूजन, दोनों दूर हो गए।

(५) दुर्घटना की चोट के बाद पीड़ा— एक अधेड़ आयु के व्यक्ति को बस ने पीछे से मारा और उसकी पीठ में चोट आई। उसे अस्पताल में भर्ती कराया गया लेकिन उसकी पीड़ा दूर नहीं हुई। जब वह मेरे पास आया तो मैंने उसकी पीठ पर दो-तीन बार उच्च शक्ति के चुम्बक का दक्षिणी ध्रुव लगाया। उसकी पीड़ा १५ मिनट में गायब हो गई।

(६) फेफड़ों में पानी भर जाना— एक वृद्धा को बहुत दिनों से फेफड़ों में पानी भर जाने की शिकायत थी। उसे उत्तरी ध्रुव से तैयार किए गए चुम्बकीय जल की खुराकें दी जा रही हैं जिससे उसे लाभ हो रहा है।

(७) कामुकता से उत्पन्न रोग— चालीस वर्ष से अधिक आयु के एक पुरुष ने अपनी कामेच्छा की पूर्ति में कोई कसर उठा नहीं रखी, जिसका परिणाम यह हुआ कि उसका बल-वीर्य कम हो गया और दुर्बलता आ गई। कुछ समय तक उसका इलाज दक्षिणी ध्रुव से किया गया। अब उसके शरीर में फिर शक्ति का संचार हो गया है और वह आनन्द से है।

डा० एस०सी० गुप्ता, होमोपैथ और चुम्बक चिकित्सक, सोनीपत (हरियाणा)

(१) कुमारी वीना मलिक, आयु १८ वर्ष, की गर्दन जन्म से ही बाएं कंधे की ओर झुकी हुई थी। वह अपनी गर्दन हिला नहीं सकती थी और दोनों कन्धों के बीच दर्द होता था। कई प्रकार के इलाज किए गए लेकिन कोई फायदा नहीं हुआ। डाक्टरों का कहना था कि यह असाध्य रोग है।

एक चुम्बक का उत्तरी ध्रुव दाहिनी हथेली और दक्षिणी ध्रुव बाईं हथेली पर एक महीने के लिए रखा गया। उनकी गर्दन की पीड़ा कम हो गई और वह उसे थोड़ा बहुत हिलाने लगी। यह इलाज चार महीने तक चला। इसके साथ ही उन्हें दिन में तीन - चार बार चुम्बकीय पानी भी पीने के लिए दिया गया। अब उन्हें पीड़ा नहीं होती और वह अपनी गर्दन बायें से दायें और दायें से बायें घुमा सकती थीं।

आतशक

(२) २८ वर्ष के श्री सुदेश वर्मा के दाद निकली हुई थी और सारे शरीर पर चिकत्ते थे। पिछले बीस वर्ष से यह दशा थी और चिकत्तों में जलन होती थी कभी - कभी उनसे रक्त भी बहने लगता था। उनकी त्वचा की दशा देख कर तरस आता था। दो महीने तक उनका इलाज किया गया जिसमें उच्चशक्ति के चुम्बक दस मिनट तक सवेरे उनकी हथेलियों पर रखे गए और शाम को तलवों के नीचे दिन में तीन - चार बार उन्हें चुम्बकीय पानी पिलाया जाता था। उनकी दाद और चिकत्ते ठीक हो गए और अब धीरे - धीरे चिकत्तों का रंग भी त्वचा के रंग जैसा होता जा रहा है।

एग्ज़िमा

(३) ४४ वर्ष के श्री जगदीश अग्रवाल के दोनों पैरों पर पिछले दस वर्ष से एग्ज़िमा था। पहले उससे पानी निकलता था लेकिन बाद में सूख गया। गर्मी और बरसात के मौसम में इस रोग का प्रकोप बढ़ जाता था और उनके पैर सूज जाते थे। वहां पर जलन होती थी और खुजली के कारण त्वचा चमड़े जैसी मोटी और काली हो गई थी। दो महीने तक उनके तलवों के नीचे चुम्बक रखे गए और चुम्बकीय पानी पीने को दिया गया। पहले उनका दायां पैर ठीक हुआ और कुछ समय बाद बायां।

रसौली

२२ वर्ष की एक महिला के दोनों कानों के नीचे रसौलियां थीं। बायें कान के नीचे की रसौली का आकार अण्डे के समान था। वह पत्थर के समान कड़ी थी और उसमें पीड़ा होती थी। ऊंची शक्ति के दो चुम्बक उनकी हथेलियों पर १५ मिनट के लिए रखे गए और एक छोटा चुम्बक बायें कान के पास रसौली पर बांध दिया गया। उन्हें पीने के लिए चुम्बकीय पानी भी दिया गया। एक महीने में रसौली नर्म पड़ गई और सूखने लगी और पीड़ा जाती रही।

४५ वर्ष के श्री गुप्ता ने १९६८ में नसबन्दी का आपरेशन कराया था। पिछले दो वर्ष से उनके लिंग की नाड़ियों में कोई हरकत नहीं होती थी और उन्हें ऐसा लगता था मानो वे नपुंसक हो गए हैं। दस महीने तक चुम्बक लगातार उनके तलवों के नीचे रखे गए और एक चुम्बक का दक्षिणी ध्रुव उनके अण्डकोषों के पास लगाया गया। अब उनका यह रोग जाता रहा है और वे प्रसन्न हैं।

(६) लगभग ३० वर्ष की एक महिला की जांघों, पैरों, तलवों और एड़ियों में पीड़ा और

सूजन थी और उसके लिए चलना दूभर हो रहा था। हर समय पीड़ा होती रहती थी। उच्च शक्ति के चुम्बक दस मिनट तक उनके तलुवों के नीचे रखे गए और पांच मिनट तक हथेलियों के ऊपर। बीस दिन बाद सूजन दूर हो गई और पीड़ा कम। दो महीने में वह बिल्कुल भली-चंगी हो गई।

श्री राम बिलास शुक्ल, विकास सहायक, ब्लाक नरसिंहपुर, जिला नरसिंहपुर, मध्य प्रदेश

(१) मेरा व्यक्तिगत अनुभव है कि यदि चुम्बक का उत्तरी ध्रुव इस्तेमाल किया जाय तो कैंसर का बढ़ना एक महीने में रुक जाता है।

(२) मेरा अनुभव यह भी है कि चुम्बक के प्रयोग से शरीर के किसी अंग पर फालतू मांस को हटाया जा सकता है। इस संदर्भ में मैं दो रोगियों का ब्यौरा दूंगा।

(क) साठ वर्ष के श्री पुरुषोत्तम द्विवेदी की गर्दन के दोनों ओर दो बड़े-बड़े मुहासे थे। श्री द्विवेदी स्वयं एक प्रसिद्ध वैद्य हैं। चुम्बकों के प्रयोग से दोनों मुहासे गायब हो गए।

(ख) मेरे अपने पैर पर एक बहुत बड़ा मुहासा था जो एक महीने तक चुम्बक लगाने से दूर हो गया।

(३) मैंने कई मामलों में बिच्छू के काटे पर भी चुम्बकों का प्रयोग किया है। ३० - ३५ मिनट में ही डंक का विष और पीड़ा दूर हुई है।

(४) मैंने दुखते दांतों और सिरदर्द के लिए भी चुम्बक लगाए हैं जिन्होंने इन रोगों के इलाज में सहायता दी है।

(५) एग्ज़िमा के एक रोगी पर चुम्बकों का बहुत अच्छा प्रभाव पड़ा। ५५ वर्ष के ठाकुर बद्री-सिंह के सारे शरीर पर एग्ज़िमा था। एक महीने तक चुम्बक लगाने से वह रोग बिल्कुल ठीक हो गया और त्वचा का रंग पहले जैसा हो गया।

(६) एक अध्यापक की पत्नी, ४५ वर्षीया श्रीमती आर० के० सिंह को लकवा मार गया। उसका मुंह एक ओर को मुड़ गया और पूरी तरह खुलना बंद हो गया। दायीं आंख से दिखना बंद हो गया। उनका इलाज चुम्बकों से किया गया और उन्हें प्राकृतिक भोजन दिया गया। दो महीने में आंख की दृष्टि लौट आई, मुंह भी सीधा हो गया और लकवे का भी कोई निशान बाकी नहीं रहा।

(७) ३५ वर्षीय श्री परमजीत पान वाले के पैरों में सूजन थी और उसे चलने में कठिनाई होती थी। मेरे कहने पर उसने अपनी गद्दी के नीचे एक बड़ा चुम्बक रख लिया। दो महीने में उसका कष्ट दूर हो गया।

अध्याय - 15
विदेशों से मिले वृत्तान्त

जापान, अमरीका, रूस और फ्रांस से मिले वृत्तान्त

पिछली शताब्दी में जर्मनी के सुप्रसिद्ध वैज्ञानिक और दर्शन शास्त्र के अध्यापक हेल्महोल्स (१८२१ - १८९४) ने कहा था: "१९वीं शताब्दी की मुसीबत यह है कि चुम्बकत्व के विषय का ज्ञान किसी को नहीं। क्या बीसवीं शताब्दी में हम इसके बारे में जान पाएंगे?"

लगता है कि बीसवीं शताब्दी में मानव ने यह चुनौती स्वीकार की है और प्रोफेसर हेल्महोल्स की आशा पूरी करने के लिए प्रयत्न किए हैं।

भारत सहित कई उन्नत देशों में इस क्षेत्र में प्रगति हुई दिखाई पड़ रही है।

यहां हमारा सम्बन्ध चुम्बकत्व के उस भाग से है जिसका प्रयोग रोगों को दूर करने के लिए किया जाता है। इस संदर्भ में भी जापान, अमरीका और रूस जैसे देशों में उल्लेखनीय प्रगति हुई है।

जापान की कुछ कंपनियों के वृत्तान्त

जापान जैसा छोटा, परन्तु प्रगतिशील देश, कई कंपनियां स्थापित करने में सफल हुआ है जो रोगों के इलाज के लिए चुम्बकों का विकास और निर्माण करती हैं।

कवास्की इलेक्ट्रिक इंडस्ट्री कंपनी लिमिटेड, जापान में विद्युत चुम्बकीय उपकरण बनाती है जिनका प्रयोग रोगों के इलाज में होता है। उन्होंने एक उपकरण इलेक्ट्रो मैगनेटिक मैग्नेटाइज़र बनाया है। यह एक आराम कुर्सी के समान है जिसमें बिजली से चलने वाले छः चुम्बक लगे हैं। यदि कोई व्यक्ति हर रोग आधे घण्टे तक इस कुर्सी में बैठा रहे तो उसे बहुत से रोगों से छुटकारा मिल जाता है।

इसी प्रकार का एक उपकरण भारत में उल्हास नगर के सरस्वती क्लीनिक के डाक्टर सतरामदास ने बनाया है। यह जापानी उपकरण की तुलना में अधिक अच्छा है।

जापान की राजधानी टोकियो में नाकाटांवासिहिकी मेडिकल इंडस्ट्री कंपनी लिमिटेड नाम की एक कंपनी है जो शरीर के विभिन्न अंगों पर बांधने की चुम्बकीय पेटियां बनाती है। इन पेटियों में सोलह चुम्बक होते हैं। इनको कलाई पर बांधने से मांस - पेशियों की पीड़ा और दूसरी पीड़ा दूर होती है।

टोकियों की एक और कंपनी है जिसका नाम है एमान्ते ट्रेडिंग कंपनी। यह विभिन्न रोगों के इलाज के लिए कई प्रकार के चुम्बकीय उपकरण बनाती है। यह मुख्य रूप से चुम्बकीय स्वास्थ्य पेटियां और चुम्बकीय मालाएं बनाती है। इन पेटियों से कन्धों की अकड़न और ऊंचे ब्लड प्रैशर के इलाज में उलेखनीय सफलता मिली है। मालाएं महिलाओं के आभूषणों के समान पहनने के लिए हैं जिससे वे स्वस्थ, जवान और स्फूर्तिमान बनी रह सकती हैं। इस कंपनी ने बिस्तर पर रखने के चुम्बकीय पैड भी बनाए हैं जिनसे कब्ज, थकावट और अकड़न दूर होती है। ये पैड महिलाओं को स्वस्थ और स्फूर्तिमान बनाए रखने में विशेष रूप से सहायक होते हैं। इस कंपनी ने कुछ अस्पतालों सहित कई संगठनों में अपनी चुम्बकीय पेटियों पर परीक्षण करवाए हैं। इन परीक्षणों के बारे में कुछ जानकारी नीचे दी जा रही है:

जापान में जीवन - चुम्बकीय गोष्ठी हुई थी। उसका विवरण देखें तो पता चलता है कि जापान के वैज्ञानिकों और डाक्टरों ने अपनी प्रयोगशालाओं में कई परीक्षण किए हैं और यह पाया है कि चुम्बकत्व और जीवों के बीच गहरा सम्बन्ध है। इसी कारण उन्होंने अस्पतालों में स्थायी चुम्बकों से इलाज शुरू किया।

टाबाटा राष्ट्रीय रेलवे अस्पताल, जापान,की एक रिपोर्ट से पता चलता है कि चिबा, ओमिया और शेन्जयोकू नगरों में जो अस्पताल हैं वहां मरीजों के लिए चुम्बकीय पेटियों का इस्तेमाल किया जाता है। इन अस्पताल में कन्धों की अकड़न और ऊंचे ब्लड प्रैशर के रोगों में चुम्बकों से काफी लाभ हुआ है। अधिकतर रोगियों को चुम्बकीय पेटियां इस्तेमाल करने के बाद तीन से पन्द्रह दिन में कन्धों की अकड़न और सात से ९० दिन में ऊंचे ब्लड प्रैशर से छुटकारा मिला है।

गोष्ठी के विवरण से पता चलता है कि ४२ ऐसे रोगियों पर परीक्षण किए गए जिनके कन्धे अकड़े हुए थे और जिनमें से कुछ को इसके अलावा और भी रोग थे। रिपोर्ट में कहा गया है कि ४२ में से ४१ रोगियों को ये पेटियां बांधने से राहत मिली। बहुत से रोगियों को तो एक सप्ताह में ही काफी फर्क पड़ गया। ऊंचे ब्लड प्रैशर वाले मरीजों पर भी इन पेटियों का प्रयोग किया गया। विभिनन प्रकार के ऊंचे ब्लड प्रैशर के ३४ मरीजों को ये पेटियां पहनाई गई। इनमें से कुछ को दूसरे रोग भी थे। ३४ मरीजों में से बीस को लाभ हुआ, आठ को बिल्कुल नहीं हुआ और छ: ऐसे थे जिनके बारे में यह नहीं कहा जा सकता कि उन्हें ये पेटियां बांधने से लाभ हुआ या नहीं। जिन रोगियों को राहत मिली उनके बारे में ये देखा गया कि उन्हें एक या दो सप्ताह में ही फायदा होने लगा और इसी अवधि में उनका ब्लड प्रैशर बीस बिन्दु कम हो गया।

अमरीका के विवरण

अमरीका में भी मानव रोगों पर चुम्बकत्व के प्रयोगों में बहुत प्रगति हुई है। इस क्षेत्र में कई डाक्टरों, संस्थाओं और प्रयोगशालाओं ने काफी शोध कार्य किया है। नीचे ऐसे कुछ डाक्टरों और संस्थाओं के नाम और उनके प्रयोगों के परिणाम संक्षेप में दिए जा रहे हैं।

(१) एलबर्ट रॉय प्रयोगशाला के निदेशक डाक्टर एलबर्ट रॉय डेविस ने इस बात की पुष्टि की है कि चुम्बकों की सहायता से सभी प्रकार के कैंसर का बढ़ना रुका है, रसौलियां कम हुई हैं और दूसरे रोगों में भी लाभ हुआ है। उन्होंने लिखा है कि जब पशुओं पर परीक्षण किए

गए तो यह देखा गया कि चुम्बक लगाने से उनका सामान्य जीवन काल बढ़ गया।
(२) न्यूयार्क के डाक्टर हावर्ड डी. स्टेंगल का विश्वास है कि चुम्बकत्व एक सच्चा विज्ञान है। उन्होंने लिखा है कि इस बात को सभी स्वीकार करते हैं कि चुम्बक में छिपी हुई शक्तियां होती हैं और समय - समय पर उन शक्तियों का प्रयोग किया गया है। वे कहते हैं कि पृथ्वी पर जो जीवन है उसका आधार चुम्बकत्व ही है। न केवल पश्चिम के बल्कि विश्वभर के वैज्ञानिक इस बात से सहमत हैं। उनका कहना है कि यह एक ऐसा विषय है जिस पर सारी दुनिया का ध्यान जाना चाहिए।
(३) न्यूयार्क के डा० के०ई मैकलीन कैंसर के रोगियों पर, जिनकी बीमारी काफी बढ़ चुकी थी, शक्तिशाली चुम्बकों का प्रयोग करते रहे हैं और उसके परिणाम अच्छे रहे हैं।
(४) अमरीका के इलियार्नोस विश्वविद्यालय के डाक्टर एम०एफ० बारनोथी और इवान्स्टन की जीव - चुम्बकीय अनुसंधान संस्था के डा० जे०एम० बारनोथी ने यह पाया है कि जब जीवाणुओं पर चुम्बकीय क्षेत्र का प्रभाव पड़ता है तो वे अपनी स्थिति बदल लेते हैं। डा० एम०एफ० बारनोथी का कहना है कि ऐसा समय आएगा जब रोगों के निदान और उनकी चिकित्सा में चुम्बकीय क्षेत्र एक शक्तिशाली साधन बन जायेंगे।
(५) न्यूयार्क के विश्वविद्यालय में हड्डियों की सर्जरी के प्रोफेसर डा० राबर्ट ओ० बैकर का कहना है कि इस बात में कोई सन्देह नहीं कि शरीर की स्नायु व्यवस्था की क्रियाओं और बाहरी चुम्बकीय क्षेत्रों के बीच सम्बन्ध है।
नीचे कुछ रोगियों का विवरण दिया जा रहा है जिनका इलाज अमरीका के डाक्टरों ने किया:

न्यूयार्क के डा० हावर्ड डी० स्टेंगल द्वारा किए गए इलाज

(१) **हृदय रोग**— पचास वर्ष से अधिक के एक व्यक्ति को कभी - कभी भीषण दौरे पड़ते थे जिनसे किसी हृदय रोग आभास मिलता था। लेकिन उसका हृदय स्वस्थ लग रहा था और यह सोचा गया कि शायद कैंसर रोग की प्रारंभिक अवस्था है। उसे यह सलाह दी गई कि चुम्बक का उत्तरी ध्रुव अपने नितम्ब पर बांध ले। रोगी का कहना था कि चुम्बक बांधने के दो घण्टे के भीतर ही राहत मिली। उसे कई महीने तक दिन में कई घण्टे तक चुम्बक बांधे रखने की आदत बन गई। इससे हृदय रोग दूर हो गया, पीड़ा कम हो गई, पाचन शक्ति बढ़ गई और रोगी से यह कहने की आवश्यकता नहीं रही कि वह सीढ़ियां न चढ़े।
(२) **प्रोस्टेट ग्रन्थि का बढ़ना**— एक पुरुष, जिसकी आयु ७० के लगभग थी, प्रोस्टेट ग्रन्थी के बढ़ने से पीड़ित था। कई बार उसे पीड़ा के भीषण दौरे पड़ते, वह काम नहीं कर सकता था और न सो सकता था। उसे आपरेशन कराने की सलाह दी गई लेकिन वह नहीं माना। उसने चुम्बक पहनना स्वीकार कर लिया जो उसने कई महीने तक पहने रखा। फिर उसे वह रोग नहीं हुआ और न बीमारी के कारण एक दिन भी अपना काम रोकना पड़ा।

स्वर्गीय डाक्टर एलबर्ट रॉय डेविस (फ्लोडिा में विज्ञान विभाग के अध्यक्ष) के अनुभव

(१) एक दिन डा० डेविस ने देखा कि उनकी दायीं टांग और पैर न तो उतने थके हैं और न उनमें पीड़ा है जैसे कि बाईं टांग और पैर में है। उन्होंने देखा कि यह इस बात का परिणाम है कि वे चूहों पर परीक्षण करते समय लगभग दो घण्टे तक १५०० गॉस शक्ति के एक चुम्बक के पास खड़े रहे।

(२) इसलिए उन्होंने अपनी टांगों पर पैरों के समीप एक छोटा चुम्बक बांध दिया। उसके बाद टांगों में थकावट की अनुभूति जाती रही। कम शक्ति के चुम्बक ने उनकी टांगों और पैरों को अधिक सक्रिय बना दिया।

(३) उन्होंने यह देखा कि यदि किसी दुर्घटना या चोट के बाद वे घाव पर चुम्बक रख देते थे तो पन्द्रह से तीस मिनट तक के समय में पीड़ा दूर हो जाती थी।

(४) एक बार डा० डेविस के दांतों में घोर पीड़ा होने लगी। उन्होंने ३०० - ५०० गॉस शक्ति का एक चुम्बक उठाया और उसे पीड़ा वाले दांत के समीप रखा। १५ मिनट में पीड़ा कम हो गई। उन्होंने एक छोटा चुम्बक उठा कर मुंह में डाल लिया और उसे पीड़ा वाले दांत के साथ लगा लिया। चार घण्टे में पीड़ा दूर हो गई और फिर नहीं हुई।

(५) उनका विचार था कि यदि वे छोटे चुम्बकों से बनी पेटी कमर पर बांध लें तो उनका शरीर एक गोलाकार चुम्बकीय क्षेत्र में आ जाएगा। उन्होंने शक्तिशाली चुम्बकीय लोहा लिया और चुम्बक के इन छोटे - छोटे टुकड़ों को प्लास्टिक की एक पट्टी में डाल लिया। चुम्बकों की शक्ति घट कर बारह गॉस प्रति सेंटीमीटर रह गई। वे एक घण्टे तक उसे बांधे रखते थे, जिससे उनका मानसिक और शारीरिक स्वास्थ्य, दोनों सुधर गए।

(६) एक बार उनकी प्रयोगशाला में अचानक एक विस्फोट हुआ और उनके चेहरे, आंखों, बालों, कानों और गालों पर जलता हुआ तेजाब पड़ गया। इससे पीड़ा भी हुई, उन्हें दिखना कम हो गया, चेहरा जल भी गया तथा मुंह और सिर पर सूजन आ गई। उन्होंने २००० गॉस शक्ति का चुम्बक लगाया। एक घण्टे से भी कम समय में पीड़ा और जलन घट कर आधी रह गई। दूसरे दिन के बाद पीड़ा नहीं हुई और बारह दिन में तेजाब के जले के निशान जाते रहे।

रूस के वृत्तान्त

रूस में चुम्बकीय शक्ति का प्रयोग भिन्न तरीकों से किया जाता है।

सोवियत भूमि नाम पत्रिका के अक्तूबर, १९७० के अंक में यह बताया गया है कि उस देश में दवाखानों में चुम्बकीय जल का प्रयोग किया जाता है। लेनिनग्राद के दवाखाने में गुर्दों और मूत्राशय की पथरी से पीड़ित रोगियों को चुम्बकीय जल पिलाया गया तो उससे पथरी निकल गई।

१९७३ **सोवियत नारी** अंक ८ में एक समाचार में बताया गया था कि तुर्कमानिया में एक स्त्री सुई में धागा डालते समय संयोगवश उसे निगल गई। डा० डी० शुकोरोव ने एक धागे के साथ

छोटा - सा चुम्बक बांध कर उस महिला को निगल जाने के लिए कहा। सुई चुम्बक के साथ चिपक गई तो डाक्टर ने धागे की सहायता से उसे बाहर खींच लिया।

रूसियों ने हाल ही में सर्जरी अर्थात् शल्य क्रिया में भी चुम्बकों की सहायता लेना शुरू किया है। डा० लेमान शरीर के भिन्न अंगों में फंसी हुई चीजों को निकालने के लिए आपरेशन करते हैं। उनके सामने यह समस्या थी कि अगर श्वास नली में कोई चीज़ फंस जाय तो उसे रोगी को कोई हानि पहुंचाये बिना किस प्रकार बाहर निकाला जा सकता है। उन्होंने चुम्बक के गुणों से लाभ उठाने का फैसला किया और एक विशेष औजार बनाया जो श्वास नली में डाला जा सकता है। यह निकल की बनी हुई एक नली है जो लोहे आदि के टुकडों को बाहर निकालने में सहायक होती है।

आपरेशन करने की मेज पर एक चुम्बक लगा दिया गया और जब यह नली रोगी की श्वास नली में डाली गई तो धातु का टुकड़ा औजार से चिपक गया। इस सारे आपरेशन में किसी चाकू या चिमटी का इस्तेमाल नहीं करना पड़ा और न रोगी का एक बूंद रक्त निकला। जब डा० लेमान को इस काम में सफलता मिली तो उन्होंने कुछ और उपकरण और औजार चुम्बकों की सहायता से बनाए। रूस की विज्ञान अकादमी की धातु भौतिकी संस्था के युराल विज्ञान केन्द्र में एक विद्युत चुम्बकीय प्रयोगशाला है जिसने ऐसे चुम्बकीय उपकरण का अविष्कार किया है जो रोगी के शरीर की चीर-फाड़ किए बिना धातु का कोई भी टुकड़ा निकाल सकता है। डा० लेमान का कहना है कि न केवल श्वाल नली बल्कि भोजन नली, जिगर, आमाशय के मुंह और हृदय तक के आपरेशनों में चुम्बक उनका सहायक बन गया है।

रूस के युराल क्षेत्र में वरदलोवस्क अस्पताल में एक संग्रहालय है जहां लोहे के टुकड़े, कील, सिक्के, बटन और सुइयां आदि रखी हैं जो रोगियों के शरीरों से निकाली गई हैं।

इटली के विवरण

रोम विश्वविद्यालय में गठिया विज्ञान संस्था के प्रोफेसर डी० गिजान्ते ने विभिन्न प्रकार के गठिया के रोगियों पर कुछ शोध कार्य किया है जिसका विवरण उन्होंने अप्रैल १९६६ के प्रकाशन "**रीशेन्सिय मेडिका**" में दिया है। उनकी रिपोर्ट के कुछ अंश नीचे दिए जा रहे हैं:

"हमने चालीस रोगियों का अध्ययन किया जिन्हें विभिन्न प्रकार का गठिया और वात रोग था। शोध के परिणामों से यह कहा जा सकता है कि रोग की पीड़ा पर चुम्बकत्व का प्रभाव निश्चित रूप से पड़ता है।

२५ रोगियों को पीड़ा से काफी राहत मिली। कुछ की पीडा तो बिल्कुल ही जाती रही।

जिन जोड़ों में बहुत अधिक सूजन थी उन पर चुम्बकों का प्रभाव विशेष रूप से लाभकारी सिद्ध हुआ।

कुल मिला कर देखा जाय तो जिन रोगियों ने चुम्बक चिकित्सा कराई उन्हें शान्ति मिली, वे चलने फिरने लगे और उनकी थकावट कम हो गई। प्रयोगों के दौरान यह देखा गया कि रोगियों पर कोई बुरा प्रभाव या हानिकारक प्रतिक्रिया नहीं हुई।

चुम्बक लगाते समय यह देखा गया कि चुम्बक की तरंगों का सूजन पर बहुत अच्छा प्रभाव

पड़ता है और सूजन कम होने के साथ ही पीड़ा भी कम हो जाती है।

सी०ओ०एन०आई०, इंस्तीत्यूत दि मेदीसीना देलो स्पोर्त के आयुक्त प्रोफेसर ए० वेनेराण्दो ने कुछ रोगियों पर शोध कार्य किया जिन्हें खेलते समय कोई चोट लगी थी या जिन्हें उसके कारण हड्डियों की सूजन, उनमें पीड़ा या मांस - पेशियों में कोई विकार आ गया था। शोध के परिणाम मई १९६६ के गजेताा इंतरनाशनेल दि मेदीसीनिया ई० कीरोर्जिया में प्रकाशित किए गए हैं।

इन रिपोर्ट के लेखक ने हड्डियों, मांस - पेशियों आदि के फटने और उसके बाद होने वाली सूजन के ८६ रोगियों पर चुम्बक लगाए। उसके परिणामस्वरूप मांस - पेशियों में सुधार आ गया और पीड़ा दूर हो गई।

इलाज के लिए एक या दो विद्युत-चुम्बकों का प्रयोग किया गया। चुम्बकों की जोड़ी का प्रयोग इस कारण किया गया कि उनसे निकलने वाली चुम्बकत्व की धाराएं अधिक अच्दी तरह काम कर सकती हैं। उनका सबसे अधिक प्रभाव पीड़ा और सूजन को दूर करने में देखा गया।

इटली में चुम्बकों की जोड़ी का प्रयोग वैसा ही था जिसका वर्णन इस पुस्तक के दसवें अध्याय में इलाज की विधियां बताते समय किया गया है।

स्केंडीनेविया के विवरण

डा० क्रिस्टीन पिकार्ड ने जो रिपोर्ट तैयार की है उसमें कई ऐसे रोगियों का वर्णन है जिन्हें चुम्बक चिकित्सा से राहत मिली। ये चुम्बक पथरी, दिल के दौरे, हृदय की ऐंठन, ऊंचे ब्लड प्रैशर, गुर्दे की पथरी, गठिया की पीड़ा और इन रोगों से मिलते - जुलते लक्षणों में किया गया। सभी मामलों का ब्यौरा देना संभव नहीं क्योंकि उसमें एक ही प्रकार के रोगों और उनके उपचार की पुनरावृत्ति होगी। इतना कहना काफी है कि कुछ मामलों चुम्बक चिकित्सा के परिणाम बहुत ही चमत्कारी हुए हैं।

कुछ अन्य देशों में चुम्बकों, चुम्बकीय क्षेत्रों और उपकरणों में शोध कार्य और परीक्षण किए जा रहे हैं। उनके परिणाम निश्चय ही उत्साहवर्द्धक होंगे और मानवता के कष्ट दूर करने में सहायता मिलेगी।

फ्रांस के विवरण

आजकल कैंसर रोग सभी देशों में बढ़ रहा है और हर जाति के नर - नारी इसके शिकार हो रहे हैं। दुनियाभर के वैज्ञानिकों और डाक्टरों का ध्यान इस रोग के निदान और उपचार की ओर गया है। इस बात का प्रयत्न हो रहा है कि इस रोग का कोई सीधा - सादा इलाज मिल जाय।

हाल ही के वर्षों में फ्रांस में काम कर रहे एक इटालियन इलेक्ट्रोनिक विशेषज्ञ ने कैंसर के इलाज के लिए चुम्बकों के कुछ प्रयोग किए हैं। उन्होंने यह प्रमाणित कर दिया है कि उनके द्वारा बनाए गए यंत्र की सहायता से शक्तिशाली चुम्बकीय क्षेत्र तैयार किया जाय तो उसके प्रभाव से कैंसर को बढ़ने से रोका जा सकता है। इससे न्यूयार्क के डा० के०ई० मैकलीन की इस धारणा की पुष्टि होती है कि "शक्तिशाली चुम्बकीय क्षेत्र में कैंसर नहीं रह सकता।"

आस्ट्रेलिया के विवरण

सभी रोगों के इलाज और आपरेशनों में चुम्बकों के प्रयोग से उत्साहित होकर बहुत से दांतों के डाक्टरों ने भी दांतों की पीड़ा और उनके खुरने से संबधित तकलीफों के लिए उनका प्रयोग शुरू कर दिया है। आस्ट्रलिया में दांतों के एक डाक्टर ने एक नए तरीके का आविष्कार किया है जिसमें छोटे - छोटे चुम्बक लगा कर नकली दांतों को उनके स्थान पर रखा जाता है। उसने एक सर्जन द्वारा बनाए गए छोटे - छोटे चुम्बकों का प्रयोग किया है। उन चुम्बकों में कोबाल्ट और एक बहुत कम मिलने वाली धातु सामारियम के सम्मिश्रण से ये चुम्बक बनाए हैं। इनकी शक्ति सामान्य चुम्बकों की तुलना में दस गुनी अधिक है। इस विधि का विकास सिडनी विश्वविद्यालय के दंत रोग विभाग के डाक्टर बैरी गिलिजेंस ने किया है। वे नकली दांतों का सैट बनाते हैं तो उसे उसके स्थान पर रखने के लिए मसूढ़ों में छोटे - छोटे चुम्बक फिट कर देते हैं।

अध्याय - 16
चुम्बक चिकित्सा और होमोपैथी

चुम्बक चिकित्सा और होमोपैथी का गहरा सम्बन्ध है

होमोपैथी के साथ चुम्बक चिकित्सा पद्धति का गहरा सम्बन्ध है और उसे उसका समर्थन भी प्राप्त है।

होमोपैथी के संस्थापक डा० सेमुअल हैनामन ने अपने ग्रन्थ **ऑर्गेनन आफ मेडिसन** में लिखा है कि डाक्टर का उद्देश्य क्या होना चाहिए। वे लिखते हैं:

धारा १— डाक्टर का एकमात्र उद्देश यह है कि रोगी को निरोग बनाए अर्थात् उसके रोग को दूर करे।

धारा २— आदर्श इलाज वह है कि वह जल्दी से और रोगी को कोई हानि पहुंचाए बिना उसको स्थायी रूप से स्वस्थ बना दे। दूसरे शब्दों में सबसे कम समय में सबसे अधिक हानिरहित तरीके से रोग को पूर्णतया समाप्त करे और वह इलाज उन सिद्धान्तों पर आधारित होना चाहिए जिन्हें आसानी से समझा जा सके।

हैनामन के मन में यह जो विचार था इसी के कारण उन्होने होमोपैथी के अलावा चिकित्सा के अन्य तरीकों का भी अध्ययन किया जो उस युग में प्रचलित थे। उन्होंने उस समय की सभी चिकित्सा पद्धतियों का अध्ययन किया और उनकी चर्चा अपने ग्रन्थ के छठे संस्करण की धाराओं २८६ से २९३ तक में किया है।

डा० हैनामन ने धारा २८६ में कहा है कि प्राकृतिक चुम्बक और बिजली का प्रभाव भी उतना ही शक्तिशाली है जितना कि होमोपैथिक दवाइयों का। धारा २८८ में वे कहते हैं कि व्यक्ति का चुम्बकत्व(उसे मैसमरिज़्म भी कहा जाता है) ईश्वर का अमूल्य वरदान है। धारा २८९ में उन्होंने मैसमरिज़्म के सकारात्मक और नकारात्मक पहलुओं की चर्चा की है। धारा २९० में उन्होंने मालिश के लाभ बताए हैं और धारा १९१ में बताया है कि रोगों के इलाज में पानी और स्नान की क्या भूमिका है।

हैनामन और मैसमर समकालीन थे

डा० सैमुअल हैनामन (१७५५ - १८४३) और चुम्बकत्व और मैसमरिज़्म के संस्थापक, एफ०ए० मैसमर (१७३४ - १८१५) समकालीन थे। यही कारण है कि हैनामन को पता था कि

मैसमर ने अपने चुम्बकत्व या मैसमर इलाज से कैसे चमत्कारी इलाज किए हैं। इसलिए हैनामन ने काफी समय तक चुम्बकों के साथ परीक्षण किए। जब उन्हें इस बात का पूरा विश्वास हो गया कि चुम्बकों के गुणकारी प्रभाव होते हैं तो उन्होंने उनका पक्ष लिया। उनके ग्रन्थ के छठे संस्करण की नई धारा २८७ में कहा गया है:

धारा - २८७: **मैटीरिया मेडिका प्योरा** में शक्तिशाली छड़ चुम्बक के उत्तरी और दक्षिणी ध्रुव के जो प्रभाव बताए गए हैं उनके अनुसार चुम्बकों की शक्ति का रोगों के उपचार में प्रयोग किया जा सकता है। यद्यपि ये दोनों ध्रुव एक समान शक्तिशाली होते हैं लेकिन एक - दूसरे के विरोधी हैं। इनमें से किसी एक का प्रभाव अधिक या कम समय तक रोगग्रस्त व्यक्ति पर डाला जा सकता है।यह इस बात पर निर्भर करता है कि रोग के लक्षण क्या हैं। अगर चुम्बकों का प्रभाव बहुत अधिक पड़ जाय तो उसे दूर करने के लिए जस्ते की प्लेट का इस्तेमाल किया जा सकता है।

डा० हैनामन ने अपने महान ग्रन्थ **मैटीरिया मेडिका प्योरा** के खण्ड २ में चुम्बकों के माध्यम से चिकित्सा और उनसे बनाई गई औषधियों के बारे में ५४ पृष्ठों का वर्णन दिया है। उन्होंने चुम्बकों के बारे में ब्यौरेवार जानकारी दी है। यह भी बताया है कि उनकी सहायता से किस प्रकार दवाइयां तैयार की जा सकती हैं। उन्होंने ४८ पृष्ठों में चुम्बकों के गुणों के आधार पर औषधियों के लक्षणों का वर्णन किया है।

चुम्बकों के प्रयोग के बारे में डा० हैनामन के विचार

डा० हैनामन ने चुम्बकों और उनके प्रयोग के बारे में, अन्य बातों के अलावा, निम्नलिखित विचार व्यक्त किए हैं:

जब चुम्बक[1] का प्रयोग उचित हो तो वह बड़ी तेजी से भीषण से भीषण रोग को सदा के लिए दूर कर सकते हैं। इसके लिए कुछ ही समय तक चुम्बक को शरीर[2] के पास रखना आवश्यक है। वह कपड़े में से होकर शरीर पर प्रभाव डाल सकते हैं।

यद्यपि प्रत्येक ध्रुव मानव के स्वास्थ्य पर अपना विशेष प्रभाव डालता है उसका प्रभाव विरोधी ध्रुव के विपरीत होता है।

रोग के इलाज के लिए यह आवश्यक है कि कम शक्ति का चुम्बक लगाया जाय जिससे कि वह होमोपैथी के सिद्धान्त के अनुसार काम कर सके।

इस प्रयोजन के लिए ऐसा छड़ चुम्बक ही काफी होगा जो अपने दोनों ध्रुवों से एक - चौथाई पौंड के बराबर वजन उठा सके।

१.— यह बात देखने योग्य है कि यहां डा० हैनामन ने चुम्बक को "उपयुक्त औषधि" की संज्ञा दी है। उनका यह कहना ठीक ही है क्योंकि आयुर्वेद के आचार्य चर्क का भी यह विचार था कि "जिससे स्वास्थ्य ठीक हो वही उचित औषधि है और जो रोगी का इलाज कर सके वही सबसे अच्छा वैद्य है।"

२— केवल कपड़े ही नहीं बल्कि गत्ते, कागज, रबड़ और लकडी पर से होकर भी चुम्बक अपना प्रभाव डालते हैं।

मैंने ऐसे रोगी देखे हैं जिन पर आधे मिनट तक ऐसे चुम्बक का प्रभाव ही काफी हुआ है। यदि भूल से उल्टा ध्रुव लगा दिया गया हो तो फिर उसका विरोधी ध्रुव लगाना चाहिए। यदि रोगी मृदु स्वभाव का हो या उसे आमतौर पर ठण्ड लगती हो तो डाक्टर को पहले उत्तरी ध्रुव लगाना चाहिए। हां, यह आवश्यक है कि रोग के लक्षण उत्तरी ध्रुव के लक्षणों से मेल खाते हों।

मध्यम शक्ति के चुम्बक का प्रयोग दस दिन से अधिक समय तक करना चाहिए। "जब चुम्बक के गलत ध्रुव का प्रयोग किया जाय तो कई बार रोग बढ़ सकता है। उस दशा में जस्ते की किसी बड़ी प्लेट पर आधे घण्टे तक हाथ रखने से वे बुरे प्रभाव दूर हो जाते हैं।"

तीन चुम्बकीय औषधियां

होमोपैथी में चुम्बक के तीन भिन्न गुणों, अर्थात्, (१) सारे चुम्बक, (२) उत्तरी ध्रुव और (३) दक्षिणी ध्रुव से अलग-अलग दवाइयां तैयार की गई हैं।

सारे चुम्बक से तैयार की गई दवाई का नाम **मैगनेटिस पोली एम्बो** है जो रोग के ३९७ लक्षणों में काम आती है। उत्तरी ध्रुव से तैयार की गई दवाई, **मैगनेटिस पोलस आर्कटीक्स** ४५९ लक्षणों में काम आती है और दक्षिणी ध्रुव से तैयार की गई **मैगनेटिस पोलस आस्ट्रॉलिस** ३८७ लक्षणों में। इस प्रकार चुम्बक से तैयार की गई ये तीन दवाइयां १२४३ लक्षणों में काम आती हैं। इनमें से ५० लक्षण **मैटीरिया मेडिका प्योरा** में मोटे अक्षरों में छापे गए हैं जिसका मतलब यह है कि मुख्य रूप से इन्हीं लक्षणों को आधार मान कर चुम्बकीय दवाइयां दी जाती हैं।

हैनामन ने कहा है कि ये लक्षण उन शक्तिशाली चुम्बकों के कारण उत्पन्न हुए, जो विभिन्न संवेदनशीलता वाले व्यक्तियों पर लगाए गए। लक्षण जानने के लिए आधे - आधे घण्टे के प्रयोग किए गए जिससे कि यह पता चलाया जा सके कि चुम्बकों से रोग के उपचार में कहां तक सहायता ली जा सकती है। जिन व्यक्तियों पर प्रयोग किए गए वे बारह पौंड वजन उठा सकने वाले घोड़े की नाल के आकार के चुम्बकों का आधे घण्टे तक अपने हाथों में लिए रहे।

डा० एच०सी० ऐलन के विचार

एक प्रसिद्ध होमोपैथ डा० एच०सी० ऐलन ने अपने ग्रन्थ **मैटीरिया मेडिका आफ दी नोसोड्स** में चुम्बक और चुम्बक से बनी दवाइयों की बहुत चर्चा की है। उन्होंने चुम्बक का वर्णन ४८ पृष्ठों में किया है जिनमें डा० हैनामन के विचारों का उल्लेख किया गया है और साथ में चुम्बक से बनी तीन दवाइयों का भी वर्णन है।

डा० ऐलन ने उन सभी लक्षणों का उल्लेख किया है जो डा० हैनामन ने अपने ग्रन्थ में लिखे हैं। कुछ महत्वपूर्ण लक्षणों पर डा० ऐलन के ग्रन्थ में बहुत बल दिया गया है।

डा० ऐलन के ग्रन्थ में जिन अधिक महत्वपूर्ण और कम महत्वपूर्ण लक्षणों की चर्चा है उनका ब्यौरा उनके एक दूसरे ग्रन्थ में भी मिलता है जिसका नाम है **की आफ़ नोट्स एण्ड कैरेक्टरीस्टक्स विद क़म्परीजन आफ़ समरी दि लीड़िग रेमेडीज़**। इस ग्रन्थि में कम

महत्वपूर्ण लक्षण छोड़ दिए गए हैं और इसलिए यह कहा जा सकता है कि ये लक्षण सबसे अधिक महत्वपूर्ण हैं। बोरिक के संक्षिप्त **मैनुअल आफ होमोपैथिक मैटीरिया मेडिका** और अन्य मैटीरिया मेडिका में भी तीन चुम्बकीय दवाइयों का उल्लेख है। इससे यह स्पष्ट हो जाता है कि होमोपैथी के आचार्यों ने चुम्बकों और चुम्बकीय औषबियों के प्रयोग से रोगों के उपचार पर कितना अधिक बल दिया है।

हैनामन के ग्रन्थ में जिन १२४३ लक्षणों का वर्णन है वे सभी तो यहां नहीं दिए जा सकते लेकिन जो सबसे अधिक महत्वपूर्ण पचास लक्षण हैं जिन्हें डा० हैनामन ने मोटे अक्षरों में छापा है उनका ब्यौरा नीचे दिया जा रहा है जिससे कि डाक्टर लोग उन लक्षणों को दूर करने के लिए इन औषधियों का प्रयोग कर सकें।

पूरे चुम्बक से तैयार की गई दवाई **मैगनेटिस पोली एम्बो** के महत्वपूर्ण लक्षण, जिनका उल्लेख डा० हैनामन के ग्रन्थ में है, नीचे दिए जा रहे हैं:

मैटीरिया मेडिका की पृष्ठ संख्या	**लक्षण की संख्या**	**लक्षण**
१	**२**	**३**
६६	३०	प्रात: चेहरे पर पसीना, लेकिन गर्मी नहीं।
६९	९४	भूख, विशेष रूप से प्रात:काल
७०	१२३	पेट में बड़े जोर की गड़गड़ाहट की आवाज मल त्याग के बाद, गुदा में बवासीर जैसी पीड़ा। ऐसा लगे मानो घाव हो गया है और गुदा में सिकुड़न की अनुभूति।
७१	१४५	खूनी बवासीर
७१	१५६	सोते में वीर्यपात
७१	१६०	कामेच्छा का न रहना
७१	१६२	शिश्न का घूंघट, शिश्नाग्र से पीछे हट जाय या थोड़ा - सा उस पर रहे।
७२	१७५	रात के समय या अन्य समय थोड़े समय तक बड़े जोर की खांसी जिसमें बलग़म न निकले लेकिन जिसके बाद श्वास नली से थोड़ा थूक निकले।
७२	१७८	श्वास नली में बलगम, जो संध्या समय और प्रात:काल थोडा-सा खांसने से निकल आये।
७३	२०३	प्रात: बिस्तर में लेटे हुए करवट लेते समय पेड़ू के जोड़ में पीड़ा। दिन में अधिक समय तक झुके रहने से इस जोड़ में पीड़ा।
७४	२२९	पीड़ा जो सिर से उंगलियों के छोरों तक जाय।

१	२	३
७९	३४५	कुछ समय तक स्वप्नभरी नींद लेने के बाद सवेरे लगभग तीन बजे आंख खुलना। उसके बाद बिना प्यास के हाथ - पैर में गर्मी की अनुभूति। रोगी पहले तो कम्बल आदि उतार फेंकता है और फिर उससे शरीर को ढक लेता है।
७९	३४८	प्रातः रोगी पीठ के बल सोया होता है। उसका खुला हुआ हाथ सिर के नीचे होता है और दूसरा पेट पर। उसके घुटने खुले होते हैं वह आधा मुंह खोले सोता है और खर्राटे लेता है। कई बार नींद में बड़बड़ाता है। उसे कामलिप्त सपने आते हैं और स्वप्नदोष भी होने को होता है (यद्यपि होता नहीं)। काम करने के बाद सिर में वैसे ही दर्द होता है जैसे स्वप्नदोष के बाद। छाती में जकड़न की अनुभूति होती है और जोड़ों में ऐसी पीड़ा मानो वे छिल गए हों। जागने के बाद चलने-फिरने में यह पीड़ा दूर हो जाती है। वह खांसता है तो बहुत - सी बलगम उसके गले से निकलती है।
८१	३७८	दिन में काम करते समय वह ऊंची आवाज़ में अपने से ही बातें करता रहता है लेकिन तुरन्त उसे पता नहीं चलता कि वह ऐसा कर रहा है।
८१	३९२	रोगी को गुस्सा आता है और गुस्सा आने के बाद सिर में ऐसी पीड़ा होती है मानो किसी ने छील दिया हो।
८१	३९४	चिड़चिड़ापन

मैगनेटिस पोल्स आर्कटीक्स के लक्षण

८४	४७	पलकों में टीस
८४	५४	पलकों का फड़फड़ाना और अन्दर को जाना और आंखों से पानी आना।
८५	६०	पलकों में खुजली
८५	६२	प्रातः जागने पर यह अनुभूति कि पलकें सूख गई हैं और उनमें पीड़ा हो रही है।
८५	७०	आंख की कमजोरी और उसमें ठण्ड की अनुभूति जैसे किसी ने आंख की पुतली निकाल कर बर्फ का टुकड़ा रख दिया हो। जब ठण्ड की अनुभूति समाप्त हो जाती है तो ऐसा लगता है जैसे किसी ने सुई चुभा कर छोड़ दी हो।

१	२	३
८५	७३	आंख का बेचैनी से घूमना
८८	१४९	बार - बार डकार आना
८८	१६५	पेट में गड़गड़ की आवाज़ जैसे हवा रुक गई हो। इससे हवा कई बार ऊपर को आती है और कभी - कभी आमाशय का तरल पदार्थ डाकार के साथ निकलता है।
८९	१८३	मल कभी - कभी आए और कठिनाई से, उसके टुकडे़ बड़े और कठोर होते हैं।
९०	१९३	मूत्र का रंग गहरा।
९०	२०३	स्वप्नदोष
९०	२१०	मासिक धर्म जो आने को था, बीस घण्टों में प्रारंभ हुआ और चौबीस घण्टे बाद बहुत बढ़ गया। बाद में उसकी मात्रा सामान्य हो गई और कोई अन्य लक्षण दिखाई नहीं पड़ा।
९१	२४०	हृदय के क्षेत्र में खुजली।
९५	३४४	जिन अंगों से चुम्बक लगे उनमें कम्पन।
९५	३४७	जहां चुम्बक लगे वहां ठण्ड की अनुभूति।
९६	३६५	नींद सी आते रहना; रोगी जम्हाइयां लेता है।
९६	३८६	सवेरें दो बजे के लगभग रोगी आधा जगा होता है। उसका अन्तर्मन पूर्णरूपेण चैतन्य होता है। कई विचार और यादें आती हैं। वह किसी महत्वपूर्ण विषय की बात किसी ऐसी विदेशी भाषा में सोचता है जो उसे नहीं आती। ऐसा लगता है कि मानो वह किसी चिड़ियाघर में है। आधा सोया और आधा जगा होता है लेकिन जब वह पूरी तरह जाग जाता है तो उसे स्पष्ट रूप से याद नहीं आता कि वह किस विषय की बात सोच रहा था।
९७	३९१	रात को मुंह में लार भर जाती है और वह इतनी अधिक होती है कि जब भी उसकी आंख खुलती है तो उसे याद नहीं रहता कि वह किस विषय के बारे में सोच रहा था।
९७	४०२	ठण्ड और कंपकंपी।
९७	४०७	हाथों और तलवों पर ठण्डा पसीना।
९९	४३८	चिंतित, निराश, डरा हुआ, घबराया हुआ ऐसे स्वभाव वाला कि अपने को ही दोष देता है।
९९	४४२	चिंतित और धर्मभीरू।
९९	४५३	हर समय जल्दी में।

मैगनेटिस पोलस आस्ट्रॉलिस के मुख्य लक्षण

१	२	३
१०१	३८	कभी - कभी आंखों में पानी आता है।
१०१	४१	पलकों में पीड़ा और सूखे होने की अनुभूति, विशेष रूप से प्रात: और संध्या के समय, जब पलकें झपकाई जाती हैं।
१०१	४८	दृष्टिदोष। चीजें धुंधली और कई बार एक-एक की दो-दो दिखती हैं।
१०३	८५	भोजन की नली में जलन।
१०७	२०७	बांहों में टीस, जिसकी पीड़ा नीचे को जाती है।
१०८	२४९	घुटनों की चपणियों में चिरने जैसी पीड़ा।
१०९	२७३	तलवों में टीस।
१११	३२०	आग लगने के सपने
११२	३६५	सारे शरीर में, विशेष रूप से पीठ में गर्मी की अनुभूति।

ऊपर जिन दवाइयों के लक्षण बताए गए हैं उनका प्रयोग करते समय यदि चुम्बक या उसका एक ध्रुव भी शरीर के रोग ग्रस्त अंग पर लगा दिया जाय तो रोगी को जल्दी राहत मिलेगी।

बम्बई के डा० नेवील एस० बंगाली ने अपनी पुस्तक **मैगने - थैरेपी** में लिखा है: "डा० हैनामन की धारणा युगान्तरकारी थी, क्योंकि उस युग में लोगों को यह पता नहीं था कि शरीर के ऊतकों पर चुम्बकों का क्या प्रभाव पड़ता है और रोगों के निदान तथा उपचार में उनकी क्या भूमिका है। लेकिन आज हम जानते हैं कि प्रत्येक होमोपैथिक दवाई में मूल पदार्थ या औषधि की विद्युत-चुम्बकीय ऊर्जा के सिवाय कुछ नहीं। जिस पदार्थ से होमोपैथिक दवाई बनाई जाती है उससे सार में बार-बार अल्कोहल मिला कर उसे हिलाया जाता है। इससे उस पदार्थ के परमाणु फट जाते हैं और उनसे निकलने वाली विद्युत - चुम्बकीय ऊर्जा अल्कोहल का अंग बन जाती है।

होमोपैथी की दवाइयों में कोई रासायनिक पदार्थ नहीं होता और इस प्रकार होमोपैथी चुम्बक चिकित्सा की अनुपूरक पद्धति है। होमोपैथिक दवाइयों की तैयारी में मूल औषधि की विद्युत - चुम्बकीय ऊर्जा निकाल ली जाती है जो विभिन्न शक्ति के चुम्बकीय क्षेत्र तैयार करती है।

होमोपैथिक दवाई की शक्ति ज्यों - ज्यों बढ़ती है, उसकी विद्युत चुम्बकीय शक्ति में भी वृद्धि होती है।

होमोपैथिक दवाई की छोटी शक्ति अर्थात् ३ से १२ तक चुम्बक की निचली शक्ति के अनुरूप है। ३० से २०० तक शक्तिवाली दवाइयों की शक्ति मध्यम शक्ति के चुम्बक के बराबर है। और १००० से अधिक शक्ति की दवाइयां ऊंची शक्ति वाले चुम्बकों के समान है जिनकी किरणें शरीर के भीतर तक प्रवेश करके अपना असर दिखाती हैं। दवाई की शक्ति ज्यों - ज्यों बढ़ती है, उसका प्रभाव उतना ही गहरा और अधिक समय तक रहने वाला होता है। यही कारण है कि सभी पुराने

रोगों म चुम्बक चिकित्सा के समान होमोपैथी भी एक अच्छी चिकित्सा पद्धति है।

ऊपर जो कुछ कहा गया है उससे यह निष्कर्ष निकाला जा सकता है कि नई और हल्की बीमारियों में निचली शक्ति के चुम्बकों का प्रयोग किया जा सकता है। लेकिन पुराने और भीषण रोगों में उच्च शक्ति के चुम्बक ही लगाने पड़ते हैं और वह भी अधिक समय तक लगाए जाएं तभी रोग दूर होता है।

अध्याय - 17
चुम्बक चिकित्सा और एक्यूपंक्चर या एक्यूप्रेशर

एक्यूपंक्चर के बिन्दुओं का इस्तेमाल चुम्बक चिकित्सा में भी संभव

अब तक हमने विभिन्न रोगों के लिए रोगग्रस्त अंगों या सारे शरीर पर चुम्बक लगाने की बात कही है। जब किसी अंग में पीड़ा या अकड़न हो तो उस पर चुम्बक लगाना चाहिए। लेकिन जब रोग सारे शरीर में व्याप्त हो तो सारे शरीर पर चुम्बक लगाना पड़ेगा।

हमने उपरोक्त विधियों का प्रभाव देखा है लेकिन आज के युग में जब विज्ञान और टैक्नॉलोजी दिन दूनी-रात चौगुनी प्रगति कर रही है विधियों के प्रयोग के अधिक अच्छे तरीकों की उपेक्षा नहीं की जा सकती बशर्ते कि यह प्रमाण मिल गया हो कि उनसे अधिक अच्छा इलाज हो सकता है।

इसी विचार से प्रेरित होकर लेखकों ने इस बात का अध्ययन किया कि एक्यूपंक्चर प्रणाली में जिन बिन्दुओं का प्रयोग किया जाता है उन्हीं का प्रयोग चुम्बक चिकित्सा में भी विभिन्न रोगों के इलाज के लिए किया जा सकता है या नहीं।

एक्यूपंक्चर चीन की प्राचीन प्रणाली है जिसे जापान और कुछ पश्चिमी देशों, जैसे अमरीका और ब्रिटेन, ने भी स्वीकार किया है। अब भारत में भी यह प्रणाली लोकप्रिय हो चली है और कई डाक्टरों ने इसके माध्यम से रोगों का इलाज शुरू कर दिया है।

एक्यूपंक्चर का शाब्दिक अर्थ है सुई से बेधना। इस पद्धति में रोगियों के शरीर के कुछ बिन्दुओं को सुइयों से बेधा जाता है। एक बारीक सुई रोगी की त्वचा के अन्दर कुछ मिलीमीटर तक घुसेड़ दी जाती है और कुछ मिनट के बाद निकाल ली जाती है। इसमें सबसे अधिक महत्व की बात यह जानने की है कि कौन से रोग में शरीर के किस बिन्दु में सुई चुभोई जाय।

प्राचीन काल में चीन के डाक्टर और वैज्ञानिक रक्त की शिराओं, धमनियों, नाड़ियों, स्नायुओं आदि में कोई भेद नहीं करते थे। उनका वास्ता तो मानव शरीर में सक्रिय शक्तियों से था जिनकी सहायता से मानव चलता - फिरता, सांस लेता और सोचता - समझता है। चीन की मुख्य धारणा यह थी कि जीवन की आधार उसकी निहित ऊर्जा है जिसे वे **ची** की संज्ञा देते थे। उनका विश्वास था कि मानव का जीवन और उसका क्रिया क्लाप उसकी इस निहित शक्ति ची पर ही आधारित है। हिन्दू धर्म की धारणा के अनुसार इसी ची को प्राण कहा जाता है। धर्म विज्ञान में और आयुर्वेद में इसे आकाश की संज्ञा दी गई है। मानव शरीर में ची का आविर्भाव सांस लेने और भोजन करने से होता है।

एक्यूपंक्चर के बिन्दु

एक्यूपंक्चर के विशेषज्ञों का कहना है कि सभी रोगों में शरीर के कुछ ऐसे बिन्दु होते हैं जो तनिक नर्म पड़ जाते हैं। यही वे बिन्दु हैं जिन पर इस चिकित्सा प्रणाली के विशेषज्ञ सुइयां लगाते हैं।

जब कोई एक्यूपंक्चर विशेषज्ञ रोगी का मुआयना करता है तो वह सिर से लेकर पावों तक उन सभी बिन्दुओं को देखता है जिससे कि उसे पता चल सके कि शरीर में कौन सा रोग है। यह बात तो सभी जानते हैं कि किसी भीतरी अंग में रोग को तो उसका लक्षण पीड़ा होता है और उसके परिणामस्वरूप किसी अंग की त्वचा का कोई भाग अधिक संवेदनशील या कम संवेदनशील हो जाता है। यदि आप तनिक ध्यान दें तो इस बात की पुष्टि हो जाती है।

एक्यूपंक्चर के माध्यम से इलाज करने की कई विधियां हैं। एक विधि में तो नर्म पड़ गए बिन्दुओं को सुइयों से बेधा जाता है जबकि एक और विधि के अनुसार ऐसे बिन्दु बेधे जाते हैं जहां कोई पीड़ा न हो या उन बिन्दुओं पर सुइयां लगाई जाती हैं जो रोग से दूर, कई बार दूसरी ओर के अंग में होते हैं।

तंत्र विद्या में जिन चक्रों का वर्णन है वे एक्यूपंक्चर के बिन्दुओं के अनुरूप है। महावत हाथी को चलाने के लिए लोहे की नुकीली छड़ से उसके शरीर के विभिन्न बिन्दुओं पर प्रहार करता है। ऐसा देखा गया है कि विश्व के विभिन्न भागों में प्रचलित कई चिकित्सा पद्धतियां एक्यूपंक्चर के इस सीधे-सादे स्वरूप के अनुरूप हैं। कुछ अरब जातियां शियाटिका की पीड़ा के लिए गर्म लोहे से कान के एक अंग को जला देते हैं। दक्षिणी अफ्रीका की बांतु जाति के चिकित्सक त्वचा का कुछ भाग खरोंच कर उस पर जड़ी-बूटियां रगड़ते हैं जिससे कि विभिन्न रोग दूर हो सकें।

चीन के एक्यूपंक्चर के साहित्य में शरीर के लगभग एक हजार बिन्दुओं की चर्चा है। यहां पर सुइयां लगानी चाहिए। इन बिन्दुओं को समान गुणों के आधार पर भिन्न - भिन्न वर्गों में बांधा जा सकता है।

जो बिन्दु रोग के लक्षणों के समीप हों, विशेषकर जब पीड़ा हो रही हो, तो उन पर सुइयां लगाने से शीघ्र आराम आता है। लेकिन जो बिन्दु अधिक दूर हैं, विशेषकर घुटनों और कुहनियों के नीचे के बिन्दु, उन पर सुइयां लगाने से सारे शरीर और उसकी क्रियाओं पर अच्छा प्रभाव पड़ता है।

बिन्दुओं को सक्रिय बनाने के भिन्न-भिन्न तरीके

इन बिन्दुओं को सक्रिय बनाने के लिए सुइयां चुभाने के अतिरिक्त कई तरीके हैं, जैसे बिजली लगाना, चुम्बकों का प्रभाव डालना, टीके लगाना और मालिश आदि। एक्यूपंक्चर की सुइयां चांदी, मिश्र धातुओं, स्टेनलैस स्टील, बल्कि सोने तक की बनाई जाती हैं। चीन के ग्रन्थों में सुइयां घुसेड़ने के लगभग पचास भिन्न - भिन्न तरीकों का वर्णन है। इनके अनुसार सुइयां तीन या नौ या ८१ बार घुसाई जाती हैं। उन्हें दायें से बायें या बायें से दायें घुमाया जाता है और कई बार सुई तेजी से घुसेड़ दी जाती है और धीरे - धीरे निकाली जाती है। कई बार सुई थोड़ा - थोड़ा करके तीन चरणों में घुसेड़ी जाती है और निकाल कर एक ही बार में ली जाती है। इसके अतिरिक्त और

भी कई तरीके हैं। शरीर की क्रियाओं को सुइयों से जो बल मिलता है वह इस बात पर निर्भर करता है कि सुई कितनी मोटी थी या शरीर में कितने अन्दर तक घुसाई गई, ऊपर को घुसेड़ी गई या नीचे को, वह तीखी थी या मोथरी, कितने समय तक शरीर में रखी गई और कितनी बार यह इलाज किया गया।

जो पाठक एक्यूपंक्चर का अध्ययन करना चाहते हों उन्हें डा० फैलिक्स मान के ग्रन्थ का अवलोकन करना चाहिए।

कुछ रोगों के उपचार का वर्णन

डा० मान ने असंख्य ऐसे रोगियों का उल्लेख किया है जिनके जटिल रोगों का इलाज एक्यूपंक्चर की सीधी-सादी विधियों से हो गया। उन्होंने एक ऐसे रोगी का उल्लेख किया है जिसकी कलाई में मोच आ गई थी और जिसे दिल की धड़कन का रोग था। डाक्टर ने यह देखा कि जिस कलाई पर मोच आई है उसके पास ही वह बिन्दु है जहां से नाड़ी हृदय तक जाती है उन्होंने कलाई के पास सुई लगा दी जिससे उस रोगिणी की दिल की धड़कन ठीक हो गई।

एक और महिला का इलाज उन्होंने किया जिसे मासिक धर्म के दिनों में घोर पीड़ा होती थी। उसके घुटने के नीचे सुई लगाई गई जहां से जिगर तक सीधी नाड़ी जाती है।

लेखकों ने अपनी इस पुस्तक में चुम्बक चिकित्सा के माध्यम से ऐसे ही रोगों का उपचार किया है। जब टांगों की कमजोरी और उनमें भारीपन को दूर करने के लिए चुम्बक लगाए गए तो उन महिलाओं का मासिक धर्म नियमित हो गया। (ब्यौरे, के लिए देखिए,अध्याय १३ में उन रोगों का ब्यौरा, जिनका उपचार लेखकों ने किया है) ।

चीन के विद्वानों का कहना है कि एक्यूपंक्चर के बिन्दु बहुत छोटे, कुछ मिलिमीटर व्यास के, होते हैं लेकिन पश्चिम के एक्यूपंक्चर विशेषज्ञ इससे सहमत नहीं हैं। उनका विश्वास है कि यदि त्वचा के उचित भाग पर सुइयां लगा दी जायं तो उनका भी असर होता है। यदि चीन के विशेषज्ञ एक बिन्दु पर सुइयां लगाएं और पश्चिम के विशेषज्ञ अत्यधिक संवेदनशील त्वचा में तो परिणाम एक-सा होता है। इससे यह प्रमाण मिलता है कि एक्यूपंक्चर बिन्दु के आस - पास का क्षेत्र भी सुइयों के प्रभाव को ग्रहण करता है। इससे यह भी पता चलता है कि एक्यूपंक्चर के केन्दीय बिन्दुओं से शरीर के विभिन्न अंगों तक जाने वाली रेखायें वैसी ही हैं जैसी कि चुम्बक से निकलने वाली उसकी शक्ति की रेखाएं।

कुछ डाक्टरों ने पश्चिमी शरीर विज्ञान और चिकित्सा विज्ञान के साथ - साथ एक्यूपंक्चर का सहारा भी लिया है।

चिकित्सा विज्ञान के साथ - साथ एक्यूपंक्चर का प्रयोग चाहे अटपटा लगे लेकिन यह बात तो युक्तियुक्त है कि एक्यूपंक्चर के बिन्दु के आस - पास के क्षेत्र को सक्रिय बनाने से अच्छे परिणाम प्राप्त होते हैं।

शरीर में एक्यूपंक्चर के १००० से अधिक बिन्दु हैं और इसलिए वे बहुत छोटे - छोटे होंगे और उनमें से प्रत्येक शरीर के एक बहुत छोटे भाग में स्थित होगा। इसलिए सुई लगाने के लिए उस बिन्दु को ढूंढ पाना स्वाभाविक रूप से बड़ा कठिन है। इस बात की भी आशंका रहती है कि

भूल से गलत बिन्दु में सुई न चुभ जाय क्योंकि सभी बिन्दु एक - दूसरे से सटे हुए होते हैं।

एक्यूप्रैशर

एक्यूपंक्चर में कुछ बिन्दुओं पर सुइयां लगाई जाती हैं तो एक्यूप्रैशर से उन पर दबाव डाला जाता है। इस कारण एक्यूप्रैशर भी लोकप्रिय होता जा रहा है।

अमरीका के डा० जे०वी० करने ने एक्यूप्रैशर पर अपने सचित्र रोचक ग्रन्थ में यह कहा है कि उंगलियों से विभिन्न बिन्दुओं पर दबाव डालना चाहिए। उनका विचार है कि एक्यूपंक्चर के बिन्दुओं पर हल्का दबाव डाल कर उसके नीचे के ऊतकों को सक्रिय बनाया जा सकता है या अधिक दबाव डाल कर कुछ स्नायुओं की क्रिया को निष्फल बनाया जा सकता है। इस प्रकार जिन अंगों तक वे स्नायु पहुंचते हैं उनकी पीड़ा का निवारण हो सकता है। वे कहते हैं कि सुइयां लगाने की आवश्यकता नहीं है।

मानव शरीर के अंगों पर स्थित विभिन्न बिन्दुओं से होकर ध्रुव वृत्तीय या मेरीडियन रेखाएं गुजरती हैं। लेकिन बारह के महत्वपूर्ण ध्रुव वृत्त हाथों और पैरों में होते हैं।

तीन महत्वपूर्ण ध्रुव वृत्त हथेली पर होते हैं। उनसे निकलने वाली रेखाएं (१) फेफड़ों, (२) हृदय की ऊपरी झिल्ली (जिसे रक्त संचार - कामांगों का ध्रुव वृत्त भी कहा जाता है) और (३) हृदय तक जाते हैं। तीन अन्य महत्वपूर्ण ध्रुव वृत्त हाथ के ऊपर होते हैं जिनका सम्बन्ध (१) छोटी, आंत, (२) तेहरे ध्रुव वृत्त और (३) बड़ी अंतड़ी से होता है।

इन सभी छः ध्रुव वृत्तों का सूत्रपात उंगलियों के छोरों से होता है जिन्हें एक्यूपंक्चर में महत्वपूर्ण बिन्दु कहा जाता है। हथेली की ओर छोटी उंगली के छोर से हृदय का ध्रुव वृत्त प्रारम्भ होता है। हृदय की झिल्ली का ध्रुव वृत्त बीच की उंगली के छोर से प्रारंभ होता है और फेफड़े का हाथ के अंगूठे से। हाथ के ऊपर की छोटी उंगली के छोर से छोटी अंतड़ी का ध्रुव वृत्त प्रारंभ होता है। तेहरा ध्रुव वृत्त तीसरी उंगली के ऊपरी छोर से प्रारंभ होता है और बड़ी आंत का तर्जनी के ऊपरी भाग से। जब अधिक काम से हृदय पर बोझ पड़े या कोई कष्ट हो तो दोनों हाथों की छोटी उंगलियों पर दबाव डालना चाहिए। इसके लिए उन्हें अंगूठों में पकड़ कर दबाना और घुमाना चाहिए। यदि दिल का दौरा पड़ रहा हो तो छोटी उंगलियों पर इस प्रकार दबाव डालने से रोगी की जान बचाई जा सकती है।

उसी प्रकार पैरों के तलओं पर भी स्नायुओं के छोर होते हैं जो सभी स्नायुओं से जुड़े होते हैं।

पैर में छः ध्रुव वृत्त हैं। पैरे के नीचे, अर्थात् तलवे में, इनमें से तीन हैं। एक का सम्बन्ध मूत्राशय से है, दूसरे का गुर्दे से और तीसरे का तिल्ली से। पैर के ऊपर तीन और ध्रुव वृत्त हैं। एक का सम्बन्ध जिगर से है, दूसरे का आमाशय से और तीसरे का मूत्राशय से। तिल्ली का ध्रुव वृत्त पैर के अंगूठे से शुरू होता है और गुर्दे का भी पैर से ही शुरू होता है। स्वास्थ्य के बने रहने में इन ध्रुव वृत्तों का बड़ा महत्व है। पैर की उंगलियों में जो नाड़ियां हैं उनका सीधा सम्बन्ध सिर, गर्दन, कानों, आंखों, हृदय, जिगर, फेफड़ों और पैनक्रियास ग्रन्थि से है। एड़ी और पैर के अगले हिस्से के बीच की जो त्वचा है उस पर भी कुछ महत्वपूर्ण बिन्दु हैं जिनका सम्बन्ध पेट, आमाशय और गुर्दों से है। एड़ी में कुछ ऐसे बिन्दु हैं जिनका सम्बन्ध शरीर की विभिन्न ग्रन्थियों और कामेन्द्रियों से है।

ऊपर जो कुछ कहा गया है उससे यह स्पष्ट हो जाता है कि हाथों और पैरों में से होकर जो ध्रुव वृत्त गुजरते हैं उनका सम्बन्ध शरीर के सभी महत्वपूर्ण अंगों से है। यही कारण है कि हाथों और पैरों पर चुम्बक लगा कर शरीर के अंगों की पीड़ा दूर की जा सकती है और उनकी क्रियाओं को स्वस्थ बनाया जा सकता है। इसका कारण यह है कि जब हथेलियों पर या तलवों के नीचे चुम्बक लगाए जाते हैं तो उनका प्रभाव इन ध्रुव वृत्तों के माध्यम से सभी अंगों पर पड़ता है इससे इस ग्रन्थ के अध्याय १० में बताए गए चुम्बक लगाने के तरीकों की पुष्टि हो जाती है। एक्यूप्रैशर की पद्धति हथेलियों पर और तलवों के नीचे चुम्बक लगाने की व्यवस्था का प्रमाण देती है।

यह बात उल्लेखनीय है कि एक्यूप्रैशर और चुम्बक चिकित्सा प्रणाली के दृष्टिकोण एक - समान हैं। दोनों में यह विश्वास है कि दवाई देने के बजाय बाहर से शरीर के भीतरी अंगों पर प्रभाव डाला जाय। चुम्बक चिकित्सा के माध्यम से विभिन्न रोगों के उपचार में जो सफलता मिली है उसकी पुष्टि एक्यूप्रैशर के अनुभव से हो गई है। दोनों पद्धतियों में एक - जैसी सफलता इस बात का भी प्रमाण है कि इन दोनों की चिकित्सा व्यवस्था ठीक है।

जो पाठक एक्यूप्रैशर की कला या एक्यूप्रैशर के बिन्दुओं पर चुम्बक लगाने के सिद्धान्तों को समझना चाहते हैं उन्हें एक्यूप्रैशर पर लिखे गए ग्रन्थों का अध्ययन करना चाहिए।

चुम्बक चिकित्सा में एक्यूपंक्चर के बिन्दुओं के इस्तेमाल का सुझाव

जो डाक्टर शरीर के एक्यूपंक्चर के बिन्दुओं का इस्तेमाल करके रोगों का इलाज करना चाहते हों उन्हें उन बिन्दुओं पर सुइयां लगाने या दबाव डालने के बजाय वहां चुम्बक लगाने की प्रक्रिया अपनानी चाहिए। विश्वास है कि इससे उन्हें अधिक लाभ होगा और उनके रोगियों को कठिनाई नहीं सहनी पड़ेगी क्योंकि चुम्बक चिकित्सा में न तो सुइयां लगाई जाती हैं और न किसी बिन्दु पर कोई दबाव डाला जाता है।

अध्याय - 18
चुम्बक चिकित्सा और प्राकृतिक चिकित्सा

प्राकृतिक चिकित्सा की कई शाखाएं
चुम्बक चिकित्सा भी उनमें से एक है

२५ और २६ जून, १९७७ को दिल्ली में प्राकृतिक चिकित्सा सहित भारतीय चिकित्सा पद्धतियों के बारे में एक सम्मेलन हुआ था जिसकी अध्यक्षता तत्कालीन प्रधानमंत्री श्री मोरारजी देसाई ने की। महात्मा गांधी के समान श्री देसाई को भी प्राकृतिक चिकित्सा में गहरा विश्वास है। ८६ वर्ष से भी अधिक की आयु में उनके अच्छे स्वास्थ्य का रहस्य यह है कि वे प्राकृतिक भोजन करते हैं, सादगी से रहते हैं और प्राकृतिक वस्तुओं में विश्वास रखते हैं।

प्राकृतिक चिकित्सा प्रणाली में हर ऐसी चिकित्सा प्रणाली आ जाएगी जिसमें दवाइयों या चीर - फाड़ का सहारा लिए बिना प्राकृतिक तरीकों से रोग का उपचार किया जाता है। उसमें मिट्टी, गर्मी, प्रकाश, पानी, बिजली, पथ्य, मालिश और अन्य प्राकृतिक तरीकों का इस्तेमाल किया जाता है। इसलिए जल चिकित्सा, वर्ण चिकित्सा, मालिशीय चिकित्सा, योगाभ्यास और हीरे-जवाहरों से चिकित्सा आदि— सभी आ जाते हैं।

सरकार द्वारा प्राकृतिक चिकित्सा को मान्यता

प्राकृतिक चिकित्सा पद्धति मुख्यतया भारत की चिकित्सा पद्धति है जिसमें न तो कोई दवाई दी जाती है और न चीर - फाड़ की जाती है। बहुत - सी राज्य सरकारों, जैसे गुजरात, बिहार, तमिलनाडु, आन्ध्र प्रदेश, मध्य प्रदेश और महाराष्ट्र आदि ने इस प्रणाली को मान्यतया दी है। इसलिए प्राकृतिक चिकित्सा प्रणाली की अन्य शाखाओं को भी राज्य की मान्यतया प्राप्त है, ऐसा मानना चाहिए।

प्राकृतिक चिकित्सा में मिट्टी, गर्मी, प्रकाश, पानी, बिजली, प्राकृतिक भोजन और मालिश आदि के माध्यम से रोगों की चिकित्सा की जाती है। यह बात सभी लोग जानते हैं लेकिन वर्ण चिकित्सा और हीरों के माध्यम से चिकित्सा के बारे में सामान्य लोगों को अधिक जानकारी नहीं है इसलिए हम इन दो पद्धतियों का संक्षिपत वर्णन दे रहे हैं।

वर्ण चिकित्सा

प्राकृतिक चिकित्सा में प्रकाश और गर्मी उपचार के महत्वपूर्ण माध्यम हैं। धूप से हमें गर्मी भी मिलती है और प्रकाश भी। इस पर कुछ खर्च नहीं करना पड़ता और शक्तिशाली प्राकृतिक साधन है जिसका हमारा स्वास्थ्य बनाए रखने में महत्वपूर्ण योगदान होता है। धूप से हमें जीवन के लिए आवश्यक दो पदार्थ प्राप्त होते हैं। यही कारण है कि संरक्षणकर्ता के रूप में सूर्य को देवता मान कर उसकी पूजा की जाती है।

प्रकृति ने स्वास्थ्य को बनाए रखने और रोगों के उपचार के लिए कई महंगे तरीके हमें दिए हैं किसी व्यक्ति के लिए मिट्टी का लेप करना या धूप सेकते रहना सुविधाजनक नहीं भी हो सकता। ऐसा व्यक्ति वे गोलियां जेब में रख सकता है जिन पर सूर्य की किरणों ने अपना प्रभाव डाला है।

धूप में कई प्रकार की किरणें होती हैं जिनमें से कुछ अदृश्य होती हैं। रोगों के उपचार के लिए दिखने वाली किरणों का प्रयोग एक हानिरहित उपाय है। इन दृश्य किरणों में सात रंग होते हैं: बैंगनी, नील जैसा, नीला, हरा, पीला, नारंगी और लाल। इनमें से पीला, हरा और लाल मौलिक रंग हैं और बाकी इनके मिलाप से बनते हैं। इनको मिला कर २०० से अधिक प्रकार के रंग बनाए जा सकते हैं। अगर इन सातों रंगों को लिया जाय तो उनके सम्मिश्रणों की संख्या असंख्य है। ये रंग उन सैंकड़ों दवाइयों का स्थान ले सकते हैं जो आजकल रोगों के उपचार में इस्तेमाल हो रही हैं।

प्रकृति ने जिस प्रकार रंगों की व्यवस्था की है उसे देख कर मानव आश्चर्यचकित रह जाता है और उसे यह सोचने पर मजबूर हो जाना पड़ता है कि संसार में रंगों का यह सौन्दर्य केवल संयोग के कारण नहीं। जब आप किसी विमान में यात्रा करते हैं तो आपको असीम ब्राह्माण्ड का एक छोटा - सा टुकड़ा ही दिखायी पड़ता है लेकिन यह अनुभूति अवश्य होती है कि सृष्टि में सूर्य का स्थान कितना महत्वपूर्ण है। विभिन्न शाक - भाजियों, फलों, फूलों और अनाजों आदि के भिन्न - भिन्न रंग धूप से ही प्राप्त होते हैं और उस धूप का स्रोत है सूर्य, जो ब्रह्माण्ड के एक विशाल बिजलीघर के समान है।

वैज्ञानिकों ने इस बात का पता लगाया है कि प्रत्येक पदार्थ के रंगों की अपनी श्रृंखला है। इसका मतलब यह हुआ कि प्रत्येक औषधि के रंगों की भी अपनी एक श्रृंखला है। इसलिए यह सोचना युक्तियुक्त ही है बल्कि इसका प्रमाण मिल चुका है कि रोगों के उपचार के लिए औषधियों के स्थान पर रंगों का प्रयोग किया जा सकता है। यही कारण है कि वर्ण चिकित्सा में परम्परागत दवाइयों के स्थान पर इन्द्रधनुष के सभी सात रंगों का प्रयोग किया जाता है जिनका शरीर पर कोई भी हानिकारक प्रभाव नहीं पड़ता। जिन सात रंगों की चर्चा की गई है उनमें नीला ठण्डक और शान्ति देता है, लाल गर्मी पहुंचाता है और हरा इन दोनों के बीच सुसंगति लाता है। हरा रंग रक्त को साफ करने का सर्वोत्तम माध्यम है।

जिस प्रकार आयुर्वेद में वात, पित्त और कफ नाम के तीन दोष हैं उसी प्रकार वर्ण चिकित्सा में तीन प्रमुख या प्रारंभिक रंग हैं। जब तक इन रंगों में परस्पर संतुलन बना रहता है तो स्वास्थ्य ठीक रहता है। और ज्यों ही यह संतुलन बिगड़ता है, कोई न कोई रोग शरीर को आ घेरता है।

जिस प्रकार प्रत्येक दवाई का कोई न कोई रंग होता है उसी प्रकार शरीर के प्रत्येक अंग का

भी। वर्ण चिकित्सा में इस बात का ध्यान रखा जाता है कि रोगग्रस्त अंग का रंग और रोगी का स्वभाव कैसा है और सुसंगत रंगों के प्रयोग से रोगों का उपचार किया जाता है।

इस चिकित्सा प्रणाली में कुछ अंगों पर प्रत्यक्ष रूप से प्रभाव डालने वाली हैं। उसी प्रकार शरीर का प्रत्येक अंग किसी रंग विशेष के अनुरूप है। इस अध्याय का उद्देश्य ब्यौरे में जाना नहीं है और इसलिए यहां यह बताना संभव नहीं है कि कौन सा-रंग किस अंग को सुहाएगा।

रंग का प्रभाव रोगग्रस्त अंग पर डालने के लिए केवल पानी ही नहीं बल्कि तेल, चीनी, मिश्री, फलों के रस और शुगर आफ मिल्क में भी रंग लाए जा सकते हैं और उन्हें काफी समय तक इस्तेमाल किया जा सकता है।

धूप से दवाइयां तैयार करने का तरीका

इन्द्रधनुष के रंगों का चिकित्साकारी प्रभाव दो तरीकों से प्राप्त किया जा सकता है:

(१) रंगीन कांच या सैलोफेन कागज में से धूप को गुजार कर; और

(२) धूप से खाने या शरीर पर लगाने की दवाइयां तैयार करके।

ये दवाइयां इस प्रकार तैयार की जाती हैं कि पानी, दुध, पाउडर या तेल आदि को रंगीन कांच की बोतलों में डाल कर कई दिन तक धूप में रख दिया जाता है। उन रंगों का चिकित्साकारी प्रभाव उन बोतलों में रखे पदार्थों में आ जाता है। रंगों की किरणों पानी में से भी आसानी से निकल जाती हैं और आठ घण्टे तक पानी धूप में पड़ा रहे तो उसमें चिकित्सा के गुण आ जाते हैं। तेल या ठोस पदार्थों में चिकित्साकारी प्रभाव लानें के लिए उन्हें लगभग एक महीने तक धूप में रखना आवश्यक है।

हमने देखा है कि वर्ण चिकित्सा में धूप के सात रंगों की चिकित्साकारी शक्ति का प्रयोग किया जाता है। चुम्बक चिकित्सा में रोगों के उपचार के लिए चुम्बकों की शक्ति का प्रयोग होता है। ऐसा विश्वास है कि चुम्बकों में सूर्य की शक्ति है क्योंकि वे शरीर से लगाए जाएं तो उसे गर्मी पहुंचाते हैं और चुम्बकों की तरंगें धूप की किरणों के समान फैल जाती हैं। इस प्रकार यह स्पष्ट हो जाता है कि दोनों चिकित्सा पद्धतियों की शक्ति का स्रोत सूर्य ही है। जिस प्रकार वर्ण व्यवस्था में धूप के रंग पानी में चिकित्सा के गुण ला देते हैं उसी प्रकार पानी में चुम्बकत्व का गुण भी लाया जा सकता है। चुम्बकीय पानी, जैसा कि हम देख चुके हैं, पेट और मूत्र की बीमारियों में गुणकारी होता है।

हीरा - चिकित्सा प्रणाली

प्रकृति में भांति - भांति के हीरे और कीमती पत्थर मिलते हैं जिनके रंग और गुण अलग - अलग होते हैं। कहते हैं कि जिस प्रकार सूर्य सृष्टि का मालिक है उसी प्रकार रंगों का भी। सूर्य ने अपनी धूप की गर्मी और रंगों के माध्यम से पृथ्वी के सभी जीवों को जीवन दिया है इसलिए प्रत्येक रंग का प्रतिनिधित्व विभिन्न प्रकार के हीरे करते हैं, जैसे माणिक या याकूत, मोती, मूंगा, पन्ना, पुखराज, हीरा, और नीलम।

भारत में हीरे न केवल सम्पत्ति का भण्डार माने जाते हैं बल्कि उनका प्रयोग आयु, शक्ति

और लोकप्रियता बढ़ाने तथा रोग और विपत्ति से बचने के लिए भी किया जाता है। किसी भी वस्तु के अभाव से बेचैनी उत्पन्न होती है और यदि कोई व्यक्ति हर समय बेचैन रहे तो उसकी ऊर्जा का ह्रास होता है। ऊर्जा का ह्रास रोग के माध्यम से होता है। हीरा चिकित्सा व्यवस्था का आधार यह विश्वास है कि "रोग किसी रंग की पिपासा के अतिरिक्त और कुछ नहीं।" हीरा चिकित्सा शास्त्री उस पिपासा को विभिन्न रोगों के रूप में देखता है। शरीर को जिस रंग की आवश्यकता है वह मिल जाए तो रोग दूर हो जाता है और उसका तरीका यह है कि उपयुक्त रंग के हीरे पहने जायें।

संस्कृत में ज्योतिष के ग्रन्थों में हीरों और उनकी शक्ति का वर्णन है। सबसे पुरातन पुराण, विष्णु पुराण में हीरों के मूल और उनकी शक्ति का विस्तृत वर्णन है। आज भी महत्वाकांक्षी लोग हीरे पहनते हैं जिससे कि वे अपने ऐश्वर्य का प्रदर्शन कर सकें। और रोगी रोग मुक्त होने के लिए हीरे पहनते हैं। किसी न किसी प्रकार से हीरों का प्रयोग संसारभर में होता है।

बहुत से हीरों का प्रयोग औषधि के रूप में किया जाता है। आयुर्वेद में बताया गया है कि चिकित्सा में उनका प्रयोग किस प्रकार होना चाहिए। हीरों की भस्म (या कुश्ता) तैयार करके विभिन्न रोगों से पीड़ित रोगियों को दी जाती है। निश्चय ही हीरों में रोग दूर करने की अपार शक्ति है।

रोग का स्रोत

शरीर पर मन का नियंत्रण है और बहुत से रोगों का स्रोत मन ही है। मन की भावनाएं, उसके प्रतिबिम्ब के रूप में हैं। ये भावनाएं हैं: क्रोध, घृणा, चिन्ता, लोभ, अनुराग, ईर्ष्या, त्रास, कुण्ठा आदि। इन भावों के कारण चेतना के केन्द्र, जिन्हें तंत्र में चक्रों की संज्ञा दी गई है, अव्यवस्थित हो जाते हैं और ग्रन्थियों से निकलने वाले स्रवों का शरीर पर हानिकारक प्रभाव होता है। उसी से रोग जन्म लेता है। मानव के शरीर के अतिरिक्त उसका मन और आत्मा भी है। इन तीनों में से उपचार की सबसे अधिक आवश्यकता मन की होती है।

नौ महत्वपूर्ण हीरों का प्रयोग नौ रंगों के लिए होता है और वे नौ ग्रहों का प्रतिनिधित्व करते हैं।

हीरा	रंग	ग्रह
१. माणिक	लाल	सूर्य
२. मोती	नारंगी, सफेद	चन्द्रमा
३. मूंगा	पीला	मंगल
४. पन्ना	हरा	बुध
५. पुखराज	नीला	बृहस्पति
६. हीरा	नील जैसा	शुक्र
७. नीलम	बैंगनी	शनि
८. गोमेद	परा - बैंगनी	राहू
९. लहसुनिया	अवरक्त	केतू

हीरों से आकाश के सभी रंगों की किरणें निकलती हैं। मानव का शरीर कोशिकाएं मिल कर बना है। और प्रत्येक कोशिका में यही किरणें हैं। यदि इन किरणों में संतुलन रहता है तो शरीर की कोशिकाएं स्वस्थ रहती हैं। और जब वह संतुलन बिगड़ जाता है तो शरीर में रोग उत्पन्न हो जाता है। जिसका उपचार उस रंग की किरण के प्रयोग से किया जा सकता है।

हीरे रोग का निवारण

हमारे शरीर में इन्द्रधनुष के सारे सात रंग हैं जिनके नाम हैं— बैंगनी, नील जैसा, नीला, हरा, पीला, नारंगी और लाल। जब शरीर में इनमें से किसी रंग का अभाव हो जाता है तो रोग की उत्पत्ति होती है। उदाहरण के लिए जब लाल किरणों की कमी हो जाती है तो रक्त की कमी, ज्वर, सूजन, शारीरिक दुर्बलता, और शक्ति का अभाव जैसे रोग उत्पन्न होते हैं। इन रोगों को दूर करने के लिए शरीर में लाल रंग की किरणें पहुंचानी चाहिए और उसका तरीका यह है कि लाल रंग के ग्रहों, सूर्य और मंगल का प्रतिनिधित्व करने वाले हीरे पहने जायें। उनके लिए हीरे हैं माणिक या याकूत और लाल मूंगा। जब ये हीरे हमारे शरीर के सम्पर्क में आते हैं तो उनकी लाल किरणें शरीर में प्रवेश करके उस कमी को दूर कर देती हैं और हम रोगमुक्त हो जाते हैं।

शरीर में जब लाल किरणों की अधिकता हो जाये तो फोड़े-फुन्सियां, लू लगना, आंखों की सूजन, पागलपन, अनिद्रा और सिरदर्द जैसे रोग हो जाते हैं। इन्हें शीघ्र दूर करने के लिए ठण्डी किरणों का प्रवेश आवश्यक है। इसके लिए सफेद मोती और पीले पुखराज जैसे हीरे पहनने चाहिए।

इस प्रकार शरीर को स्वस्थ और रोग - मुक्त रखने के लिए किरणों का संतुलन बनाए रखना आवश्यक है; उनके आधिक्य या कमी से कोई न कोई रोग अवश्य हो जाएगा।

प्रत्येक हीरा किसी न किसी विशेष किरण का स्रोत है। कई वर्ष तक प्रयोग के बाद भी यह स्रोत समाप्त नहीं होता। यही कारण है कि हीरों को रोग के उपचार का मध्यम माना गया है। कई हीरों में रोग को दूर करने की आश्चर्यजनक शक्ति है। सबसे अधिक लाभकारी चीजें हैं लाल मूंगा, सफेद मोती, चन्द्रकान्त, पन्ना और पीला नीलम। कुछ हीरे यदि अनुरूप न हों, जैसे माणिक्य, लसुनिया और नीला नीलम, तो वे बहुत हानिकारक सिद्ध हो सकते हैं।

हीरा चिकित्सा व्यवस्था में हीरों का प्रयोग

विभिन्न चिकित्सा पद्धतियों में हीरों का प्रयोग भिन्न - भिन्न तरीकों से किया जाता है। आयुर्वेद में हीरों को जला कर उनकी भस्म तैयार की जाती है जो शहद या अन्य दवाइयों के साथ मिला कर रोगी को खिलाई जाती है। यूनानी चिकित्सा पद्धति में आयुर्वेद की भस्मों के समान इन हीरों के कुश्ते तैयार किए जाते हैं। होमोपैथी में हीरों से दवाई तैयार की जाती है जिसकी प्रक्रिया निम्नलिखित है :

लगभग तीस मिलीलिटर की एक शीशी लेकर उसमें एक ड्राम शुद्ध स्पिरिट डाल दी जाती है। उसमें वह हीरा डाल दिया जाता है जिससे दवाई तैयार करनी है और उसे साथ दिन तक अंधेरे में रख दिया जाता है। उसके बाद उस शीशी को अच्छी तरह हिलाया जाता है और स्पिरिट किसी दूसरी शीशी में डाल कर उसमें शुगर मिल्क की बनी गोलियां डाल दी जाती हैं। जब उसी शीशी को हिलाया जाता है तो

हीरे से बनी दवाई का असर उसमें आ जाता है। जिस हीरे को स्पिरिट में डाला गया था वह फिर संभाल के रख लिया जाता है क्योंकि उसकी शक्ति समाप्त नहीं होती और जितनी बार चाहें, उसे इस्तेमाल कर सकते हैं।

यदि एक से अधिक हीरों की दवाई तेयार करनी हो तो उन सभी को शुद्ध स्पिरिट में डाल कर उसी प्रकार दवाई तैयार कर ली जाती है जिसका वर्णन ऊपर किया जा चुका है।

चुम्बक चिकित्सा प्रणाली ध्यानमग्न होने में सहायक

प्राकृतिक चिकित्सा प्रणाली मानसिक संतुलन लाती है और उससे व्यक्ति की अपनी मानसिक शक्तियों को संकेन्द्रित करने की सामर्थ्य बढ़ती है। चुम्बक चिकित्सा के माध्यम से भी यही किया जा सकता है। परीक्षणों से यह सिद्ध हो गया है कि चुम्बकों की सहायता से मानसिक संतुलन स्थापित होता है जो व्यक्ति को ध्यानमग्न होने में सहायता देता है। इस संदर्भ में निम्नलिखित बातों का उल्लेख आवश्यक है:

(१) चुम्बकीय ऊर्जा स्नायुओं को शक्ति देती है और व्यक्ति को ध्यान केन्द्रित करने की शक्ति बढ़ती है। चुम्बकों की सहायता से समाधिस्थ होने में भी सहायता मिलती है।

(२) चुम्बकत्व रक्त संचार को नियमित करता है और पाचन क्रिया को बढ़ाता है। इससे शरीर में आवश्यक गर्मी पहुंचती है। इस प्रकार चुम्बकत्व साधक को पूर्ण स्वास्थ्य प्रदान करता है और ध्यान साधना के लिए आवश्यक वातावरण तैयार करता है।

(३) चुम्बकत्व की सहायता से शरीर में कैल्शियम और कोलेस्ट्रोल जैसे तत्व इकट्ठे नहीं होने पाते और स्नायुओं का तनाव दूर हो जाता है। यह शरीर को नम्य बना देता है जो योग साधना के लिए अत्यन्त आवश्यक है।

(४) चुम्बकत्व मन, हृदय और फेफड़ों की क्रियाओं को नियमित करता है और उसका श्वास की प्रक्रिया पर सीधा प्रभाव पड़ता है। इस प्रकार इससे प्राणायाम और अन्य योग - क्रियाओं में सहायता मिलती है।

(५) चुम्बकत्व की सहायता से शरीर से सभी अवांछित तत्व निकाले जा सकते हैं और उसमें संतुलन आ जाता है।

इससे यह स्पष्ट हो जाता है कि चुम्बकत्व का प्रभाव शरीर की सभी आन्तरिक और बाहृय क्रियाओं पर पड़ता है। इस प्रकार चुम्बक चिकित्सा गृहस्थियों और योगियों, दोनों के लिए समान रूप से गुणकारी है।

चुम्बकत्व से स्नायुओं का तनाव दूर होता है और उन्हें समुचित बल मिलता है। इस कारण यदि बुद्धिजीवी, जैसे कि न्यायधीश, वकील, अध्यापक, लेखक आदि नियमित रूप से चुम्बकों का प्रयोग करें तो उन्हें बहुत लाभ होगा। यदि हर रोज प्रात: पांच मिनट तक वे चुम्बकों को छू लें तो यह एक प्राकृतिक व्यायाम होगा जिससे वे दिन - भर चुस्त और चाक - चौबन्द बने रहेंगे। इसलिए हर व्यक्ति को नियमित रूप से चुम्बकों का प्रयोग करना चाहिए। ये उन लोगों के लिए तो और भी गुणकारी हैं जिन्हे सवेरे सैर का या अन्य किसी व्यायाम का समय नहीं मिलता। चुम्बक रोगों की रोक - थाम भी करते हैं।

चुम्बक चिकित्सा और प्राकृतिक चिकित्सा में सादृश्य

चुम्बक चिकित्सा और प्राकृतिक चिकित्सा में इतना सादृश्य है कि चुम्बक चिकित्सा को प्राकृतिक चिकित्सा की ही एक शाखा माना जा सकता है। चुम्बकों की सहायता से प्राकृतिक चिकित्सा में भी लाभ हो सकता है। प्राकृतिक चिकित्सा में मिट्टी के लेप, पानी और बिजली की सहायता ली जाती है। लेकिन चुम्बकीय ऊर्जा, जिसके माध्यम से चुम्बक चिकित्सा प्रणाली में रोगों का उपचार होता है, ईश्वर का वैसा ही वरदान है जैसे कि बिजली की ऊर्जा। इन दो चिकित्सा पद्धतियों के बीच सादृश्य के प्रमाण में निम्नलिखित बातें कही जा सकती हैं :

(१) जिस प्रकार चुम्बक चिकित्सा में विभिन्न रोगों के उपचार के लिए चुम्बक रोगी के शरीर से लगाए जाते हैं उसी प्रकार प्राकृतिक चिकित्सा प्रणाली में मिट्टी के लेप, गर्मी, धूप और पानी का प्रयोग किया जाता है।

(२) चुम्बक चिकित्सा एक बाहरी उपचार है जिसमें शरीर के बाहर से चुम्बक लगाए जाते हैं। उसी प्रकार प्राकृतिक चिकित्सा में शरीर के बाहर ही गर्मी, धूप, पानी, मिट्टी के लेप या मालिश करने की व्यवस्था है।

(३) जिस प्रकार प्राकृतिक चिकित्सा में न तो दवाई दी जाती है और न कोई आपरेशन किया जाता है उसी प्रकार चुम्बक चिकित्सा प्रणाली में भी किसी औषधि या आपरेशन का विधान नहीं। दोनों प्रणालियों में औषधियों का प्रयोग नहीं होता।

(४) चुम्बक चिकित्सा से रक्त संचार और स्नायुओं की क्रियाएं सुधर जाती हैं। इसके अतिरिक्त पाचन, श्वास और मल - मूत्र के त्याग की क्रियाओं में भी सुधार आता है। प्राकृतिक चिकित्सा में भी इस उद्देश्य से चिकित्सा की जाती है।

(५) चुम्बकों से शरीर में गर्मी उत्पन्न होती है जिससे पीड़ा, सूजन, अकड़न और एग्ज़िमा तथा स्पोंडिलाइटस जैसे रोग दूर होते हैं। बिजली से रोगों का उपचार भी इन्हीं कष्टों के निवारण के लिए किया जाता है।

(६) चुम्बक चिकित्सा से भी कोई हानि नहीं होती जैसे कि प्राकृतिक चिकित्सा प्रणाली से नहीं होती।

(७) जिस प्रकार चुम्बक चिकित्सा प्रणाली में किसी यंत्र या उपकरण की आवश्यकता नहीं है उसी प्रकार प्राकृतिक चिकित्सा प्रणाली में भी नहीं है।

(८) प्राकृतिक चिकित्सा प्रणाली के समान चुम्बक चिकित्सा प्रणाली भी सीधी - सादी, सुरक्षित और सस्ती है। चुम्बक चिकित्सा में बार-बार खर्च नहीं करना पड़ता क्योंकि चुम्बकों का प्रयोग विभिन्न प्रकार के सैंकड़ों रोगियों पर वर्षों तक किया जा सकता है। यदि चार - पांच वर्ष बाद चुम्बकों की शक्ति कम हो जाय तो उन्हें बैट्री के समान फिर से चार्ज करके उनकी शक्ति बढ़ाई जा सकती है।

(९) जिस प्रकार प्राकृतिक चिकित्सा प्रणाली में पानी का प्रयोग किया जाता है उसी प्रकार चुम्बक चिकित्सा प्रणाली में चुम्बकीय जल का प्रयोग होता है।

(१०) बिजली और चुम्बकत्व एक ही प्राकृतिक शक्ति की दो शाखाएं हैं। चुम्बकत्व की सहायता से लगभग सभी प्रकार के रोगों का उपचार होता है और इसलिए इसे भी प्राकृतिक

चिकित्सा प्रणाली का एक साधन मानना चाहिए।

चुम्बक चिकित्सा प्रणाली के कुछ विशेष लाभ

(१) चुम्बकों की सहायता से उपचार कम समय में हो जाता है। प्रति दिन कुछ ही समय के लिए चुम्बक लगाना काफी होता है। इसके विपरीत प्राकृतिक चिकित्सा प्रणाली में अधिक समय लगता है।

(२) चुम्बक चिकित्सा प्रणाली में प्राकृतिक चिकितसा की तुलना में कम खर्च होता है।

(३) चुम्बक चिकित्सा में पथ्यापथ्य का उतना विचार नहीं होता जितना कि प्राकृतिक चिकित्सा प्रणाली में होता है जिसमें रोगी को कई प्रकार का परहेज करने के लिए कहा जाता है।

(४) यदि रोगी के पास चुम्बक हों तो वह अपना इलाज स्वयं अपने घर पर रह कर सकता है। जबकि प्राकृतिक चिकितसा प्रणाली में हर रोज का इलाज अपने घर पर करना संभव नहीं है।

निष्कर्ष

ऊपर जो कुछ कहा गया है उससे पता चलता है कि चुम्बक चिकित्सा प्रणाली एक प्राकृतिक प्रणाली है बल्कि प्राकृतिक चिकित्सा प्रणाली से भी अधिक अच्छी है। लेकिन इसे अभी तक प्राकृतिक चिकित्सा प्रणाली का अंग नहीं माना गया। अब समय आ गया है कि प्राकृतिक चिकित्सक उनके संघ और सरकारें इसे प्राकृतिक चिकित्सा का अंग मान लें। इससे प्राकृतिक चिकित्सा प्रणाली और चुम्बक चिकित्सा प्रणाली, दोनों को लाभ होगा। प्राकृतिक चिकित्सा प्रणाली चुम्बक चिकित्सा से अधिक समृद्ध हो जाएगी और चुम्बक चिकित्सा प्रणाली को जनता का अधिक समर्थन और सरकार से मान्यता प्राप्त करने में सहायता मिलेगी।

अध्याय - 19
विद्युत - चुम्बक चिकित्सा प्रणाली

अब तक हमने चुम्बक चिकित्सा प्रणाली में स्थायी चुम्बकों के इस्तेमाल की बात की है जिनकी सहायता से इस प्रणाली के डाक्टर रोगों का इलाज करते आए हैं।

बिजली से चलने वाले चुम्बकों का प्रयोग तकनीकी और औद्योगिक क्षेत्रों में होता रहा है। और हाल ही में यह पता चला है कि रोगों के निदान और उपचार में विद्युत - चुम्बक स्थायी चुम्बकों की तुलना में तनिक अच्छे ही हैं और उनका प्रयोग विभिन्न रोगों के इलाज में किया जा सकता है।

चुम्बक चिकित्सा प्रणाली की सीमाएं

स्थायी चुम्बकों के प्रयोग में यह देखा गया है कि इलाज की इस प्रणाली की कुछ सीमाएं हैं, अर्थात्:

(२) स्थायी चुम्बकों की शक्ति और उनके काम की गति सदा एक - सी रहती है और उसे आवश्यकता - अनुसार बढ़ाया या घटाया नहीं जा सकता।

(२) बीमारी के इलाज में समय लगता है। लेकिन आजकल के रोगी तुरन्त राहत चाहते हैं, चाहे उनका रोग कितना ही पुराना क्यों न हो।

(३) अनुभव से पता चला है कि जब रोगी एलोपैथी, होम्योपैथी, आयुर्वेद और यूनानी पद्धतियों से इलाज कराके निराश हो जाते हैं, तभी चुम्बक चिकित्सा आजमाने के लिए आते हैं। जो भी हो, वे चाहते यही हैं कि यह नई और विशेष चिकित्सा प्रणाली उन्हें तुरन्त रोग से छुटकारा नहीं तो राहत अवश्य दिलाये।

इन बातों को ध्यान में रखते हुए चुम्बक चिकित्सा शास्त्रियों ने बिजली से चलने वाले चुम्बकों का प्रयोग प्रारंभ कर दिया है।

बिजली से चलने वाले चुम्बकों की भी अपनी सीमाएं होती हैं। उदाहरण के लिए बिजली न हो तो उनका प्रयोग नहीं किया जा सकता और फिर शरीर के बहुत से कोमल अंगों, जैसे आंखों पर बिजली के चुम्बक नहीं लगाए जा सकते। इस प्रकार बिजली से चलने वाला चुम्बक स्थायी चुम्बक का स्थान नहीं ले सकता। इन दोनों का प्रयोग साथ - साथ किया जाय तभी अच्छा है क्योंकि किसी रोग में तो स्थायी चुम्बक ठीक रहेगा और किसी में बिजली से चलने वाला।

यह देखा गया है कि मानव शरीर पर बिजली से चलने वाले चुम्बक का प्रभाव अधिक होता

है, उससे रोग शीघ्र ही दूर होता है और उसका प्रभाव अधिक समय तक बना रहता है। विशेष रूप से पुराने रोगों में जैसे हड्डियों की सूजन, पीठ के दर्द, हड्डियों के टूटने, गठिया, पक्षाघात, पोलियो, शियाटिका और स्पौंडिलाइटिस आदि पर बिजली से चलने वाले चुम्बक अधिक अच्छा प्रभाव डालते हैं। इसी कारण चुम्बक चिकित्सा शास्त्रियों का ध्यान बिजली के चुम्बकों की ओर गया है और उनमें से बहुत से डाक्टरों ने इसे अपना लिया है।

इन दो प्रकार के चिकित्सों में जो अन्तर है वह केवल तकनीकी आधार पर है वैसे वे एक-दूसरे के पूरक के रूप में हैं।

विद्युतचुम्बक क्या है?

जब लोहे की कोई छड़ या टुकड़ा रबड़ या प्लास्टिक में लिपटी तार की गोलाकार कुण्डली, जिसे सोलेनोएड कहते हैं, में रख दिया जाय और उस तार में बिजली का करेंट आ जाए तो उस छड़ या लोहे के टुकड़े में चुम्बक के गुण आ जाते हैं। जब तक करेंट रहता है, वह चुम्बक के रूप में काम करता है और करेंट बंद कर दिया जाय तो फिर लोहे का सामान्य टुकड़ा रह जाता है। इसके विपरीत स्थायी चुम्बक का चुम्बकत्व हर समय बना रहता है। बिजली से चलने वाले चुम्बक की शक्ति को घटाया या बढ़ाया जा सकता है और उस दृष्टि से वह स्थायी चुम्बक की तुलना में अधिक अच्छा है।

विभिन्न शक्तियों के विद्युत चुम्बक

विद्युत चुम्बक विभिन्न आकारों, डिजाइनों और शक्तियों के बनाए जा सकते हैं। बड़े और उच्च शक्ति वाले विद्युत चुम्बक सामान्यतया उद्योगों में काम आते हैं। चिकित्सा में काम आने वाले विद्युत-चिकित्सा आकार में छोटे और कम शक्ति वाले होते हैं। वे अण्डाकार, वर्गाकार या बेलनाकार हो सकते हैं। चिकित्सा में काम आने वाले विद्युत चुम्बकों के साथ रेगूलेटर लगे होते हैं जिससे उनकी शक्ति को आवश्यकता अनुसार घटाया या बढ़ाया जा सकता है।

ऐसे चुम्बकों में एक बल्ब लगा होता है जो करेंट चालू करने पर जल उठता है। उससे पता चल जाता है कि कब विद्युत चुम्बक काम कर रहा है। इलाज में काम आने वाले विद्युत चुम्बक छोटे और गोलाकार होते हैं और एक या दो शक्ति वाले ही होते हैं। सामान्य रोगों के उपचार के लिए वे काफी होते हैं।

ए०सी० या डी०सी० के विद्युत चुम्बक

ए०सी० और डी०सी०, दोनों प्रकार की बिजली से चुम्बक काम करते हैं। ऐसी मान्यता है कि ए०सी० बिजली से चलने वाले चुम्बक अधिक अच्छा काम करते हैं और उनका प्रभाव शीघ्र पड़ता है। इसका कारण शायद यह है कि ए०सी० से चलने वाले चुम्बकों में चुम्बकत्व की अधिक तरंगें उत्पन्न होती हैं और ध्रुवों में परिवर्त्तन के बाद शरीर के ऊतकों और झिल्लियों में जल्दी परिवर्त्तन आता है। यही कारण है कि स्थायी चुम्बकों की तुलना में इन चुम्बकों का प्रभाव अधिक होता है।

ए०सी० बिजली से चलने वाले विद्युत - चुम्बक पुराने रोगों, जैसे हड्डियों की सूजन, पीड़ा, सूजन और हड्डियों के अन्य रोगों में अधिक गुणकारी हैं और इसलिए बहुत - से चुम्बक चिकित्सा शास्त्री ए०सी० बिजली से चलने वाले चुम्बकों का प्रयोग करने लगे हैं।

जब ए०सी० से चलने वाले चुम्बक को शरीर के किसी रोग - ग्रस्त भाग पर लगाया जाता है तो एक सैकिंड में उसके उत्तरी ध्रुव की तरंगें पचास बार और दक्षिणी ध्रुव की भी पचास ही बार, बारी - बारी से अपना प्रभाव दिखाती हैं। इसका मतलब यह है कि ये तरंगें एक मिनट में तीन हजार बार प्रहार करती हैं। तरंगों की गति इतनी अधिक होती है कि रोगी उनको अलग - अलग महसूस नहीं कर सकता। पर उसे यह अवश्य लगता है कि तरंगें आ रही हैं।

विद्युत - चुम्बक की तरंगें हड्डियों में अन्दर तक घुस कर मज्जा पर प्रभाव डालती हैं जैसे कि वे मांस - पेशियों के भीतर तक पहुंचती हैं और शीघ्र ही रोगी को राहत मिलती है।

बिजली के झटके से इलाज

विद्युत - चुम्बक की सहायता से इलाज का प्रभाव बिजली के झटके से होने वाले इलाज की तुलना में बिल्कुल भिन्न है। बिजली का झटका रोगी को झंझोड़ कर रख देता है, उसे शान्ति नहीं देता। वह उग्र अवश्य होता है लेकिन उसका प्रभाव शरीर के भीतर तक नहीं पहुंचता। और फिर अगर बिजली का झटका एक सैकिंड भी अधिक समय तक लग जाये तो शरीर को क्षति पहुंचा सकता है। उसकी तुलना में विद्युत - चुम्बकों की तरंगें स्वास्थ्य - वर्द्धक और राहत पहुंचाने वाली होती हैं। उनसे स्नायुओं का तनाव कम होता है और शरीर को कोई हानि नहीं पहुंचती।

विद्युत - चुम्बकों का प्रयोग

विद्युत चुम्बकों का प्रयोग अलग से नहीं बल्कि स्थायी चुम्बकों के साथ - साथ होता है। स्थायी चुम्बक रोग के स्वरूप और स्थान के अनुसार लगाए जाते हैं। वे या तो रोग - ग्रस्त अंगों पर लगाए जाते हैं या हथेलियों पर और तलवों के नीचे रख दिए जाते हैं। विद्युत - चुम्बक भी शरीर के उन्हीं अंगों पर लगाए जाते हैं जिन पर स्थायी चुम्बक।

विद्युत चुम्बकों का प्रयोग पुराने और उग्र, दोनों प्रकार के रोगों पर होता है और जिन रोगों के इलाज में अन्य चिकित्सा पद्धतियां असफल रही हैं, उनमें भी विद्युत चिकित्सा बहुत गुणकारी सिद्ध हुए हैं। कुछ चुम्बक चिकित्सा शास्त्रियों ने गर्दन, आमाशय, और पीठ के पीछे बीचोंबीच विद्युत चुम्बक लगाने शुरू किए हैं। लेकिन उसके साथ ही वे हथेलियों पर और तलवों के नीचे भी लगाए जाते हैं।

चुम्बक चिकित्सा शास्त्रियों को अपने अनुभव और योग्यता के आधार पर यह फैसला करना पड़ता है कि रोग का स्वरूप और स्थान कैसा है और उसी के आधार पर चुम्बक लगाने पड़ते हैं।

विद्युत चुम्बकों के साथ कुछ स्थायी चुम्बकों का प्रयोग

हमारे चिकित्सा केन्द्र में चुम्बकों का पूरा लाभ उठाने के लिए स्थायी चुम्बकों के साथ-साथ

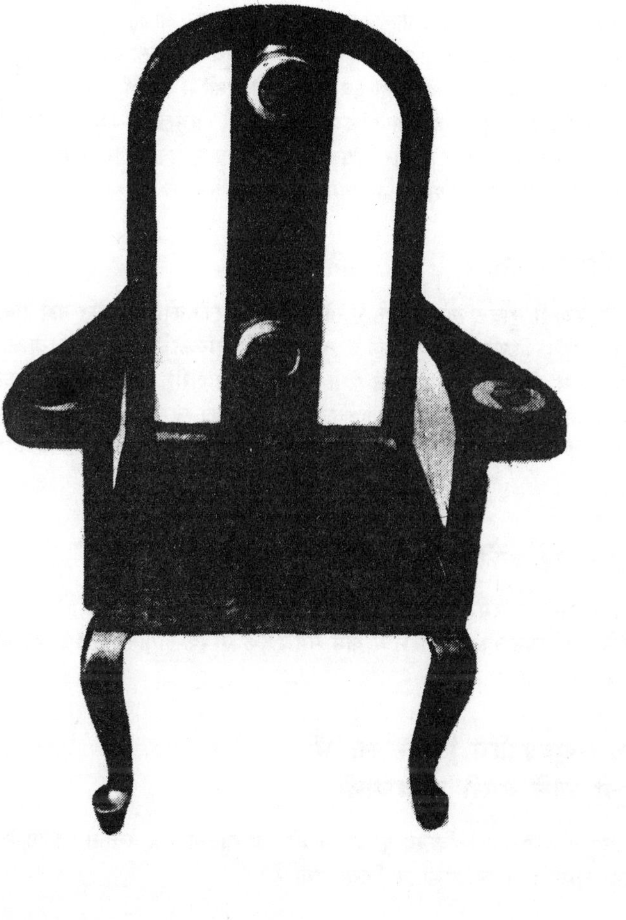

चुम्बक कुर्सी: इसमें चार शक्तिशाली चुम्बक लगे होते हैं। इसका प्रयोग गर्दन की स्पोंडिलाईटिस, स्लिप्ड डिस्क तथा कमर-दर्द में करें।

विद्युत चुम्बकों का भी प्रयोग किया जाता है। विद्युत चुम्बक के साथ - साथ स्थायी चुम्बक का कौन-सा ध्रुव लगाना है इसका फैसला तो स्थायी चुम्बक के साथ इलाज के सिद्धान्तों के अनुसार ही करना पड़ता है।

हमारा अनुभव यह है कि गोलाकार और चपटे चुम्बक, जो मोटे प्लास्टिक में बन्द होते हैं, और जिन्हें प्रमुख चुम्बक कहा जाता है, विद्युत चुम्बकीय चिकित्सा प्रणाली में बहुत लाभदायक सिद्ध हुए हैं। मुख्य चुम्बक के दोनों ध्रुव विपरीत दिशाओं में होते हैं और उनमें से कोई भी ध्रुव रोग के स्वरूप के अनुसार इस्तेमाल किया जा सकता है। प्रमुख चुम्बक का ध्रुव शरीर के रोग - ग्रस्त अंग पर लगाया जाता है और विद्युत चुम्बक प्रमुख चुम्बक के पास या दो ऐसे चुम्बकों के पास या रोगग्रस्त अंग के दोनों ओर लगा दिया जाता है।

मानसिक सन्तोष

जब स्थायी चुम्बक लगाए जाते हैं तो रोगी को उसकी कोई अनुभूति नहीं होती लेकिन जब विद्युत - चुम्बक किसी स्थायी चुम्बक के समीप या दो चुम्बकों के बीच रख दिया जाता है तो रोगी को चुम्बकत्व की तरंगों की अनुभूति होती है ओर अपने शरीर पर विद्युत - चुम्बकत्व का प्रभाव दिखायी देने लगता है जो उसे राहत पहुंचाता है। शरीर को स्वस्थ करने के साथ - साथ रोगी को मानसिक शान्ति और सन्तोष का भी अनुभव होता है कि विद्युत चुम्बकत्व उसके शरीर में प्रविष्ट हो रहा है।

विद्युत - चुम्बकीय चिकित्सा का समय

चिकित्सा का समय रोगी की शारीरिक अवस्था और विद्युत चुम्बक की शक्ति के अनुसार पांच से दस मिनट तक है। प्रारंभ में कम समय तक चुम्बक लगाना चाहिए और बाद में उसकी अवधि बढ़ा देनी चाहिए।

विद्युत-चुम्बकीय चिकित्सा में बरती जाने वाली सावधानी

विद्युत चुम्बकीय चिकित्सा के दौरान भी वही सावधानीयां बरतनी चाहिए जिसका विधान स्थायी चुम्बकों से चिकित्सा में किया गया है।

लेखकों द्वारा किए गए कुछ इलाज

१. भारत सरकार के एक पचास वर्षीय अधिकारी को पिछले २२ वर्ष से गर्दन का स्पॉंडेलाइटिस था। वह सभी चिकित्सा पद्धतियों से इलाज करा चुका था लेकिन रोग वहीं का वहीं था। उसके किसी मित्र ने उसे चुम्बक चिकित्सा कराने की सलाह दी। वह हमारे पास आया और ने उसे यह आश्वासन दिया कि यदि वह नियमित रूप से लम्बे समय तक चुम्बक लगाए तो उसका

रोग दूर हो सकता है।

उसे गर्दन के नीचे रीढ़ की हड्डी की तीसरी, चौथी और पांचवीं कड़ी में पीड़ा होती थी जो उसके दोनों कन्धों तक पहुंचती थी। प्रारंभ में दस दिन तक पीड़ा के स्थान पर ऊंची शक्ति के चुम्बक लगाए गए लेकिन उनका कोई प्रभाव नहीं पड़ा। उसके बाद विद्युत चुम्बक और प्रमुख चुम्बक लगाए गए। रीढ़ की हड्डी पर विद्युत चुम्बक लगाया गया और दूसरे चुम्बक उसके कन्धों पर रख दिए गए। प्रतिदिन पन्द्रह मिनट के लिए उत्तरी ध्रुव दायें कन्धे पर लगाया जाता और दक्षिणी ध्रुव बायें कन्धे पर। रोगी ने नियमित रूप से एक महीने तक इलाज कराया और उसके बाद उसे राहत महसूस होने लगी। दुर्भाग्यवश उस अधिकारी को योरुप और अमरीका जाना था इसलिए वह इलाज जारी नहीं रख सका। ऐसे पुराने रोग में हम स्थायी चुम्बकों की सहायता से इतने सुधार की आशा नहीं कर सकते।

२. ३५ या ३६ वर्ष की एक महिला का बायां कन्धा लगभग एक वर्ष से जकड़ा हुआ था और वह अपनी बायीं बांह उठा नहीं सकती थी। उसने सब प्रकार के इलाज कराये थे और दवाईयुक्त तेलों से मालिश भी। लेकिन उसे राहत नहीं मिली। उसके किसी सम्बन्धी ने उसे सलाह दी कि कुछ समय के लिए चुम्बक चिकित्सा कराके देखे। वह मान गई और लगभग बीस किलोमीटर दूर से हमारे चिकित्सा केन्द्र में आने लगी।

एक प्रमुख चुम्बक का उत्तरी ध्रुव उसकी बायीं बांह के ऊपर लगाया गया और दक्षिणी ध्रुव उससे पांच या छ: इंच नीचे। एक विद्युत चुम्बक इन दो चुम्बकों के बीच रख दिया गया। उससे रोगिणी को चुम्बकत्व की तरंगें अपनी बांह में महसूस होने लगीं। उसने लगभग तीन सप्ताह तक नियमित रूप से यह इलाज कराया। प्रति दिन उसे अपनी दशा में सुधार लगने लगा। एक पखवाड़े के बाद वह बिना कठिनाई के अपनी बांह उठा सकती थी।

३. नई दिल्ली की श्रीमती ए० (आयु ४८ वर्ष), जो स्वास्थ्य मंत्रालय में काम करती थीं, पिछले तीन वर्ष से अपने दायें घुटने में घोर पीड़ा से ग्रस्त थीं। वे बिस्तर पर तो नहीं लेटी थीं लेकिन उन्हें चलने-फिरने में काफी कठिनाई होती थी। उनके दायें घुटने पर हर रोज दस मिनट तक एक विद्युत चुम्बक और एक दूसरा चुम्बक लगाया गया। दस - बारह दिन बाद उन्हें काफी राहत मिली और लगभग डेढ़ महीने में उनका रोग लगभग समाप्त हो गया। लेकिन हमारे कहने पर उन्होंने कुछ और समय तक चिकित्सा जारी रखी।

नई दिल्ली की श्रीमती बी० (आयु ४७ वर्ष) को पीठ और घुटनों में बड़े जोर की पीड़ा होती थी। वे एलोपैथी और आयुर्वेद से इलाज करवा चुकी थीं लेकिन रोग वहीं का वहीं था। फिर उन्होंने चुम्बक चिकित्सा करवाई। उनकी पीठ पर दो प्रमुख और बीच में एक विद्युत चुम्बक हर रोज दस मिनट के लिए रख दिया जाता था। उनकी गर्दन के दाईं ओर चुम्बक का उत्तरी ध्रुव और उनकी पीठ के बाईं ओर जहां पीड़ा थी, दक्षिणी ध्रुव लगाया जाता था। यह चिकित्सा हर रोज लगभग दस मिनट तक की जाती थी।

उनके घुटने की पीड़ा के लिए पीड़ा के स्थाल पर प्रमुख चुम्बक का दक्षिणी ध्रुव रखा गया और उससे लगभग एक सेंटीमीटर परे विद्युत चुम्बक। यह इलाज हर रोज पांच छ: मिनट तक दोनों घुटनों का किया जाता था। लगभग एक महीने में उस महिला की पीठ और घुटने, दोनों का दर्द गायब हो गया।

५. ६५ वर्ष के नई दिल्ली के एक नागरिक श्री एक्स० की दायें हाथ की छोटी उंगली की हड्डी जनवरी, १९८४ में टूट गई थी। डाक्टरों ने उस पर पलस्तर बांध दिया। पलस्तर खुलने के १५ दिन बाद वे हमारे चिकित्सा केन्द्र में आए। उनका दायां हाथ दोनों ओर से सूजा हुआ था। उन्हें पांच मिनट तक हर रोज विद्युत चुम्बक उंगली के समीप लगाया गया और एक ही हफ्ते में उनकी दशा में काफी सुधार हो गया।

६. नई दिल्ली के श्री वाई०(आयु ७२ वर्ष) को दायीं ओर का अधरंग हो गया। उनकी दायीं टांग और दायीं बांह, दोनों बेकार हो गए। जब किसी इलाज से फायदा नहीं हुआ तो उनके एक मित्र ने उन्हें चुम्बक चिकित्सा का सहारा लेने की सलाह दी।

वे सज्जन न तो हमारे चिकित्सा केन्द्र में आ सकते थे और न उच्च शक्ति के चुम्बक खरीद सकते थे। वे एक ही जोडी चुम्बकों की खरीद पाए जिनका प्रयोग वे नियमित रूप से करते थे। उन्हें कहा गया कि अपनी दायीं हथेली उत्तरी ध्रुव पर रखें और दायें तलवे के नीचे दक्षिणी ध्रुव रखें। वे हर रोज आधे घण्टे तक दो महीने यह इलाज करते रहे जिसके बाद उनकी बांह और टांग की कमजोरी बहुत कम हो गई और उन्हें विश्वास हो गया कि इस इलाज से वे विद्युत चुम्बकों की सहायता के बिना ही भले-चंगे हो जायेंगे।

चिकित्सा की विधि

नीचे हम कुछ रोगों और उन स्थानों का विवरण दे रहे हैं जिन पर सामान्य चुम्बक और विद्युत चुम्बक लगाने चाहिए:

१. हड्डियों की सूजन - सूजन के स्थान पर चुम्बक का उत्तरी ध्रुव और उसके पास विद्युत चुम्बक।

२. दमा— इस सूची के अंत में दमे के विशेष इलाज का ब्यौरा दिया गया है।

३. पीठ में पीड़ा— चुम्बक का दक्षिणी ध्रुव पीड़ा के स्थल पर और विद्युत चुम्बक उसके पास।

४. श्वास नली की सूजन और इनफ्लुएंजा— इनके लिए वैसा ही इलाज करना चाहिए जैसा कि दमे का।

५. क़ब्ज— नाभि पर चुम्बक का उत्तरी ध्रुव और पीठ पर दक्षिणी ध्रुव। दो विद्युत चुम्बक दोनों चुम्बकों के पास रखने चाहिए।

६. मधुमेह— पैन्क्रियाज ग्रन्थि पर चुम्बक का उत्तरी ध्रुव और पीठ पर उसके बिल्कुल ठीक पीछे दक्षिणी ध्रुव। इन दोनों चुम्बकों के पास दो विद्युत चुम्बक भी रखने चाहिएं।

७. दस्त और मरोड़— नाभि पर चुम्बक का उत्तरी ध्रुव और पीठ पर दक्षिणी ध्रुव। इन दोनों चुम्बकों के साथ दो विद्युत चुम्बक भी लगाने चाहिएं।

८. हड्डी का टूटना— टूटी हुई हड्डी पर चुम्बक का उत्तरी ध्रुव और उसके पास विद्युत चुम्बक। यदि हड्डी कई इंच तक लम्बाई में टूटी हुई हो तो ऊपरी हिस्से पर उत्तरी ध्रुव और निचले हिस्से पर दक्षिणी ध्रुव लगाना चाहिए और उनके बीचोंबीच विद्युत चुम्बक रख देना चाहिए।

सिर दर्द— चीनी मिट्टी के बने चुम्बक का उत्तरी ध्रुव दायीं कनपटी पर और दक्षिणी ध्रुव बायीं कनपटी पर रखना चाहिए। दो विद्युत चुम्बक दोनों बालों पर पांच - पांच मिनट के लिए लगाने चाहिएं।

१०. हर्निया— चुम्बक का दक्षिणी ध्रुव हर्निया पर लगाइए और उसके साथ बिजली का चुम्बक रख दीजिए।

११. ऊंचा ब्लड प्रैशर— चुम्बक का उत्तरी ध्रुव इस प्रकार रखिए कि वह दायीं नाड़ी को छूए। बिजली का चुम्बक कलाई के दूसरी ओर लगाइए।

१२. गिरा हुआ ब्लड प्रैशर— चुम्बक का दक्षिणी ध्रुव नाड़ी को छूता रहे और कलाई के दूसरी ओर विद्युत चुम्बक लगाइए।

१३. बवासीर— चुम्बक का उत्तरी ध्रुव गुदा पर लगाए और उसके साथ विद्युत चुम्बक रख दीजिए।

१४. गुर्दे के रोग, जिनमें पथरी भी शामिल है— चुम्बक का दक्षिणी ध्रुव गुर्दे के ऊपर लगाइए और विद्युत चुम्बक उसके पास रखिए।

१५. घबराहट— चुम्बक का दक्षिणी ध्रुव गर्दन के पीछे लगाइए और विद्युत चुम्बक उसके पास रख दीजिए।

१६. स्नायु पीड़ा— पीड़ा के स्थल पर दक्षिणी ध्रुव रखिए और उसके बिल्कुल पीछे या पास में विद्युत चुम्बक रखिए।

१७. मोटापा— नाभि के पास चुम्बक का उत्तरी ध्रुव रखिए और कमर के बीचोंबीच दक्षिणी ध्रुव। इन दोनों के पास दो विद्युत चुम्बक लगाइए।

१८. दिल की बढ़ी हुई धड़कन— हृदय के पास चुम्बक का उत्तरी ध्रुव और उसके बिल्कुल पीछे पीठ पर दक्षिणी ध्रुव। इन दोनों चुम्बकों के साथ - साथ विद्युत चुम्बक भी रख दीजिए। यह इलाज केवल पांच मिनट तक करना चाहिए।

१९. पक्षाघात— रोगी की हथेली चुम्बक के उत्तरी ध्रुव पर रखिए और हाथ के ऊपर विद्युत चुम्बक। एक और चुम्बक का दक्षिणी ध्रुव तलवे के नीचे रखिए और एक और विद्युत चुम्बक पैर के ऊपर। यह इलाज मारे हुए अंगों का करना चाहिए। यदि दोनों बाहों और टांगों पर रोग का प्रकोप हो तो दोनों ओर का अलग - अलग ऐसे ही इलाज करना आवश्यक है।

२०. प्रोस्टेट ग्रन्थि का बढ़ना— चुम्बक का दक्षिणी ध्रुव मूत्राशय या ग्रन्थि पर रखिए और उसके पास एक विद्युत चुम्बक रखिए।

२१. गठिया— जिस अंग में पीड़ा हो उस पर चुम्बक का दक्षिणी ध्रुव रखिए और उसके समीप के विद्युत चुम्बक। यदि पीड़ा कई अंगों में हो तो हर अंग का अलग - अलग इलाज इसी विधि से कीजिए।

२२. शियाटिका— जिस टांग में पीड़ा हो उसके ऊपरी हिस्से पर चुम्बक का उत्तरी ध्रुव पीड़ा शुरू होने के स्थल पर लगाइए। उसके पास एक विद्युत चुम्बक रखिए। तलुवे के नीचे चुम्बक का दक्षिणी ध्रुव और पैर के ऊपर विद्युत चुम्बक रखिए।

२३. पोलियो— जिस ओर रोग का प्रकोप हो उस नितंब पर चुम्बक का उत्तरी ध्रुव और

उसी ओर के तलवे के नीचे दक्षिणी ध्रुव रखिए। इन दोनों चुम्बकों के साथ-साथ विद्युत चुम्बक भी उनके समीप रखिए।

२४. कन्धें की अकड़न— कन्धे के अगले भाग में चुम्बक का उत्तरी ध्रुव लगाइए और उसके पास एक विद्युत - चुम्बक रखिए। पिछले भाग पर चुम्बक का दक्षिणी ध्रुव लगाइए और उसके पास एक और विद्युत - चुम्बक रखिए।

२५. रसौलियां— चुम्बक का उत्तरी ध्रुव रसौली पर लगाइए और एक विद्युत चुम्बक उसके पास रखिए।

चुम्बक लगाने के साथ - साथ अगर चुम्बकीय जल भी पिलाया जाय तो रोग शीघ्र दूर होता है। इसलिए ऊंची शक्ति का चुम्बक हो या मध्यम शक्ति का या साधारण, उससे पानी को चुम्बकीय गल बना लीजिए। चुम्बकीय जल दिन में तीन-चार, बार दो या तीन औंस की मात्रा में लेना चाहिए।

दमे और श्वास नली की सूजन की चिकित्सा के दो तरीके

१. (१) चुम्बक का उत्तरी ध्रुव हथेली के नीचे और दायें हाथ के ऊपर विद्युत चुम्बक रखिए।
(२) बायीं हथेली के नीचे चुम्बक का दक्षिणी ध्रुव और बाएं हाथ के ऊपर विद्युत चुम्बक रखिए। ये चुम्बक बारी - बारी से पांच - पांच मिनट के लिए लगाने चाहिएं।

२. (१) छाती के दायीं ओर और उसके बिल्कुल पीछे पीठ पर चुम्बक का उत्तरी ध्रुव।
(२) छाती के पीछे पीठ पर बायीं ओर चुम्बक का दक्षिणी ध्रुव।
(३) दोनों चुम्बकों के बीच पीठ पर एक विद्युत चुम्बक लगाइए। यह इलाज दस मिनट तक जारी रखना चाहिए।

विद्युत चुम्बक चिकित्सा के बारे में विशेषज्ञ की राय

लंदन में चुम्बक चिकित्सा के एक प्रमुख डाक्टर, ए०के० रक्षित का कहना है:

"विद्युत - जीव विज्ञान चिकित्सा पद्धति रोगी को किसी प्रकार का कष्ट नहीं पहुंचाती और इसका लाभ हड्डियों की सूजन, उनके न जुड़ने, उनके टूटने और खेल - कूद में लगी चोटों के इलाज में सफलतापूर्वक किया गया है। शरीर के अन्य रोगों, मनो रोगों और कैंसर तक के इलाज में भी इसका प्रयोग किया जा सकता है।

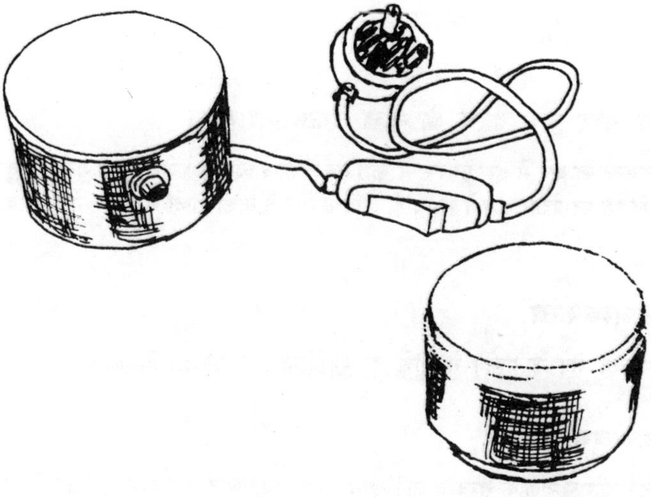

विद्युत चुम्बक

अध्याय - 20
तकनीकी शब्द

चुम्बक और चुम्बकत्व के कुछ तकनीकी शब्द

चुम्बकत्व के बारे में इस पुस्तक में कुछ तकनीकी शब्दों का प्रयोग किया गया है। कुछ का अर्थ तो विषय पर प्रकार डालते समय ही दे दिया गया है, बाकी शब्दों की व्याख्या इस प्रकार की गई है:

जीव - चुम्बकत्व

चुम्बकत्व क्षेत्र के प्रभाव से जीवों की शारीरिक क्रियाओं का विज्ञान।

विद्युत - चुम्बकत्व

विद्युत और चुम्बक के सम्बन्ध का विज्ञान। यह शब्द विद्युत से उत्पन्न चुम्बकत्व के लिए भी प्रयुक्त होता है।

गॉस

चुम्बक की शक्ति का माप। जे०के०एफ० के नाम पर)।

कीपर

चुम्बकों के विभिन्न ध्रुवों से लगे हुए लोहे के टुकड़े, जिनसे चुम्बकों की शक्ति समाप्त न हो। लोहे के टुकड़े स्वयं चुम्बक बन जाते हैं और इस प्रकार उनके ध्रुवों में चुम्बकत्व समाप्त नहीं होता।

चुम्बक

लोहे, इस्पात या मिश्रित धातु का टुकडा या पिण्ड. जिसमें पदार्थों को आकृष्ट करने या उन्हें

परे फेंकने के गुणों का समावेश कर दिया गया हो और जिसमें लोहे के कणों को आकृष्ट करने की शक्ति हो।

चीनी मिट्टी के चुम्बक

मिट्टी या लोहे के आक्साइड जैसे किसी बनावटी पदार्थ से बना चुम्बक। ऐसे पदार्थों को गर्म करके कड़ा बना दिया जाता है और तब उसमें चुम्बकत्व लाया जाता है।

धातु के चुम्बक

लोहे, इस्पात आदि या मिश्रित धातुओं के बने चुम्बक।

चुम्बकत्व क्षेत्र

चुम्बक के आस - पास का क्षेत्र, जिसमें उसकी शक्ति काम करती है। इस क्षेत्र में चुम्बक की शक्ति की तरंगे व्याप्त होती हैं। सबसे अधिक शक्तिशाली तरंगें चुम्बक के ध्रुवों के पास होती हैं।

चुम्बक की शक्ति की रेखाएं

चुम्बक के क्षेत्र में व्याप्त रेखाएं, जो चुम्बकीय तरंगों की दिशाओं और उसकी शक्ति की परिचायक हैं। बाहर से ये रेखाएं उत्तरी ध्रुव से दक्षिणी ध्रुव की ओर जाती हैं और अन्दर से दक्षिणी ध्रुव से उत्तरी ध्रुव तक। ये रेखाएं किसी भी बिन्दु पर एक-दूसरे को काटती नहीं।

चुम्बकीय पदार्थ

लोहे, इस्पात, निकल, कोबाल्ट या किसी मिश्रित धातु जैसे पदार्थ जिन्हें चुम्बक आकृष्ट करता है और जिनमें चुम्बकत्व बना रहता है।

चुम्बकीय जल

वह जल जिसे चुम्बक के सम्पर्क में लाकर उसमें चुम्बक जैसे गुण उत्पन्न किए गए हों।

चुम्बकत्व

चुम्बक के गुणों से सम्बद्ध विज्ञान या चुम्बक की आकर्षण शक्ति।

चुम्बक - मापी

चुम्बकत्व क्षेत्र की शक्ति मापने का उपकरण।

चुम्बक चिकित्सा

चुम्बकों के माध्यम से विभिन्न रोगों की चिकित्सा का विज्ञान।

ओर्स्टेड

हान्स क्रिश्चियन ओर्स्टेड के नाम पर चुम्बकीय क्षेत्र की शक्ति की इकाई।

ध्रुव

चुम्बक, सैल या बैटरी के दो बिन्दुओं में से एक।

उत्तरी ध्रुव— पृथ्वी के उत्तर में स्थित बिन्दु। वह दिशा जिसकी ओर चुम्बक का उत्तरी ध्रुव सदा रहता है।

दक्षिणी ध्रुव— पृथ्वी के नीचे का दक्षिणी छोर। वह दिशा जिसकी ओर चुम्बक का दक्षिणी ध्रुव सदा रहता है।

मनोरोग चिकित्सा

चिकित्सा विज्ञान की वह शाखा जो मानसिक रोगों और उनसे उत्पन्न विकारों के निदान और चिकित्सा से संबंधित हो।

मानसिक विश्लेषण

मानव के अन्तर्मन या अर्द्ध - चेतना में छिपी बातों या विकारों का पता लगाना, जिनके कारण कोई रोग उत्पन्न हुआ हो।

टिप्पणी

चुम्बकों की शक्ति का माप पहले "गॉस" के नाम से जाना जाता था। लेकिन आजकल इसे १९३४ में लंदन में हुए अन्तर्राष्ट्रीय भौतिक शास्त्र सम्मेलन की सिफारिशों के अनुसार "ओर्स्टेड" की संज्ञा दी जाती है।

अध्याय - 21
चुम्बकों की उपलब्धता

लेखकों ने औद्योगिक, शैक्षणिक और अन्य प्रकार के चुम्बकों के प्रयोग में अपने लम्बे अनुभव के आधार पर विभिन्न रोगों के इलाज के लिए तीन प्रकार के चुम्बकों का चुनाव किया है। इन चुम्बकों की शक्ति को मापने में विशेष सावधानी बरती गई है जिससे कि वे विभिन्न आयु के रोगियों, शरीर के अंगों और रोगों के अनुरूप हों। रोगी की आयु और उसके रोग की भीषणता के अनुसार इन तीनों प्रकार के चुम्बकों के प्रयोग की एक विशेष प्रक्रिया अपनाई जाती है।

इन चुम्बकों की शक्ति बनाए रखने के लिए मिश्रित धातुओं से बने चुम्बकों के ऊपर इस्पात का आवरण चढ़ा रहता है। इससे चुम्बक की शक्ति बहुत अधिक बढ़ जाती है। चुम्बकों की बनावट भी ऐसी है कि वे अधिक समय तक बने रहते हैं और किसी अंगविशेष या शरीर के किसी भी भाग पर लगाए जा सकते हैं। इस कारण उनका प्रयोग हर प्रकार के रोगियों और रोगों में किया जा सकता है।

लेखक सामान्यतया ऐसे ही चुम्बकों की जोड़ियों का प्रयोग करते हैं। एक प्रकार के चुम्बक की शक्ति को १५०० गॉस और दूसरे प्रकार की शक्ति २८०० - ३००० गॉस तक होती है। इसके अतिरिक्त चीनी मिट्टी के बने अर्द्धचन्द्राकार चुम्बकों का प्रयोग भी किया जाता है।

लेखक निम्नलिखित चुम्बकों का प्रयोग करते हैं और वे उनके चिकित्सा केन्द्र में उपलब्ध रहते हैं:

संख्या १— चीनी मिट्टी के चुम्बक (अर्द्धचन्द्राकार) — सामान्य या विशेष

सामान्य चुम्बक काले रंग में और विशेष चुम्बक दो रंगों में हैं— उत्तरी ध्रुव का रंग नीला और दक्षिणी ध्रुव का नारंगी। ये चुम्बक ठोडी, कानों, आंखों, नथुनों, दांतों और गले पर लगाने के लिए उपयुक्त हैं। ये तीन वर्ष तक की आयु के बच्चों के लिए भी प्रयुक्त किए जा सकते हैं।

संख्या २— मिश्रित धातु के बने मध्यम शक्ति के चुम्बक—

ये १४ से १५ वर्ष तक के बच्चों और दुर्बल व्यक्तियों के काम में आने वाले चुम्बकहैं। ये गोलाकार और चपटे होते हैं जिन पर इस्पात का आवरण चढ़ा होता है। इनकी शक्ति लगभग १५०० गॉस होती है।

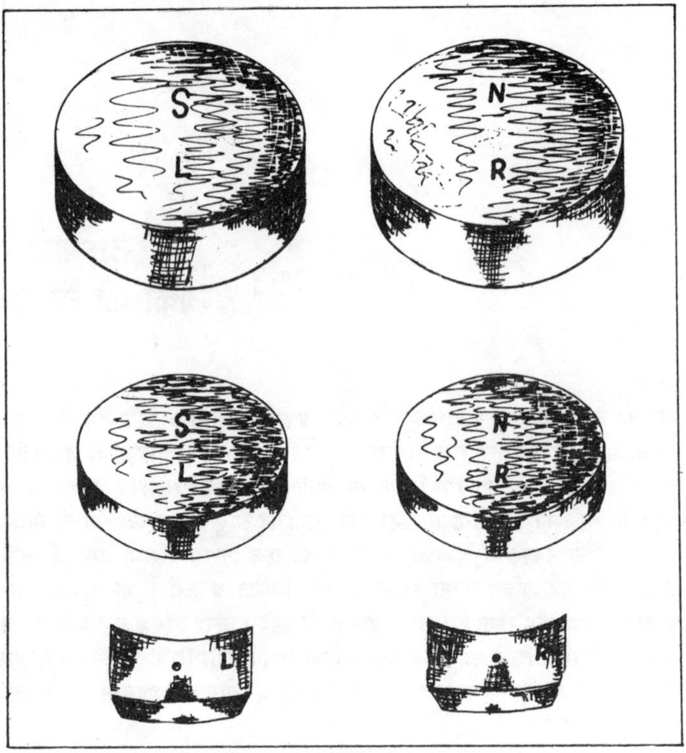

उच्च शक्ति वाले धातु चुम्बक: लोहे के भार-वाहन की क्षमता 10 कि.ग्रा.। इनका प्रयोग वयस्कों के रोगों में करें।

मध्यम शक्ति वाले धातु चुम्बक: लोहे के भार-वहन की क्षमता—5 कि.ग्रा.। इनका प्रयोग 3 से 16 वर्ष के लड़के-लड़कियों पर करें।

निम्न शक्ति अर्द्ध-चन्द्र सेरेमिक चुम्बक: इनका प्रयोग आंख, कान, नाक, गले इत्यादि में व केवल 3 वर्ष के बालकों तक करें।

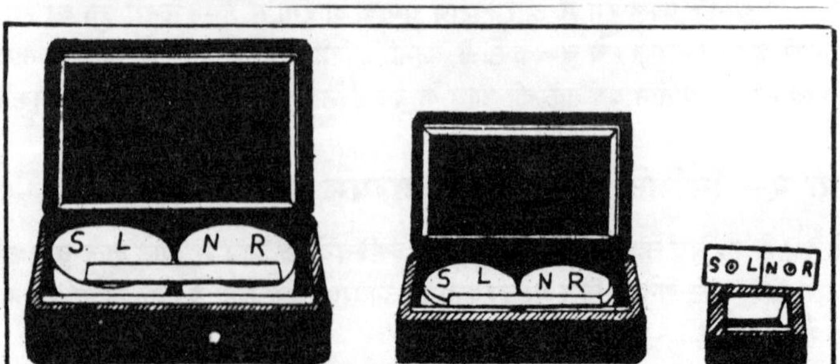

विभिन्न चुम्बक पेटियां

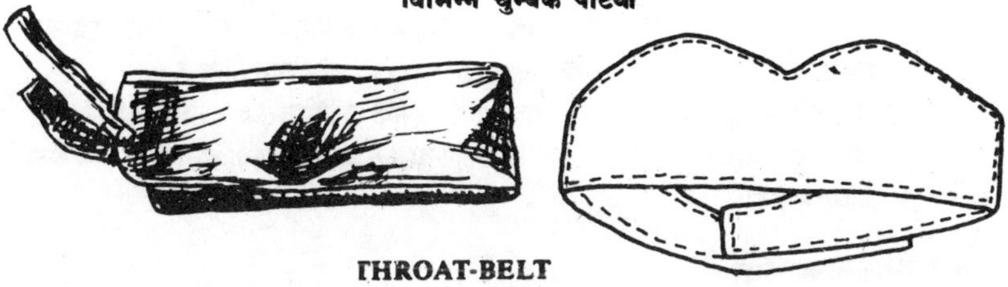

THROAT-BELT

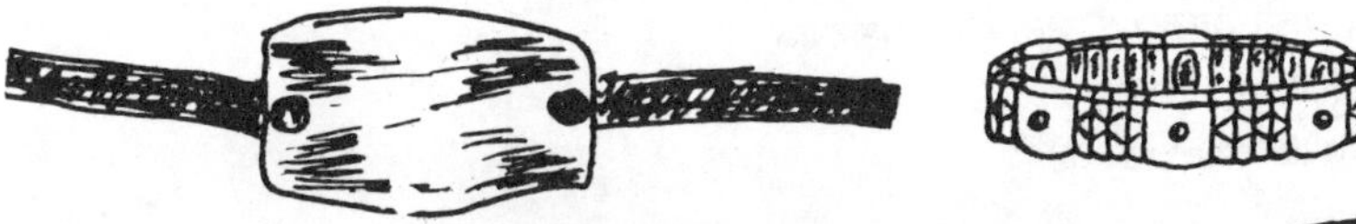

BLOOD CIRCULATION (B.P.) BELT

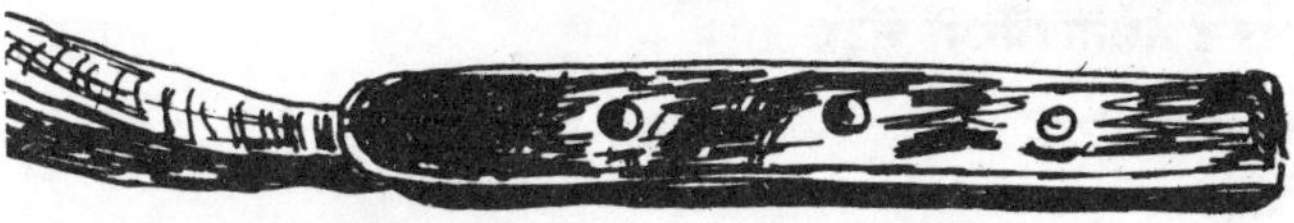

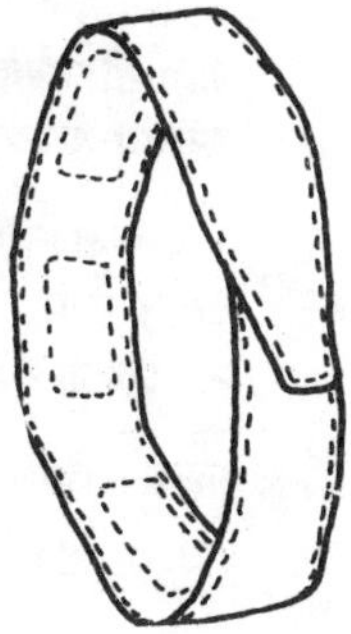

HEAD-BELT

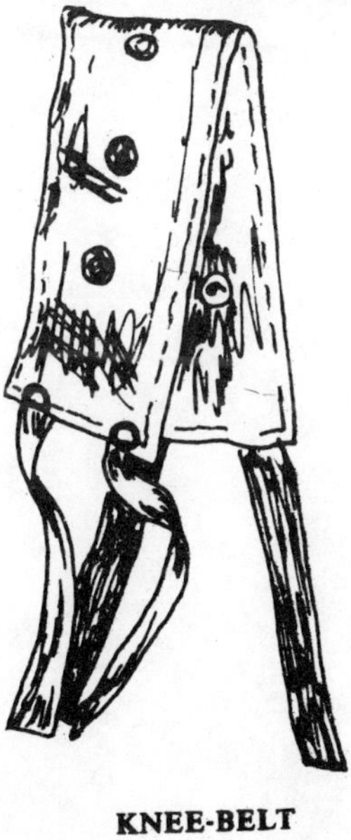

KNEE-BELT

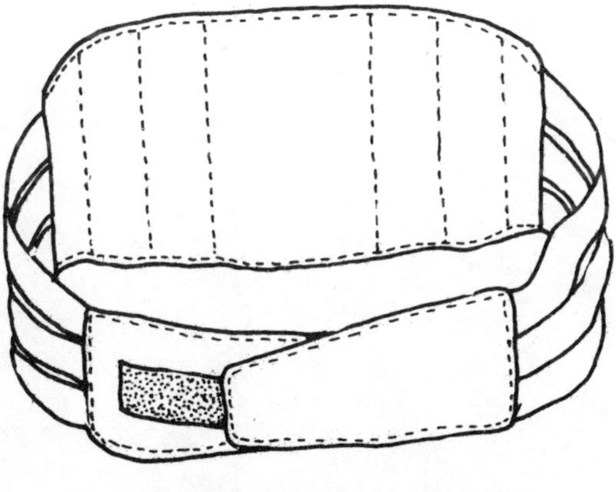

STOMACH OR BELLY BELT

संख्या ३— मिश्रित धातु के शक्तिशाली चुम्बक

ये वयस्कों के रोगों में काम आने वाले चुम्बक हैं . ये गोलाकार और चपटे होते हैं। इन पर इस्पात के आवरण चढ़े होते हैं और इनकी शक्ति २८०० से ३००० गॉस तक होती है।

ये सभी प्रकार के चुम्बक जोड़ियों में उपलब्ध हैं। इसके अतिरिक्त शरीर के विभिन्न अंगों के रोगों के लिए चुम्बकीय पेटियां और मालाएं भी उपलब्ध हैं जो लकड़ी के सुन्दर डिब्बों में बन्द रहती हैं। प्राप्य स्थान:

अजु मॅगनॉटेक सैंटर

१९१९, गली नंबर १०, चूनामण्डी, पहाड़गंज
नई दिल्ली - ११००५५
फोन- ७७७०५७२,७७७०४३०

डा० हीरालाल बंसल
स्वामी होम्यो एण्ड मैगनेटोथैरेपी सेंटर

१८, कन्वीनिएंट शापिंग सैंटर,
अर्जुन नगर, सफदरजंग एन्क्लेव,
नई दिल्ली - ११००२९, भारत

फोन— चिकित्सा केन्द्र - ६०७४१७
निवास—6465391

अध्याय - 22

ग्रन्थ सूची

१— **टुडेज हेल्थ गाइड,** अमरीकन चिकित्सा संघ द्वारा प्रकाशित।

२— **फिज़ियोलोजिकल बेसिस आफ़ मेडिकल प्रैक्टिस,** सी०एच० बेस्ट और एन०बी० टेलर, छठा संस्करण, १९५५, विलियम्स एण्ड विल्किन्स कंपनी, बाल्टीमोर।

३— **क्लीनिकल यूनीपोलर इलेक्ट्रो कार्डियोग्राफ़ी,** बी०एस० लिपमैन और एडवर्ड, मैसी, तीसरा संस्करण, दि ईयर बुक पब्लिशर्स, शिकागो, अमरीका।

४— **दि स्टोरी आफ़ साइको एनेलसिस,** लूसी फ्रीमैन और मार्विन स्माल, कार्डिनल संस्करण, पाकेट बुक्स, न्यूयार्क।

५— **ह्यूमन एनोटोमी एण्ड फ़िज़ियोलोजी.** वी० तातारीनोव, एम०आई०आर० प्रकाशन, मास्को, १९७१।

६— **बायोलोजिकल इफ़ेक्ट्स आफ़ मैगनेटिक फीलड्स,** इलियानोंस विश्व विद्यालय की भौतिकी की प्रोफेसर मैडेलीन एफ० बारनोथी द्वारा सम्पादित, प्लेनियम प्रैस, न्यूयार्क, १९७४ का संस्करण।

७— **आर्गेनन आफ़ मेडीसन, छठा संस्करण,** डा० सैमुअल हैनामन, बी० जैन पब्लिशर्स प्राइवेट लिमिटेड, नई दिल्ली - ५५।

८— **मैटीरिया मेडीका प्योरा,** खण्ड२१
डा० सैमुअल हैनामन, बी० जैन पब्लिशर्स प्राइवेट लिमिटेड, नई दिल्ली - ५५।

९— **मैटीरिया मेडिका आफ नोसोड्ड (विद प्रूविंग आफ़ दि एक्स - रे),**
डा० एच०सी० ऐलेन, एम०डी०, बी० जैन पब्लिशर्स प्राइवेट लिमिटेड, नई दिल्ली - ५५।

१०— **की नोट्स एण्ड कैरेक्टरिस्टिक्स विद कम्परेज़िन्स आफ़ सम आफ़ दि लीडिंग रैमेडीज़,** डा० एच०सी० ऐलन, बी० जैन पब्लिशर्स प्राइवेट लिमिटेड, नई दिल्ली - ५५।

११— **मैगनेट एण्ड मैगनेटिक फील्ड्स और डीलिंग बाई मैगनेट्स,** अमरीका के डा० ए०आर० डेविस और नई हट्टी, पश्चिम बंगाल के डा० ए०के० भट्टाचार्य, प्रकाशक, फर्मा के०एल० मुखोपाध्याय, बंछाराम अकरूर लेन, कलकत्ता।

१२— **सीक्रेट्स आफ़ मैगनेट थैरेपी - दि एकनोलेज्ड साइंस आफ नैचुरल हीलिंग एण्ड क्योर,** डा० एच०टी० बोलकानी, बंबई - १३।

१३— **एबस्ट्रैक्ट आफ़ बायोमैगनेटिक्स सिम्पोज़ियम इन जापान,** प्रकाशक एमान्ते मैनुफैक्चरिंग कंपनी लिमिटेड, टोकियो, जापान।

१४— **क्लीनिक्ल इफेक्ट्स आफ़ मैगनेटिक हेल्थ बैंड आन दि सो - काल्ड स्टिफ शोल्र्डस,** प्रकाशक तबाता नैशनल रेलवे अस्पताल, जापान।

१५— पत्रिका **लाइफ इंटरनेशनल,** अप्रैल, १९६३।

१६— **सोवियत लैण्ड,** संख्या २०, अक्तूबर, १९७० और **सोवियत यूनियन,** संख्या ८, १९७३।

१७— **भवन्स जर्नल,** खण्ड २९, संख्या १७, दिनांक १८ मार्च, १९७३, बंबई से प्रकाशित।

१९— **आल एबाउट योग**— दि कम्प्लीट फिलोसोफ़ी, हार्वे डे (१९५६) प्रकाश, थोर्सन्स पब्लिशर्स लिमिटेड, सेंट मार्टिन्स लेन, लंदन।

२०— **संत दर्शन, योगिक चमत्कार चैप्टर,** प्रकाशक विश्व ज्ञान मन्दिर, कनखल, जिला सहारनपुर, उत्तर प्रदेश।

२१— **होली बाइबल— न्यू टैस्टामेंट— गोस्पल एकोर्डिंग मैथ्यू,** अध्याय ८ और ९, प्रकाशक - दि गिडियोन्स इंटरनेशनल, शिकागो, इलियानास अमरीका।

२२— **एक्यूपंक्चर,** डा० फेलिक्स मान, वाइंटेज बुक्स संस्करण, १९७३, रैंडम हाउस, न्यूयार्क।

२३— **एक्यूप्रैशर,** डा० जे०वी० कैर्ने, १९७५ का प्रकाशन, कार्नर स्टोन लायब्रेरी पब्लिकेशन्स, न्यूयार्क।

२४— **दि साइंस आफ़ मेडीसन एण्ड फ़िज़ियोज़िकल कोन्सेप्ट्स इन रीसेंट एण्ड मेडीवल इण्डिया,** सम्पादक डा० एन०एच० केवानी, डीन, प्रोफेसर और शरीर रचना। तथा चिकित्सा इतिहास विभाग के अध्यक्ष, अखिल भारतीय आयुर्विज्ञान संस्था, नई दिल्ली, १९७३। प्रकाशक नेशनल बुक ट्रस्ट।

२५— **थ्री थाउजेंड ईयर्स आफ़ मैगनेट्स,** वी०पी० काटसेव, प्रकाशक - मीर पब्लिशर्स, मास्को, १९७५।

२६— नई दिल्ली के दैनिक अखबार **टाइम्स आफ इंडिया** और **हिन्दुस्तान टाइम्स,**।

२७— जून, १९७७ का **साइंस रिपोर्टर— मैगनेटिक फ़ील्ड्स इन दि ह्यूमन बाडी** वैज्ञानिक तथा औद्योगिक अनुसंधान परिषद, नई दिल्ली।

२८— **आई० ई०ई०ई० ट्रैजेक्शन्स आन मैगनेट्स,** खण्ड मैग - ११, संख्या ६, नवंबर, १९७५। **हाई ग्रैडिएंट मैगनेटिक सैपरेशन आफ़ रेड सैल्स फ़्राम होल ब्लड** और संख्या १३५, १९७५, स्पैक्ट्रम, ५, लेखक— डा० डी० मैलविल, साउथमैटन विश्वविद्यालय।

२९— **ईव्स वीकली,** जनवरी ७ - १३, १९७८।

३०— **सोवियत लैण्ड,** अप्रैल, १९७८।

३१— **मैगनेट थैरेपी,** डा० नेवील एस० बंगाली, बंबई, प्रकाशक - बी० जैन पब्लिशर्स, प्राइवेट लिमिटेड, नई दिल्ली - ५५।

अनुक्रमणिका